"西学中"系统化培训系列教材

总主编　何清湖

中医方药学

主编　沈　涛　李庆和

全国百佳图书出版单位

中国中医药出版社

·北 京·

图书在版编目（CIP）数据

中医方药学 / 沈涛，李庆和主编 . —北京：中国中医药出版社，
2021.9

"西学中"系统化培训系列教材

ISBN 978 - 7 - 5132 - 7033 - 5

Ⅰ . ①中… Ⅱ . ①沈… ②李… Ⅲ . ①方剂学—教材

Ⅳ . ① R289

中国版本图书馆 CIP 数据核字（2021）第 120768 号

中国中医药出版社出版

北京经济技术开发区科创十三街 31 号院二区 8 号楼
邮政编码 100176
传真 010 - 64405721
河北品睿印刷有限公司印刷
各地新华书店经销

开本 787 × 1092 1/16 印张 25.5 字数 413 千字
2021 年 9 月第 1 版 2021 年 9 月第 1 次印刷
书号 ISBN 978 - 7 - 5132 - 7033 - 5

定价 128.00 元
网址 www.cptcm.com

服 务 热 线 010-64405720
购 书 热 线 010-89535836
维 权 打 假 010-64405753

微信服务号 zgzyycbs
微商城网址 https：//kdt.im/LIdUGr
官 方 微 博 http：//e.weibo.com/cptcm
淘宝天猫网址 http：//zgzyycbs.tmall.com

如有印装质量问题请与本社出版部联系（010-64405510）

陈倩云（华中科技大学同济医学院附属协和医院）

陈继东（湖北中医药大学）

罗成宇（湖南中医药大学）

金　华（天津中医药大学）

姜开运（辽宁中医药大学）

姚　娓（大连医科大学）

袁立霞（南方医科大学）

韩　雪（河北中医学院）

前　言

　　现如今，在健康中国建设的进程中，党和国家始终坚持走具有中国特色的卫生与健康发展之路，不仅格外重视中医药事业的发展，更是一以贯之地坚持中西医并重，将维护人民健康融入国家发展大计，致力于提升全民健康水平。由此，中国成为世界上唯一具有中医、西医、中西医结合三种医学模式的国家，而多种模式并存协作的医疗局面，不仅有效地提高了多发病、常见病及慢性病的临床疗效，也必然会在治未病、重大疾病及疾病康复领域中形成合力、实现突破。基于这样的认识与目的，近年来，党和国家始终重视与促进中西医之间的交流与协作。尤其近年来，更是着力倡导"西学中"教育。这不仅有利于中西医结合的发展与进步，也在一定程度上促进了中医药学的传承与创新，更对整个医疗卫生事业的发展有着积极影响和实际价值。

　　基于此，在国家中医药管理局的宏观指导下，以培养掌握一定中医理论知识、能按照中医辨证论治思维合理开具中成药处方的西医为培养对象，我们编撰完成了"西学中"系统化培训系列教材。该系列教材编撰的目的与意义主要体现在三个方面。一是贯彻国家政策：2017 年 7 月 1 日，《中华人民共和国中医药法》正式实施，第一次从法律层面对中西医结合教育与人才培养作出明确规定，为"西学中"教育提供了法律依据和保障。其中明确指出，"国家鼓励中医西医相互学习，相互补充，协调发展，发挥各自优势，促进中西医结合"。2017 年 7 月，国务院办公厅发布了《关于深化医教协同进一步推进医学教育改革与发展的意见》，其中"建立完善西医学习中医制度，鼓励临床医学专业毕业生攻读中医专业学位，鼓励西医离职学习中医"的表述再次肯定了西医学习中医的必要性，并提出了具体的要求。二是契合临床实际需求：事实上，在一线临床工作中，很多中成药的临床疗效有目共睹，也因此得到医学从业者的广泛使用，故而西医临床使用中成药已然成为实际的临床需求和切实存在的临床用药现象。因此，更好地规范与指导西医使用中成药才能真正契合临床实际需求，有助于临床疗效的提高。2019年7月1日，国家卫生健康委员会、国家中医药管理局联合发布了《关于印发第一批国家重点监控合理用药药品目录（化药及生物制品）的通知》（国卫办医函〔2019〕558号）。文件规定，非中医类别的医师需要经过不少于1年系统学习中医药专业知识并考核合格后，遵照中医临床基本的辨证施治原则，方可开具中成药处方。这正是基于临床实际而出台的有关规定。三是符合社会现实需求：人民群众对于健康的需求随着生活水平的改善而逐步提升，相应的对临床医生的疾病防治能力、健康知识水平的要求也越来越高。因此，无论从医学发展还是医院建设层面，对医生的个人知识和能力以及医学素养都会有越来越高的要求，只有不断拓展其专业知识、提升医学能力，才能满足社会的实际需求。总而言之，本系列教材的编撰既是对国家政策的认真落实，也是学科自身发展的内在要求，是综合医院发展的需要，更重要的是可以指导医师实践，服务社会大众。

中成药源自中医药学在千百年传承中历经临床锤炼的经典名方，但在实际临床使用中总会产生偏差，也因此造成了很多人的误解。据统计，临床上超过70%的中成药是由西医师开出的，但不少西医师并不懂中医理论和中药药性，而是简单的用西医思维开具中成药，导致中成药处方不合格率高达43.4%。因此，通过系统培训指导西医师遵循中医学理论、辨证原则和用药规律合理使用中成药是一项迫在眉睫的事情。正基于此，近来国务院办公厅印发的《关于加快医学教育创新发展的指导意见》明确将中医药课程列入临床医学类专业必修课程，并指出将试点开展九年制中西医结合教育等。这正是基于现状需求和对中西医结合临床优势的认识而形成的重要指导建议。

我们根据"西学中"的培养目标要求，即通过较系统的中医药专业知识和临床实践，达到科学、合理运用中成药防病治病的目的而编写了"西学中"系统化培训系列教材。该系列教材包括《中医学基础》《中医方药学》《中医经典选读》《中医临床辨治》4本，拟从中医基础理论、中医诊断、中药（中成药）、方剂及中医经典等方面展现中医理论思维方法在临床的应用。其中，直接指导临床中成药使用的教材为《中医临床辨治》。该系列教材的编撰，目的不在于将西医工作者培养成为中医人才，而是通过培训，为广大临床一线的西医工作者提供另一个维护健康、防治疾病的有力武器，使其能够较系统地认识中医理论，熟悉中医经典，夯实中医基础知识，汲取中医思维优势，并能遵照中医的辨证施治原则开具中成药处方，合理正确使用中成药，提高中成药的临床疗效。

本系列教材的编撰是在中国中西医结合学会教育工作委员会主导下完成的，得到了国家中医药管理局医政司、国家中医药管理局教材办公室、中国中医药出版社的大力支持，20 余所中西医高等院校的专家、学者、教授积极参与，群策群力，共同完成了教材方案的设计和教材的编写。

每本教材由主编确定目录、样稿和编写方案，并组建编委会，历时两年，现在终于完成全部编写任务。这是历时 60 余年中西医结合教育史上又一次新的尝试，是首次系统编写"西学中"系统化培训系列教材。教材力求做到先进性、权威性、系统性、启发性与实用性，但作为"西学中"教育的第一版教材，如何"因材施教"，把握知识的深度与广度，做到理论与实践相融合，合理选择中成药等难免存在不足，还请业界同道在教学、实践与研究中发现问题，多提宝贵意见，以便再版时修订完善。

《"西学中"系统化培训系列教材》专家指导委员会

2021 年 5 月

编写说明

中医方药学是涵盖中药学和方剂学基本理论和临床运用等知识的一门学科。本教材在教育部高等学校中西医结合类专业教育指导委员会指导下编撰而成，供"西学中"班学习及中西医临床医师参考使用。

本教材分上、下两篇及附录三部分。上篇总论主要介绍中药学、方剂学发展简史及中药学、方剂学的相关理论。下篇各论根据功效分类。中药学分为21章，收录正药140味，附药260味。正药从"采制""药性""功效""临床应用""用法用量""使用注意"及"药理作用"等方面介绍。方剂学分为19章，共收录正方80首，附方159首，中成药65个，每首正方从"主治""组方""配伍""用法""功效"及"临床应用"等方面介绍。此外，为精练内容，附药和附方均以表格形式编排，便于学习参考。附录包括古今药量参考和方剂歌诀。

根据相关编写要求，中药药名以2020年版《中华人民共和国药典》（下称《药典》）为准。鉴于《方剂学》所选古方因时代及医家用药习惯有异，部分方剂组成药物名称与《药典》有别，为便于学习以及文献查阅，本教材中凡古方（含正方与少量附方）之组成药物皆实录原著，为力求"药物组成""药物分析"一致，初步规范如下：①古方所载犀角，根据国发〔1993〕39号、卫药发〔1993〕59号文，属禁用之列，以水牛角替代。②古今药名差异较大者，如诃黎勒（诃子），在组成项用括号标注。③药名涉及炮制，如飞滑石，阐释以《药典》为据。④已成共识，但药名与《药典》略有不同，阐释或从原书，如生地黄（地黄）、熟地（熟地黄）、龙胆草（龙胆）、杏仁（苦杏仁）等；或从《药典》，如麦门冬（麦冬）、天门冬（天冬）、丹皮（牡丹皮）、竹叶心（竹叶）、苦桔梗（桔梗）、山栀子仁（栀子）等。

本教材总论由沈涛、李庆和编写；解表药由金华编写，清热药由韩雪编写，泻下药、祛风湿药由孙冰编写，化湿药、利水渗湿药由李彧编写，温里药、止血药由钱海兵编写，理气药、化痰药由孙闵编写，消食药、驱虫药由陈倩云编写，活血化瘀药、开窍药由闵志强编写，止咳平喘药、附录一由李鑫举编写，安神药、平肝息风药由余娜编写，补虚药由姜开运编写，收涩药、涌吐药、攻毒杀虫去腐敛疮药由杨亮编写；解表剂由刘进娜编写，泻下剂、固涩剂由张文风编写，和解剂、温里剂、附录二由刘兴隆编写，清热剂由陈沁编写，祛暑剂、安神剂、开窍剂、治燥剂由陈继东编写，补益剂由许霞编写，理气剂、治痈疡剂由姚娓编写，理血剂、治风剂由袁立霞编写，祛湿剂由秦艳虹编写，祛痰剂、消食剂、驱虫剂由罗成宇编写。

成都中医药大学教务处、基础医学院和天津中医药大学教务处、中医学院、中西医结合学院对教材的编撰提供了大力支持；"973"计划"中药方剂理论框架结构研究"（项目编号：2013CB532005）的研究成果为本教材的编写提供了思路与素材，在此深表感谢。

《中医方药学》编委会

2021 年 5 月

目　录

上篇　总　论

下篇　各　论

附　录

上篇

总论

第一章　中药方剂发展简史

第一节　中药学发展简史

中药是我国传统药物的总称，是指在中医药理论指导下认识和使用的药物。中药有其特有的理论体系和运用规律、形式，使用历史悠久，源远流长。中药的来源主要是自然界的植物、动物、矿物及部分化学、生物制品，因植物药居多，故有"诸药以草为本"的说法。

中药学是指研究中药基本理论和各种中药的来源、产地、采制、性能、功效及临床应用规律等知识的一门学科。

中药的发现与应用以及中药学的发展，经历了漫长的实践过程。

中国药物学发源很早，药物学知识是人类在长期生产、生活及与疾病抗争的过程中逐步发展起来的，正式文字记载可追溯到公元前一千多年。"神农尝百草"的传说，生动而形象地概括了药物知识萌芽的过程。考古发现为我们提供了夏、商时期人们使用药物情况的迹象。《周礼》《山海经》《诗经》等文献都有关于药物的记载。酒的酿造及医药作用的发现，亦是先秦药史中的大事。秦汉时期，我国的本草学已初具规模，约有30余种书目，主要记载药物的采收、应用、食禁等内容。《黄帝内经》的出现，不仅奠定了中医学理论体系，而且提出了"四气""五味"等药物学理论，亦为后世药物学的发展奠定了基础。通过域外的交流，西域的红花、大蒜，越南的薏苡仁等相继传入中国；少数民族及边远地区的羚羊角、琥珀、麝香等已逐渐为内地医家所采用，在不同程度上丰富了本草学的内容。

秦汉时期代表性本草著作是《神农本草经》（简称《本经》），亦是现存最早的药学专著。该书并非出于一人一时之手，但成书时间不晚于东汉末年。

《本经》分"序例"（即总论）和各论两部分。序例总结了四气、五味、有毒无毒等性能理论，以及药物的七情、服药方法、剂型选择等基本原则，初步奠定了中药学理论的基础。各论载药 365 种，依据有无毒性和养身延年、治病祛邪标准，分为三类（即三品分类法）。当时认为，有补益作用、无毒、可久服的 120 种列为上品；能治病补虚、有毒或无毒、当斟酌使用的 120 种归为中品；多毒、专主治病、不可久服的 125 种纳为下品。各药项下，有正名、生境、性味、功用等内容。所载药物大多朴实有验，历用不衰。如人参益智、常山截疟、黄连治痢、麻黄定喘、当归调经、阿胶止血、乌头止痛等。《本经》是汉以前药学知识和经验的首次总结，奠定了我国大型骨干本草的编写基础，是我国最早的珍贵药学文献，被奉为中医四大经典之一，对中药学的发展产生了极为深远的影响。《本经》成书之后沿用 500 余年，原著在唐初已失传，但其内容仍保留于历代本草著作中。现存版本是经明清以来学者考订、辑佚、整理而成的，其中著名的有孙星衍、孙冯翼同辑本、顾观光辑本和日本森立之辑本。

南北朝时期梁代陶弘景在整理注释经传抄错简的《神农本草经》的基础上，又增加汉魏以来名医的用药经验（主要取材于《名医别录》），著成《本草经集注》。全书七卷，载药 730 种，分玉石、草、木、虫兽、果菜、米食、有名未用七类，即首创了按药物自然属性分类的方法。该书对药物的形态、性味、产地、采制、剂量、真伪辨别等都做了较详尽的论述，强调药物的产地与采制方法和其疗效具有密切的关系。该书还首创"诸病通用药"，如治风用防风，治黄疸用茵陈等。本书是继《神农本草经》之后的第二部本草名著，它奠定了我国大型骨干本草编写的雏形，惜流传至北宋初即逐渐亡佚，现仅存敦煌石窟藏本的序录残卷，但主要内容仍可在《证类本草》和《本草纲目》中窥测。近代有尚志钧重辑本。

《新修本草》（简称《唐本草》），是公元 659 年唐王朝敕令李勣、苏敬等人以《本草经集注》为基础，增订补充编撰而成的，共收载药物 850 种，其中新增 120 种，不少是外来药，如安息香、胡椒等。本书由药图、图经、本草三部分组成，分为玉石、草、木、兽禽、虫、鱼、果菜、米谷、有名未用等九类。这种图文对照的方法，开创了世界药学著作的先例。其对古书未载者加以补充，内容错讹者重新修订。该书内容丰富翔实，反映了唐代本草学的辉煌成就，奠定了我国大型骨干本草编写的格局。日本古代史书《延喜式》中有"凡医生皆读苏敬《新修本草》"的记载，因此该书对我国及世界医药学发展都产生了巨大影响。本书由国家组织修订和颁布，所以亦被称为中国最早的药典性本草著作，比公元1542年欧洲纽伦堡药典早800余年。

唐代开元年间，陈藏器对《新修本草》进行了增补和辨误，编写成《本草拾遗》，并根据药物功效提出宣、通、补、泻、轻、重、燥、湿、滑、涩十种分类方法，对后世方药分类产生了重大影响。

宋代药学发展蓬勃，官修本草就有《开宝新详定本草》《开宝重定本草》《嘉祐补注神农本草》三部。但宋代本草学代表作当推名医唐慎微的《经史证类备急本草》（简称《证类本草》。他广泛收集古今单方、验方及经史百家有关药物资料，在《嘉祐本草》《本草图经》的基础上撰成。全书31卷，载药1700余种，新增476种，附方3000余首。这种方药兼收，图文并重的编写体例，较前代本草著作又有进步。每药还附制法，为后世提供了药物炮炙资料。本书不仅切合实用，而且在集前人著作大成方面做了极大贡献，为后世保存了大量古代的方药文献资料，使我国大型骨干本草编写格局臻于完备。金元时期本草还发展了有关升降浮沉、归经等性能理论，如寇宗奭的《本草衍义》、李东垣的《药类法象》、王好古的《汤液本草》、张元素的《珍珠囊》等。

明代著名医药学家李时珍，以《证类本草》为蓝本，参考800多部医药著作，亲历实践，广收博采，历时27年完成《本草纲目》。该书共52卷，载药1892种，改绘药图1160幅，附方11096首，新增药374种，极大地丰富了本草学的内容。序例总结了明以前药性理论，其百病主治药，是药物按功效主治病证分类的楷模。药物按自然属性分为16部60类，每药标正名为纲，纲之下列目，纲目清晰，这是当时本草学最完备的分类方法。各药均按释名、集解、修治、气味、主治、发明、附方等项分述，详细地介绍了药名的由来和含义、产地、形态、真伪鉴别、采集、栽培、炮制、性味功能、主治特点。对药物的记载分析，尽量用实物说明和临床验证作出审慎的结论，内容精详，实事求是，突出了辨证用药的中医理法特色，是我国大型骨干本草的范本。书中对历代诸家本草取其精华，纠其谬误。由于综合了16世纪以前动物学、植物学、矿物学和冶金学等多学科知识，因此，是中国科技史上辉煌的硕果。

清代研究本草之风盛行，著作颇丰。代表作当推赵学敏的《本草纲目拾遗》。全书共10卷，载药921种，其中新增716种，创新增药物之最，对药物形态、功效和用途的记载翔实可靠，极具实用价值。按《本草纲目》分类，除人部外，把金石分为两部，又增藤、花两部，共18部，不仅拾《本草纲目》之遗，且补充了《本草纲目》已载药物治疗未备、根实未详者。该书还对其错讹之处做了必要修正。这是我国本草学第六次大总结。至此，中药数量已达2600余种之多。此外，吴仪洛的《本草从新》、汪昂的《本草备要》及张秉成的《本草便读》均是本着由博返约，简要易明，切用临床，面向初学的原则著述，对中药学的普及起了重要作用，至今仍为学习中药学的重要参考书籍。

据统计，自汉至清本草学书籍有400种之多，它积累了丰富的理论和经验，不愧为中华文明的瑰宝。

民国时期医学发展的特点是中西医药并存。政府对中医药采取了不支持和歧视的政策，"改良中医药""创立新中医"等口号风行，但中医药学以其顽强的生命力，在志士仁人努力下，依然取得了不少成果。如中药辞书的产生和发展，陈存仁主编的《中国药学大辞典》成就和影响最大，全书约200万字，收录词目4300条，既广罗古籍，又博采新说，且附标本图册，受到药界推崇，为近代首部有重要影响的大型药学辞书。同时，随着中医药院校的出现，涌现了一批适应教学和临床适用需要的中药学讲义，如《本草正义》（张山雷著）、《药物学讲义》（秦伯未著）、《实验药物学》（何廉臣著）、《中西药物讲义》（张锡纯著）等，不仅充实了功用主治的论述，且包含中药鉴别、炮制的内容。

中华人民共和国成立后政府高度重视中医药事业的传承，制定政策和措施，使中医药事业走上了健康发展的轨道，本草学也取得了前所未有的成就。陆续影印、重刊或校点评注了《神农本草经》《新修本草》（残卷）《证类本草》《滇南本草》《本草品汇精要》《本草纲目》等数十种重要古籍。最能反映当代本草学术成就的，有各版《中华人民共和国药典》《中药大辞典》《中药志》《全国中草药汇编》《原色中国本草图鉴》《中华本草》等。《中华本草》总结了我国2000多年来中药学成就，学科涉猎众多，资料宏丰，分类先进，项目齐全，载药8980种，是一部反映20世纪中药学科发展水平的综合性本草巨著。通过全国普查，目前中药总数达到12800余种。普查中发现的国产沉香、马钱子、安息香、阿魏、萝芙木等已开发利用，并在相当程度上满足国内需求。随着现代自然科学的迅速发展及中药事业自身发展的需要，中药鉴定学、中药化学、中药药理学、中药炮制学、中药药剂学等分支学科都取得了很大发展，中药的现代研究在深度、广度上成就瞩目。

我国医药学源远流长，内容浩博，值得深入挖掘，做好守正创新，定能对人类健康做出更大贡献。

第二节　方剂学发展简史

方剂学的发展经历了 2000 多年的历史，现存的方书，据《全国中医图书联合目录》记载，仅从晋、唐至今已多达 1950 种，至于与方剂有关的医籍就更多。

先秦时期是方剂产生的时代。《周礼》中已有关于"和药""和齐"的记载，《史记》载有扁鹊疗虢太子暴厥"以八减之齐和煮之"，说明方剂作为中医诊疗疾病的基本手段，应用具体药物的基本组织形式肇自先秦。1977 年，在安徽阜阳出土汉初残简 130 余片，名曰《万物》，其中有用商陆、羊头治鼓胀，理石、茱萸治劳损，这是迄今通过考古获得的最早的复方文献资料。由此可见，方剂产生的上限年代虽已无法确定，然复方的出现最迟应在春秋战国时期。1973 年在湖南长沙马王堆 3 号汉墓出土了一批帛书和竹、木简，其中有《五十二病方》《养生方》《杂疗方》《杂禁方》等方剂专书。尤其《五十二病方》卷帙大，内容多，而且保存较好，为现存最古老的方书。该书成书于战国晚期，原书未见书名，因在目录之末载有"凡五十二（病）"，整理者据此并结合内容而定其名。全书共有医方 283 个，涉及临床各科病证 100 余种。书中记载比较完整的 189 首方中，单味药方达 110 首。

伴随着两汉时期中医学术的日趋成熟，方剂学术体系的基本构架也已基本具备。《黄帝内经》的七篇大论多是东汉以后的作品，其对方剂学理论的贡献，主要体现于 4 个方面：其一，初步总结了治则和治法，如"谨察阴阳所在而调之，以平为期""治病必求于本""治求其属"等。其二，在制方的基本结构方面，提出"君、臣、佐、使"的组方理论，并对君药、臣药、佐使药的含义作了概括性的界定，即"主病之谓君，佐君之谓臣，应臣之为使"。其三，在方剂分类方面，提出了大、小、缓、急、奇、偶、复之"七方"说。其四，记载了生铁落饮、四乌鲗骨一芦茹丸、左角发酒、兰草汤、半夏秫米汤等 13 首方剂。

东汉末年，由于疫病肆虐，张仲景出于拯夭救枉之心，"勤求古训，博采众方"，并以《内经》理论为基础，结合自己的独到经验，完成了当代最高临床水平的巨著——《伤寒杂病论》。此书经晋代王叔和及宋代林亿等先后整理编辑为《伤寒论》和《金匮要略》，使之得以广为流传。《伤寒论》载方113首，《金匮要略》载方245首，不计两书并见的重复方，共有323首方剂。这些方剂，组方谨严、选药精当、变化巧妙，深为古今中外之医家所折服。该书创造性地融理、法、方、药于一体，所以《伤寒杂病论》历来被推崇为"方书之祖"。

因长期分裂鼎峙，政权频繁更替，战乱不息，社会动荡，药材的生产、运输、贸易受到严重影响，临床制方选药多注重实用，提倡用药简捷。目前保存较好，且影响较大者，有《肘后备急方》《小品方》和《刘涓子鬼遗方》。

《肘后备急方》（又称《肘后救卒方》），为东晋著名医家葛洪所撰。其所收方剂，多以治疗中风、昏厥、溺水、外伤、中毒等突发急症为主。该书共收单方510首，复方494首，载录之药方及用法，又为葛氏"皆已试而后录之"，如用青蒿一握取汁服，以治疟疾，为现代青蒿素的研制提供了宝贵的经验。简、便、廉、效是《肘后救卒方》的显著特点。

陈延之所撰《小品方》，对《伤寒杂病论》以来的经验方进行了系统整理，在隋唐时期与仲景之书齐名。《刘涓子鬼遗方》原为晋人刘涓子初辑，后经南齐龚庆宣整理而成，主要总结了晋以前治金疮、痈疽、疥癣、汤火伤等外科疾病的用药成就，为现存最早的外科方书。

隋唐两代，方剂学取得了较大的发展。此期方书虽多，但绝大多数早佚。现存的《备急千金要方》（简称《千金要方》)、《千金翼方》和《外台秘要》则基本上代表了唐代方剂学的真实水平。

《千金要方》和《千金翼方》是唐代医药大家孙思邈的力作。《千金要方》共30卷，132门，载方5 300余首。《千金翼方》亦为30卷，载方2 200余首，用以羽翼前书。该书在以病症类方的同时，又以脏腑为目，给嗣后脏腑辨证的发展以巨大的影响。

《外台秘要》为王焘所著。全书计40卷，1 104门，收方6 800余首。该书的特点是整理并保存了一大批唐代及其以前的医方，如《小品方》《刘涓子鬼遗方》《范汪方》《深师方》《崔氏方》《集验方》等。

宋王朝结束了五代以来的分裂混战局面，科学文化达到了前所未有的高峰，方剂学也得到了相应的进步。

这一时期的方书，既有官修的、集大成的《太平圣惠方》《圣济总录》等。又有众多各具特色的个人著述，如许叔微《普济本事方》、张锐《鸡峰普济方》、陈言《三因极一病证方论》、严用和《济生方》、王衮《博济方》、苏轼及沈括《苏沈良方》、杨士瀛《仁斋直指方》等120余种。北宋政府官办药局"太平惠民和剂局"的建立，使大量成方制剂的生产规范化，标志着我国制剂和成药销售、管理进入了新的阶段。其所藏医方经校订编纂的《太平惠民和剂局方》是我国历史上第一部由政府组织编制的成药典。

在宋儒理学"格物致知"的理论影响下，开始了医方义理的探讨。金人成无己之《伤寒明理论》系统阐述了张仲景《伤寒论》常用方20首的组方原理及方、药间的配伍关系，开方论之先河，拓展了方剂学的学术领域。

金元时期，刘完素善用寒凉，著《黄帝素问宣明论方》；张从正擅长攻下，著《儒门事亲》；李杲是补土之宗，著《脾胃论》；朱震亨是滋阴之祖，著《丹溪心法》。这些医家将其学术思想融入其代表著作之中，不仅对治法多有建树，为汗、吐、下、消、清、补诸法的形成，立下汗马功劳；其所创方剂，每多新意，为方剂发展亦做出了贡献。

明清时期，方剂学的发展不仅体现在方书卷帙之浩繁、方剂数目之巨大，而且论方质量提高，理、法、方、药日臻成熟，更加融为一体。

这一时期的方书，既有搜罗广博、规模宏大的官修巨制，即现存我国古代载方最多的方书——《普济方》，又有着意于释方训义，出现了第一部方论专著——吴昆的《医方考》；尚有立足于追溯诸方的衍化源流，如施沛的《祖剂》。《本草纲目》附方1.1万多首，这些内容，不但是方剂学的组成部分，而且加强了方和药的有机结合。

清代的实用性方书主要有《医方集解》和《成方切用》。《医方集解》，为清初汪昂著。收方大多切于实用，疗效肯定。各类正方在前，功用相似的附方罗列其后，主次分明，沿革清楚，加减有法，便于触类旁通。诸方以补养、发表、涌吐、攻里、祛风、祛寒、清暑、利湿、润燥、泻火等功用为主，分为21剂。其分类独辟蹊径，以治法、病因并结合专科用方，首开综合分类方剂的先例。汪氏论方，其证候、病源、脉候、脏腑经络、药性、治法，无不毕备，折衷取约，文字通俗流畅，为入门便读方书的佳作，流传极广。《成方切用》乃吴仪洛兼取《医方集解》和《医方考》二书之长，予以删繁补要而辑成。该书以汪氏分类法为主，列为 24 门，收方 1000 余首。

近代以来，特别是新中国成立以后，方剂学更加迅速发展。70 年来，对大量古代的重要方书，如《肘后备急方》《小品方》《备急千金要方》《千金翼方》《外台秘要》《太平惠民和剂局方》《圣济总录》《普济方》等，进行了校刊出版、影印或辑复，为古方和方剂学史的研究提供了极大的方便。重新编辑的古今医方、验方、方书辞典及其他方剂工具书大量涌现，其中尤以南京中医药大学主编的《中医方剂大辞典》最具代表性。此书分 11 个分册，共 1800 万字，收录历代方剂 96592 首，汇集了古今方剂学研究的成果，内容浩瀚，考订严谨，填补了自明初《普济方》问世以来缺少大型方书的空白，达到了较高的水平。随着半个世纪以来中医药高等教育的不断发展，医药院校不同层次使用的方剂教材、教学参考书，更是不断更新；同时，有关治则、治法及组方原理、配伍规律和复方效用的研究，既有文献的整理，临床的观察，又有大量现代实验研究。方剂理论更加深入，方剂应用更加扩大。

第二章　中药方剂基本理论

第一节　中药学基本理论

中药学是研究中药理论及临床运用的一门学科。中药能够针对病情发挥作用，是因其具有的若干特性，前人称为药物的偏性或性能。中药的性能是在中医药理论指导下认识和使用中药，并用以阐明作用机理的理论依据，是中药学基本理论的核心。同时，中药的品质（品种、产地、采集、炮制）、应用（配伍、用药禁忌、剂量、用法）亦是决定其安全、有效的重要因素。

一、中药的性能

中医学认为，疾病的发生发展是由于致病因素作用于人体，导致脏腑经络活动异常，致精、气血、津液失衡。中药治疗疾病的基本作用是扶正祛邪，消除病因，恢复脏腑功能，纠正阴阳气血盛衰，使之在最大程度上恢复阴平阳秘，达到治愈疾病，恢复健康的目的。中药能够发挥上述作用，是由于其具有偏性，即以中药的偏性来纠正疾病所表现出来的阴阳偏盛偏衰。中药的性能，又称药性，是前人认识药物性质和功能的一种理论方法，是临床用药的理论依据。研究药性形成机制及其运用规律的理论称为药性理论，其基本内容包括四气、五味、升降浮沉、归经、有毒无毒等。徐大椿总结说："凡药之用，或取其气，或取其味……或取其所生之时，或取其所生之地，各以其所偏胜而即资之疗疾，故能补偏救弊、调和脏腑，深求其理，可自得之。"药性理论是中医学理论体系中的重要组成部分，是学习、研究、运用中药所必须掌握的基本理论知识。

1. 四气　四气是指药物寒热温凉四种不同的药性，又称四性。早在《神农

本草经》就明确提出了药"有寒、热、温、凉四气"。它反映了药物对人体阴阳盛衰、寒热变化的作用倾向，为药性理论重要组成部分，是说明药物作用的主要理论依据之一。

寒凉与温热是相对立的两种药性，寒凉属阴，温热属阳。此外，尚有平性，它是指寒热界限不很明显、药性平和。但平性是相对的，也有偏温偏凉的不同，仍未超出四性的范围。

《素问·至真要大论》指出："所谓寒热温凉，反从其病也。"即药性的寒热温凉是由药物作用于人体所产生的不同效用总结出来的，与所治疾病的性质是相对而言的。药物能减轻或消除阳热病证，其药性属寒凉，如石膏、知母主治肺胃热盛，其为寒性；能减轻或消除阴寒病证，其性属温热，如附子、肉桂主治寒凝痛证，其为热性。

寒凉药分别具有清散、清利、清泄、清解等作用；温热药具有温通、温补、温化、温行等作用。《神农本草经》序例指出"疗寒以热药，疗热以寒药"，这是临床用药必须遵循的基本原则。

2.五味　五味是指药物有酸、苦、甘、辛、咸不同的味。此外，还有淡味或涩味。人类认识最早的药性是五味，起源多与饮食有关。自《神农本草经》提出"药有酸、咸、甘、苦、辛五味"，历代本草均作为药性标注，并在长期实践中补充和发展，逐步完善了中药五味理论。

五味本源于口尝，是药物真实味道。然而更重要的是通过长期临床实践观察，药物滋味不同，能产生不同的效应，从而总结归纳出五味的理论。即五味不仅仅是药物滋味的真实反映，更重要的是对药物作用的高度概括。总之，五味的含义既代表了药物味道的"味"，又包涵了药物作用的"味"，而后者构成了五味理论的主要内容。

《素问·至真要大论》指出："辛散、酸收、甘缓、苦坚、咸软。"这是对五味作用的最早概括。后世逐步补充，日臻完善。现分述如下：辛味"能散能行"，即具有发散、行气行血的作用，多用治表证及气血阻滞之证，如紫苏叶发散风寒，木香行气止痛，川芎活血化瘀等；甘味"能补能和能缓"，即具有补虚、和中、调和药性和缓急止痛的作用，多用治虚证、脘腹挛急疼痛，如人参大补元气，熟地滋补精血，甘草调和药性缓急止痛等；酸（涩）味"能收能涩"，即具有收敛、固涩的作用，多用治正虚滑脱诸证，如五味子固表止汗，乌梅敛肺止咳，五倍子涩肠止泻，山茱萸涩精止遗等；苦味"能泄、能燥、能坚"，即具有清泻火热、泄降气逆、通泄大便、燥湿、坚阴（泻火存阴）等作用，多用治热证、咳喘、便秘、湿证、阴虚火旺等证；如黄芩清热泻火，苦杏仁降气平喘，大黄泄热通便，龙胆清热燥湿，知母、黄柏泻火存阴等；咸味"能下、能软"，即具有软坚泻下、软坚散结的作用，多用治大便燥结、癥瘕痞块等证，如芒硝软坚通便，鳖甲软坚消癥等；淡味"能渗、能利"，即具有渗湿利小便的作用，多用治水肿、小便不利之证，如茯苓、猪苓利水消肿等。显示药物功能的主要药性是五味。掌握五味的不同功能规律，临床治疗提高了针对性。另外，在药物配伍中，味与味相加产生复合作用，如厚朴配黄连是辛苦合用，有通降湿邪之功；白芍配甘草酸甘合用，有滋阴缓急作用等。

气和味是构成药物性能的主要元素，二者不可分割。缪希雍谓："物有味必有气，有气斯有性"，强调了药性是气和味共同组成。一般而言，气味相同，作用相近。气味不同，作用有别。《黄帝内经》强调"气味合而服之"，临床用药必须重视气味组合。同时，既要熟悉四气、五味的一般规律，又要掌握每味药的独特作用才能很好地分辨药性，做到药证相符。

3. 升降浮沉　升降浮沉是药物对人体作用的不同趋向性。升，即上升提举，趋向于上；降，即下达降逆，趋向于下；浮，即向外发散，趋向于外；沉，向内收敛，趋向于内。它是与疾病所表现的趋向性相对而言。升降浮沉表明了药物作用的定向概念。

气有升降出入运动，当体内气机失常则应升不升，当降不降，而引发疾病。如胃失和降则呕吐；气虚下陷则脱肛等。因此，能够针对病情，改善或消除这些病证的药物，相对来说也就分别具有不同方向的作用趋向。升降浮沉药性的运用，可以调整脏腑气机紊乱，或因势利导，祛邪外出，从而达到治愈疾病的目的。

一般而言，升浮药主上升向外，有升阳，发表，涌吐等功效；沉降药主下行向内，有潜阳，泻下，渗湿等功效。药物的四气、五味及质地轻重与升降浮沉有关。王好古云："夫气者天也，温热天之阳，寒凉天之阴，阳则升，阴则降；味者地也，辛甘淡地之阳，酸苦咸地之阴，阳则浮，阴则沉"。味辛、甘，性温热的药物，大多偏升浮，如麻黄、黄芪等；味苦、咸，性寒凉的药物，大多偏沉降，如大黄、芒硝等。《本草备要》又云："轻清升浮为阳，重浊沉降为阴"。花、叶、皮等质轻者大多偏升浮，如苏叶、蝉衣等；而果实、矿物质重者大多偏沉降，如苏子、赭石等。但也不尽然，如旋覆花能降气、止呕，药性沉降；苍耳子能宣通鼻窍，药性升浮。此外，部分药物具有双向性。应当指出，药物质地轻重与升降浮沉的关联，是前人用药的经验总结，两者并没有本质联系，有一定的局限性。

炮制、配伍可影响药物的升降浮沉。如酒制则升，姜炒则散，醋炒收敛，盐炒下行。升浮药在大队沉降药中能随之下降，沉降药在大队升浮药中能随之上升。故正如李时珍所言："升降在物，亦在人也。"升降浮沉作为说明药物作用指导临床用药的理论依据，是对气味理论的补充和发展。

4.归经　归经是将药物的作用与人体的脏腑经络结合起来，以说明某药对某些脏腑经络起主要治疗作用。归经是指药物对机体某部分的选择性作用，即某药对某些脏腑经络有特殊的亲和作用。归，即归属；经，即脏腑经络及所属部位的概称。归经是药物作用的定位理论。

中药归经理论的形成是在中医基本理论指导下，以脏腑经络学说为基础，以药物所治疗的具体病证为依据经过长期临床实践总结出来的用药理论。如肺经病变常见胸闷喘咳，麻黄为喘家要药，能治咳喘胸闷，说明麻黄归肺经；肝火上炎可见目赤肿痛，菊花能治目赤，眼目昏花，说明菊花归肝经。至于一药归数经，是指扩大了治疗范围。如麻黄尚归膀胱经，能利水消肿，治疗风水水肿；菊花尚归肺经，能疏散肺经风热，治风热感冒。

归经理论伴随着中医理论体系的不断发展而完善。《伤寒论》创立了六经辨证，中药便有了六经用药的归经方法，如羌活为太阳经药，白芷为阳明经药等。温病创立卫气营血、三焦辨证体系，中药也有了卫气营血、三焦用药的归经方法，如石膏为气分药，玄参为营血分药，黄芩、黄连分清上焦、中焦等。然归经方法虽异，但都与脏腑经络密不可分。脏腑经络学说是归经理论的核心。掌握归经理论，大大提高了临床用药的准确性。如麦冬、枸杞子均治阴虚证，肺胃心阴虚选用归肺胃心经的麦冬；肝肾阴虚证选用归肝肾经的枸杞子。掌握归经理论还有助区别功效相似药物。如同是利尿药，麻黄为宣肺利尿、白术是健脾利尿、附子是温阳利水、泽泻是通利膀胱之水湿等的不同。

运用归经理论，还要依据脏腑经络的生理联系，考虑病理上相互影响，恰当组合用药，而不能拘泥于见肝治肝，切不可"执经络而用药，其失也泥，反能致害"。同时，还必须与四气五味、升降浮沉相结合，方能全面掌握药性。如同归肺经，由于四气不同其作用也异，如麻黄温散肺经风寒、桑叶凉散肺经风热、干姜性热温肺化饮、芦根性寒清肺泻火。同归肺经由于五味不同，作用亦殊，如五味子酸收敛肺止咳、桔梗味辛宣肺祛痰、党参味甘补益肺气、苦杏仁苦以降气止咳、蛤蚧咸以补肾益肺。同归肺经，麻黄升浮开宣肺气、苏子降肺止咳。

四气、五味、升降浮沉、归经同是药性理论的重要组成部分，在应用时必须结合起来，才能较全面阐释中药作用机制，指导临床应用。

5.有毒无毒 "有毒无毒"也是药物性能之一。关于古代毒性的认识有广义、狭义之分。广义是将毒性看作是药物的偏性，《周礼》有"医师掌医之政令，聚毒药以供医事"的说法。狭义即是将毒性看作是药物毒副作用大小的标志，如本草书籍在药物性味下标明"有毒""大毒""小毒"等。当今《中华人民共和国药典》采用大毒、有毒、小毒分类，是目前通行的分类方法。不可否认，有毒中药占比相对小，中药有安全低毒的优势，但文献记载的缺漏和错误不少，产生中药中毒事件也屡见不鲜。因此，正确认识中药的毒性，规范使用、管理有毒药，确保用药安全，显得尤为重要。

有毒无毒是从安全性角度阐述药物性能，无毒不是绝对的，有毒无毒是相对概念。用药应严格控制剂量，注意炮制配伍。此外，与安全用药密切相关的因素尚有药材质量、患者体质、用药方法等。因此，应正确认识有毒无毒，把握临床用药各环节，采取有效防范措施，努力确保用药安全。

二、中药的采制

中药大多源于自然，其品种、产地、采收、炮制、贮藏是否合宜，直接影响质量和疗效，研究药物的产地、采制规律，对保证疗效意义重大。

自《神农本草经》起，就十分强调使用正品药，提出要重视中药材的"真伪"。中药品种复杂，多基源现象普遍，亦存在同名异物、异物同名情况。医药工作者必须了解品种差异对中药药性及临床用药的安全性、有效性会产生影响。

1.道地药材 我国自古就重视"道地药材"。所谓道地药材，是指历史悠久、产地适宜、品种优良、产量宏丰、炮制考究、疗效突出、带有地域特点的药材。《本草衍义》云：“凡用药必择土地所宜者，则药力具，用之有据。”从《神农本草经》起，大量文献记载了品种产地资料，如甘肃的当归，宁夏的枸杞，青海的大黄，内蒙古的黄芪，东北的人参、细辛、五味子，山西的党参，河南的地黄、牛膝、山药、菊花，云南的三七、茯苓，四川的黄连、川芎、川贝母、乌头，山东的阿胶，浙江的浙贝母，江苏的薄荷，广东的陈皮、砂仁等。

2. **中药的采收** 《神农本草经》曰：“阴干曝干，采造时月，生熟，土地所出，真伪陈新，并各有法。”《用药法象》也谓：“凡诸草木昆虫，产之有地；根叶花实，采之有时。失其地则性味少异，失其时则性味不全。”

中药的采收时节和方法对保证质量有着密切关系，一般以入药部位有效成分含量最高时采集。以植物药为例，全草入药者多数在植物枝叶茂盛、花初开时采，如益母草、荆芥、小蓟、车前草、薄荷等；叶入药通常在植物花蕾将放或花盛开时采，如枇杷叶、荷叶、大青叶、艾叶等；花类药材，一般采收花蕾或刚开放的花朵，如野菊花、金银花、月季花、旋覆花等；果实入药一般在果实成熟时采收，如瓜蒌、槟榔、马兜铃等，但青皮、枳实、覆盆子、乌梅等需在果实未成熟时采；种子入药常在完全成熟后采，如莲子、白果、沙苑子、菟丝子等；根及根茎入药一般以秋末或初春采收为佳，如天麻、葛根、玉竹、大黄、桔梗等，但半夏、太子参、延胡索等在夏天采收；树皮及根皮入药常在春、夏时采集，如黄柏、杜仲、厚朴等。动物昆虫类药材，为保证药效也须根据其生长活动季节采集，如潜藏在地下的全蝎、土鳖虫、地龙等在夏末秋初捕捉；石决明、牡蛎等海生贝壳多在夏秋捕采。矿物药一般不拘时间，择优采选。

3. **中药的炮制** 中药的炮制古时称“炮炙”“修事”，是指中药在应用或制成各种剂型前，根据医疗、调剂、制剂的需要，进行必要的加工处理过程，它是我国传统的加工饮片技术。故《本草蒙筌》谓：“凡药制造，贵在适中，不及则功效难求，太过则气味反失。”炮制是否得当对保证药效、用药安全有重要意义。中药的炮制理论、应用和发展历史悠久，从《内经》《神农本草经》的散在记载，到出现《雷公炮炙论》《炮炙大法》《修事指南》等炮制专著，增加了炮制方法，丰富了炮制经验。中药炮制的目的是使临床用药更加安全、有效，具体可归纳为纯净药材，降低毒性，增强疗效，改变性能，矫味矫臭，便于贮藏和制剂。

中药炮制的方法可谓种类繁多，繁简不一，分类各异。目前，多采用修治、水制、火制、水火共制和其他制法五种。修治包括纯净、粉碎、切制三道工序，是为进一步加工贮存、调剂、制剂做准备。水制是用水或其他辅料处理药材的方法，目的是清洁药材、除去杂质、软化便于切制、降低毒性及改变药性等。常见的方法有：漂洗、闷润、浸泡、喷洒、水飞等。其中，水飞是指将不溶于水的矿物或贝壳类药材置于水中，反复研磨而制取极细粉末的方法，如水飞朱砂。火制是经火加热处理的方法。根据加热的温度、时间和方法不同，分为炒、炙、烫、煅、煨等，如炒牛蒡子、焦白术、麸炒枳壳、酒炙大黄、盐炙知母、砂烫龟甲、煅棕榈炭、煨木香等。水火共制是用水及火，或加入辅料共同处理药材的方法，目的是改变性能，增强药效，降低毒性，及纯净软化药材便于切制等。常用方法有煮、蒸、淬、焯、炖等，如姜矾煮半夏、酒蒸山茱萸、醋淬磁石、焯杏仁、焯马齿苋、炖制熟地黄等。其他制法系指一些特殊制法，主要有制霜、发芽、发酵等，如制巴豆霜、麦芽为发芽制得、神曲为发酵品。

三、中药的配伍

配伍，是根据病情的需要和药物的不同特点，有选择地将两种或两种以上的药物合在一起应用。配伍是中药运用的主要形式，其目的是适应复杂病情，增强疗效，减少毒副作用。

《神农本草经·序例》将各种药物的配伍关系归纳为"有单行者，有相须者，有相使者，有相畏者，有相恶者，有相反者，有相杀者，凡此七情，合和视之"。中药的"七情"即中药配伍应用的七个方面。①单行：是单用一味中药来治疗某种病情单一的疾病。如独参汤，即用人参治疗元气虚脱的危重病证；清金散，即单用黄芩治疗肺热咯血。另有一种认识，是指两味药物各行其是，互不影响临床效应的配伍关系。如食积发热，采用神曲与连翘配伍，神曲消食，连翘清热，两者合用，既不降低相互间药效，也不会产生新的毒副作用，即认为属单行配伍关系。②相须：是两种性能功效类似的药物合用，能增强原有药物的功效。如荆芥配防风，可增强祛风解表的功效；全蝎配蜈蚣，能增强息风止痉之功。③相使：是指以一药为主，一药为辅，辅药可以提高主药的治疗效应。如治疗气虚水肿，常以补气利水的黄芪为主，辅以利水健脾的茯苓，则提高了黄芪利水之功。治湿热泻痢，腹痛里急，常以清热燥湿黄连为主，辅以行气止痛木香，可提高黄连治痢之功。④相畏：是一种药物的毒性或副作用，能被另一种药物减轻或消除。如生半夏的毒性能被生姜减轻或消除，所以说生半夏畏生姜。⑤相杀：即一种药物能减轻或消除另一种药物的毒性或副作用。如生姜能减轻或消除生半夏的毒性，所以说生姜杀生半夏的毒。⑥相恶：即两药合用，一种药物能使另一种药物原有功效降低甚至丧失。如人参恶莱菔子，因莱菔子能削弱人参的补气作用。⑦相反：是两药合用能增强或产生毒性或副作用。如甘草反芫花，即芫花与甘草同用，可使芫花的毒性增加。李时珍在《本草纲目·序例上》总结说："药有七情，独行者，单方不用辅也；相须者，同类不可离也……；相使者，我之佐使也；相恶者，夺我之能也；相畏者，受彼之制也；相反者，两不相合也；相杀者，制彼之毒也。"

药物的配伍应用可归纳如下：①协同作用，以增进疗效，如"相须""相使"。②拮抗作用，抵消、降低原有功效，如"相恶"。③应用毒性或烈性药时，经配伍作用后，能减轻或消除毒性或副作用，如"相畏""相杀"。④配伍禁忌，两药合用后，能增强或产生毒性。如"相反"（详见配伍禁忌）。如《神农本草经》指出："当用相须、相使者良，勿用相恶、相反者。若有毒宜制，可用相畏、相杀者；不尔，勿合用也"，这是中药配伍运用的基本准则。

四、中药的用药禁忌

中药的用药禁忌主要包括配伍禁忌、证候禁忌、妊娠用药禁忌和服药饮食禁忌四方面。

1. 配伍禁忌　　配伍禁忌是指某些药物合用会产生剧烈的毒副作用或降低和破坏药效，因而应该避免配合应用，也即《神农本草经》谓："勿用相恶、相反者。"如《蜀本草》《新修本草》言相反者有 18 种，《证类本草》载反药 24 种。其中金元时期概括的"十八反"和明代的"十九畏"歌诀流传甚广。

"十八反歌"最早见于张子和《儒门事亲》："本草明言十八反，半蒌贝蔹及攻乌，藻戟遂芫俱战草，诸参辛芍叛藜芦。"即乌头反半夏、瓜蒌、贝母、白及、白蔹；甘草反海藻、大戟、甘遂、芫花；藜芦反人参、丹参、玄参、沙参、细辛、芍药。但当代《中国药典》规定的反药数目已扩大，乌包含附子，蒌尚含天花粉，贝包含浙贝母、川贝母，芍包含赤芍及白芍，诸参尚含苦参、党参、西洋参等。

"十九畏"歌首见于明·刘纯《医经小学》："硫黄原是火中精，朴硝一见便相争，水银莫与砒霜见，狼毒最怕密陀僧，巴豆性烈最为上，偏与牵牛不顺情，丁香莫与郁金见，牙硝难合京三棱，川乌、草乌不顺犀，人参最怕五灵脂，官桂善能调冷气，若逢石脂便相欺，大凡修合看顺逆，炮爁炙煿莫相依。"即硫黄畏朴硝，狼毒畏密陀僧，巴豆畏牵牛，丁香畏郁金，牙硝畏三棱，川乌、草乌畏犀角，人参畏五灵脂，官桂畏赤石脂。

反药能否同用，历代医家众说纷纭，分歧较大。《中国药典》1963 年版"凡例"中明确规定："注明畏、恶、反，系指一般情况下不宜同用。"目前，无论文献资料、临床观察及实验研究结论均不统一。但临床用药应谨慎，不盲目使用十八反、十九畏所涉及药对，不全盘否定，才是我们正确的态度。

2. 证候禁忌　证候禁忌是指某种或某类病证不宜使用某种或某类药物。如麻黄辛温，功能发散风寒，宣肺平喘，发汗力强，适宜于外感风寒表实证及风寒束肺、肺气不宣的喘咳，但不宜于表虚自汗及肺肾虚喘。因此，药性有偏，一般都有证候用药禁忌，其内容详见各论中每味药物的"使用注意"部分。

3. 妊娠用药禁忌　妊娠用药禁忌，是指妇女妊娠期治疗用药的禁忌。因某些药物会损伤母体、有害胎元，影响胎儿正常发育，甚至有堕胎等副作用，所以这些药物对孕妇应作为禁忌药。一般剧毒药、峻泻药、祛瘀药及热性较强和芳香走窜药，皆属妊娠用药禁忌范围。

根据药物对于胎元损害程度的不同，一般可分为禁用与慎用二类。禁用药是指毒性较强或药性峻猛的药物，如斑蝥、雄黄、砒霜、巴豆、牵牛、大戟、商陆、麝香、三棱、莪术、水蛭等；慎用药包括通经去瘀，行气破滞及辛热滑利之品，如桃仁、红花、牛膝、大黄、枳实、附子、肉桂、干姜、木通、冬葵子等。

凡禁用的药物绝对不能使用，慎用的药物可以根据病情需要斟酌使用。但必须强调，除非必用，一般应尽量避免使用。

4. 服药饮食禁忌　服药时的饮食禁忌，是指服药期间对某些食物的禁忌，简称"食忌"，也就是通常所说的"忌口"。如《本草纲目》记载："凡服药，不可杂食肥猪犬肉、油腻羹、腥臊陈臭诸物；凡服药，不可多食生蒜、胡荽、生

葱、诸果、诸滑滞之物"。指出了在服药期间，凡属生冷、黏腻、腥膻等不易消化，以及有特殊刺激性的食物都应酌情避忌。在古代文献有常山忌葱；地黄、何首乌忌葱、蒜、萝卜；鳖甲忌苋菜；薄荷忌鳖鱼；甘草忌鲢鱼；茯苓忌醋；威灵仙、土茯苓、使君子忌茶；以及蜜反生葱等记载，也应作为服药禁忌的参考。另外，由于病情，亦须注意饮食宜忌。如寒证不宜食生冷；热证不宜食辛辣油腻；肝阳上亢不宜食辛热助阳之品；疮疡及皮肤病患者忌鱼、虾、蟹等腥膻食材；消化不良患者忌食油炸、黏腻不易消化食物；外感表证患者，忌食油腻类食品等。

五、中药的剂量与用法

1. 剂量 中药剂量是指临床应用时的分量。本教材各药注明的用量，除特别注明外，都是指干燥饮片，在汤剂中成人一日内服剂量。剂量是决定临床安全、有效的重要参数。

古代中药的计量单位有重量、数量、度量、容量等。自明清以来，我国普遍采用 16 进位制的"市制"计量方法，即 1 市斤 =16 两 =160 钱。自 1979 年起我国对中药生产计量统一采用公制，即 1 公斤 =1000g。为了处方和调剂计算方便，按规定以如下的近似值进行换算：1 市两（16 进位制）=30g；1 钱 =3g；1 分 =0.3g；1 厘 =0.03g。

剂量的确定应以安全、有效为准则。确定剂量，应根据药物的性质以及药物应用方面与患者方面的具体情况综合考虑：①药物性质。剧毒药或作用峻烈的药物，应严格控制剂量。花叶皮枝等量轻质松及性味浓厚、作用较强的药物用量宜小；矿物介壳质重沉坠及性味淡薄、作用温和的药物用量宜大。鲜品药材用量宜大；干品药材用量当小。贵重药材，在保证药效的前提下应尽量减少用量。②药物应用方面。一般而言，入汤剂比入丸、散剂的用量要大些；在复方配伍使用时，主药比辅药用量要大些；单味药使用比复方中应用剂量要大些。③患者方面。一般老年、小儿、妇女产后及体弱者，都应减少用量，成人及平素体壮者用量宜重。一般 5 岁以下的小儿用成人药量的 1/4。5 岁以上儿童用成人药量的一半。病情轻、病势缓、病程长者用量宜小；病情重、病势急、病程短者用量宜大。

此外，还应考虑季节、地域等自然条件，做到因时、因地制宜，灵活调整。

2.用法 中药汤剂具有吸收快、药效发挥迅速的优势，是临床应用最早、最广泛的剂型。下面重点介绍汤剂的煎煮方法及服用方法。

汤剂的制作对煎具、用水、火候、煮法都有一定的要求。

煎药用具：以砂锅、瓦罐为好，忌用铜铁铝锅，以免发生化学变化，影响疗效。

煎药用水：多用自来水、井水、蒸馏水等，以水质洁净新鲜为好。

煎煮方法：先将药材浸泡30～60分钟，水量以高出药面为度。一般煎煮两次，两次煎液混合后分二次服用。煎煮的火候和时间，应根据药物性能而定。一般，解表药、清热药宜武火煎煮，时间宜短，煮沸后煎10分钟左右即可；补虚药需用文火慢煎，时间宜长，煮沸后续煎60分钟左右。某些药物因其质地不同，煎法比较特殊，处方中需加以注明，归纳起来包括有先煎、后下、包煎、另煎、溶化、泡服、冲服、煎汤代水等。

（1）先煎　指有效成分难溶于水的一些矿物、介壳类，应打碎先煎，煮沸20～30分钟，再下其他药物同煎，以使有效成分充分析出。如磁石、赭石、生石膏、龙骨、牡蛎、海蛤壳、瓦楞子、珍珠母、石决明、龟甲、鳖甲等。另外，附子、乌头等有毒药，也宜先煎以降低毒性。

（2）后下　指一些气味芳香的药物，久煎其有效成分易挥发而降低药效，须在其他药物煎沸5～10分钟后放入，如薄荷、青蒿、砂仁、豆蔻等。此外，钩藤、大黄等虽不属芳香，但久煎能破坏成分降低药效，也应后下。

（3）包煎　指黏性强或细小种子类或带绒毛的药物，宜先装入纱布袋再投入药锅，以免药液混浊或刺激咽喉。如滑石、蒲黄、车前子、旋覆花等。

（4）另煎　即单独煎煮，又称另炖，主要是避免浪费，如人参、西洋参、羚羊角等。

（5）烊化　又称溶化，即用水（或黄酒、或药汁）加热溶化。胶类及黏性大而易溶的药物，容易黏锅或黏附其他药物影响煎煮从而造成浪费及降低药效。可单用水或黄酒或药液溶化后服用，如阿胶、鹿角胶、饴糖等。

（6）泡服　即用开水浸泡服用，又称焗服。某些有效成分易溶于水或久煎容易破坏药效的药物，宜用少量开水或滚烫药液趁热浸泡，加盖闷润30分钟左右即可服用，如藏红花、番泻叶、胖大海等。

汤剂一般每日一剂，至少煎二次，分2～3次服。若急性病、热性病则不拘时服；病情缓轻者，亦可间日服。具体服药时间应据病情和药物特性来确定。但服药与进食应间隔45分钟左右。消食药及对胃有刺激性的药宜饭后服，攻下药及治疗肠道疾病的药宜饭前服。驱虫药、峻下逐水药宜晨起空腹时服，截疟药应在疟疾发作前4小时服，安神药宜在睡前0.5～1小时服。汤剂一般宜温服。但解表药要热服，服后还须温覆或食热粥以助药力。

此外，危重病人宜少量频服；呕吐患者可浓煎药汁少量频服；对神志不清或其他原因不能口服时，可采用鼻饲给药。

第二节 方剂学基本理论

方剂学是研究方剂理论及临床运用的一门学科。方剂是指在中医理论指导下，具有防病治病功效的特定药物组合，包括主治、组方、配伍、用法（剂型、剂量、制备及给药法）、功效、分类等。

一、方剂的主治

主治是对方剂所适应的疾病、证候或症状的描述，包括对病主治、对证主治、对症主治等。主治是在长期医疗实践中，根据药物组成、配伍及功效推导出的方剂所治疾病病机及其临床表现的综合证候。辨证论治是中医主要的思维方法，故方剂的主治亦是以对证主治最为常见。对证主治是方剂对所治疾病证候的具体描述。如麻黄汤主治之"恶寒发热，头疼身痛，无汗而喘，舌苔薄白，脉浮紧"即是对外感风寒表实证的描述。在方剂中，这类主治是最多的。而对症主治是方剂对所治疾病以症状为主的具体描述，如止嗽散主治之"咳嗽咽痒，咯痰不爽"即是对风邪犯肺引起"咳嗽"的症状描述。对病主治是方剂对所治疾病以病名为主的具体描述，如茵陈蒿汤主治之"一身面目俱黄，黄色鲜明"即是对"阳黄"这一病名的描述。主治中的描述，虽然以对证的描述为主，但是对病名和具体的症状描述也是作为对证描述的一些补充，三者常兼用。

二、方剂的组方

组方是药物组成方剂的过程与形式。组方过程即辨证审因、确立治法和选择药物的过程；组方形式即体现和完成治法的方剂结构形式。

（一）组方过程

组方过程是在中医药理论的指导下，通过辨证审因、确立治法之后，以此为依据选择恰当药物组合成方的过程。辨证的目的在于准确把握病因病机，论治的关键在于确立治法。治法是针对病机产生的，而方剂必须相应地体现并完成治法，故治法是指导遣药组方的原则。这一过程单向流动，环环相扣，层层递进，前者决定后者，方剂的最终组成形式必然与组方过程的各个环节密切相关。

1. 辨证审因 是组方过程的第一环节。中医通过望、闻、问、切等手段获得详实的临床资料，然后去伪存真，明确病因、病位、病性和病势，归纳总结现阶段病机，这即为辨"证"的过程。

2. 确立治法 是组方过程的第二环节。治法的确立应以整体观和辨证观为基础，以四诊合参为依据，通过全面分析、综合与判断临床资料信息，根据病机有针对性地拟定。确立治法是指导组方的理论依据，是连接证与方的桥梁。

3. 精准选药 是组方过程的第三环节。方从法出，"方以药成"。但方不是药的简单堆砌，即徐大椿所言之"方有合群之妙用，药有个性之专长""用药有利有弊，用方有利无弊"。遣药组方，当以增效减毒为目的，优中选优，具有"唯一性"。

（二）组方形式

组方形式是体现和完成治法的方剂结构形式。临床疾病大多比较复杂，病机分为主要病机和次要病机。临证组方时，往往采用主辅式的结构形式分别针对主要病机与次要病机。在主辅式结构中"君、臣、佐、使"是常用形式。

1. 君药 即针对主病或主症起主要治疗作用的药物或药组。

2. 臣药 有两种意义。①辅助君药加强治疗主病或主症的药物或药组。②针对重要的兼病或兼证起主要治疗作用的药物或药组。

3. 佐药 有三种意义。①佐助药：即配合君、臣药以加强治疗作用，或直接治疗次要症状的药物或药组。②佐制药：即用以消除或减弱君、臣药的毒性，或能制约君、臣药峻烈之性的药物或药组。③反佐药：即病重邪甚，可能拒药时，配用与君药性味相反而又能在治疗中起相成作用的药物或药组，以防止药病格拒。

4.使药　有两种意义。①引经药：即能引方中诸药至病所的药物或药组。②调和药：即具有调和方中诸药作用的药物或药组。

在方剂中，药物的君、臣、佐、使，主要是以药物在方中所起作用的主次和地位为依据。除君药外，臣、佐、使药都各具两种以上的意义。在遣药组方时并没有固定的程式，既不是每一种意义的臣、佐、使药都必须具备，也不是每味药只司一职。每一方剂的具体药味多少，以及君、臣、佐、使是否齐备，全视具体病情及治疗要求的不同，以及所选药物的功能来决定。但是，任何方剂的组成，君药是不可或缺的。一般来说，君药的药味较少，而且不论何药在作为君药时的用量比其作为臣、佐、使药应用时要大；臣药的数量较君药多，有的还具有调控君药功效发挥方向的作用；佐药或配合君药臣药加强治疗作用、或治疗次要兼证、或制约毒性或峻烈之性、或配以与君药药性相反的药物应对药病格拒的情况；使药主要发挥引经和调和诸药的作用。这是一般情况下对组方基本结构的要求。至于有些药味繁多的大方，或多个基础方剂组合而成的"复方"，分析时只需按其组成方药的功用归类，分清主次即可。在拟订或理解组方形式的时候，需要对单一药物进行认识，也需要从药组的角度来理解和把握，充分认识药组在方剂中的内涵，这样才能化繁为简，更为符合实际组方过程。

三、方剂的配伍

配伍是指两种或两种以上药物在方剂中有目的地组合应用。由于药物的性能各有所偏，其功效各有所长，也各有所短，只有通过合理的配伍，调其偏性，制其毒性，增强或改变原有功能，消除或缓解其对人体的不良因素。除上述以"增效减毒"为目的外，配伍还应针对病机，体现治法，即制方者在组方时，根据病机诊断，按照组方形式，合理的选择药物，以发挥方剂功效为目的。配伍主要包括相辅相成、相反相成两大类。

1.相辅相成　是方剂最常用的配伍方法，主要有两类型：一类为性能功效相近的药物配合应用产生协同增效作用。如大黄配芒硝，可增强泄热通便之效；石膏配知母，能增强清热泻火之功。一类为药物主要功效不同，但在针对病机方面，通过相互关联的作用以增强治疗效果。如治湿痰证，常以半夏配陈皮，既加强燥湿化痰之力，又可行气以"气顺痰消"；治血虚证，常用熟地、当归配人参或黄芪，目的是"补气生血"。此类配伍方法多为中药学"七情"配伍理论中的"相须""相使"。此外，依据中医学整体动态特色，运用相关中医理论而配伍，如"滋水涵木""金水相生""火郁发之""脏病治腑"等，亦可收相辅相成之效。

2. 相反相成　相反是指药性（寒热温凉）、趋向性（升降沉浮）、功效（开阖补泻）等性能相反的药物配合应用；相成是指药物的配伍一方面通过互补或相助以增强其疗效，或产生新的功效；另一方面通过互相牵制而制约药物的某种偏性。如胃寒肠热证之半夏泻心汤用干姜、半夏温以祛寒，黄芩、黄连寒以清热，配伍则平调寒热；治邪踞少阳证之小柴胡汤，柴胡透泄少阳半表之邪，黄芩清泄少阳半里之热，两者配伍，则产生和解少阳之新功用；治阳虚出血的黄土汤，以黄土温中止血，白术、附子温阳健脾的同时，又配苦寒之黄芩制约术、附温燥之性。常见的配伍方法有寒热并用、补泻同施、散收同用、刚柔相济、升降并调等。

四、方剂的用法

方剂的用法是为实现防病治病功效而拟定的使用方法。包括剂量、剂型、制备及给药法。因方剂最常使用的剂型为汤剂，且相关剂型及其制备方法在其他学科中有相应详细介绍，故在剂型制备及给药法主要详述汤剂之煎法、服法。

（一）方剂的剂量

剂量是方剂功效发挥的基础。一张完备的方剂，一般当酌定剂量，因而历代方书所载方剂大都注明剂量，但亦有未注明剂量的。未注明者，或见于现代医话类书籍，如《续名医类案》之一贯煎；或析药物性能特点及配伍意义而举方论之，如《医学启源》之生脉散等。方剂剂量主要包括组方剂量和使用剂量。

1. 组方剂量　其内涵可细分为二，一为绝对剂量，指制方者针对特定证候所标注于单味中药后的具体剂量，方中各药之剂量与临床疗效存在量效关系。药物用量直接决定了药力，剂量大小会影响方剂的临床疗效，并在一定范围内存在着量效关系。如大青龙汤与麻黄汤中麻黄、桂枝针对外感风寒、卫阳郁遏而设，然大青龙汤主治证风寒较重，故将麻黄由3两增至6两，仍与桂枝2两相伍，可增其解表发汗之力。但需指出，药物用量与疗效的关系十分复杂，若盲目增大药量，超过一定范围，其量效关系抑或发生改变，药力增加或不显著反而徒增毒、副作用。二是相对剂量，指方中各药物配伍后产生增效或减毒效应的需要量，即各个药物之间的配伍比例。方剂是药物的配伍运用形式，药物之间的用量比例往往会影响其功效，故而是不容忽视的环节，某些方剂药物完全相同，若相对剂量发生改变，不但影响作用的强弱，甚至引起功效发生变化。如桂枝汤中桂枝与白芍1:1使用才能发挥"调和营卫"的作用，若桂枝与白芍用量变为1:2则功效变为"通阳温脾，柔肝缓急"。

2.使用剂量　指方剂供内服或外用实际用量。如汤剂或煮散，指成人1日内的服用量和（或）每次服用量，如桂枝汤"微火煮取三升，去滓适寒温，服一升……半日许，令三服尽"，即该方一日服用总量可为三升，每次服用一升。丸、散等剂型则指成人1次内服量，如六味地黄丸"炼蜜为丸，如梧桐子大，空心温水化下三丸"；又如参苓白术散"每服二钱"等。

（二）方剂的剂型

根据药物的特点和临床的需要，将方剂按照一定工艺制备成的使用形态，包括汤剂、膏剂、丹剂、丸剂、散剂、颗粒剂等。

1.汤剂　古称汤液，是将药物饮片加水或酒浸泡后，再煎煮一定时间，去渣取汁，制成的液体剂型。主要供内服，如麻黄汤、小承气汤等。外用的多作洗浴、熏蒸及含漱之用。汤剂的特点是吸收快、能迅速发挥药效，特别是能根据病情的变化而随症加减，能较全面、灵活地照顾到每个患者及具体病变阶段的特殊性，适用于病证较重或病情不稳定的患者。李杲云："汤者荡也，去大病用之。"汤剂的不足之处是服用量大，某些药物的有效成分不易煎出或易挥发散失，不适于大规模生产，亦不便于携带。

2.散剂　是将药物粉碎，混合均匀，制成粉末状的制剂。分为内服和外用两类：内服散剂一般是研成细粉，以温开水冲服，量小者亦可直接吞服，如七厘散；亦有制成粗末，以水煎取汁服的，称为煮散，如银翘散。散剂的特点是制作简便，吸收较快，节省药材，便于服用与携带。李杲云："散者散也，去急病用之。"外用散剂一般用于外敷，掺散疮面或患病部位，如金黄散、生肌散；亦有用作点眼、吹喉等，如八宝眼药、冰硼散等。制作时，应研成极细粉末，以防刺激创面。

3. 丸剂　是将药物研成的细粉或药材提取物加适宜的黏合剂制成球形的固体剂型。丸剂与汤剂相比，吸收较慢，药效持久，节省药材，便于服用与携带。李杲云："丸者缓也，舒缓而治之也。"适用于慢性、虚弱性疾病，如六味地黄丸、右归丸等。但也有丸剂药性比较峻猛的，此则多为芳香类药物与剧毒药物，不宜作汤剂煎服，如安宫牛黄丸、舟车丸等。常用的丸剂有蜜丸、水丸、糊丸、浓缩丸等。①蜜丸：是将药物细粉以炼制的蜂蜜为黏合剂制成的丸剂，分为大蜜丸和小蜜丸两种。蜜丸性质柔润，作用缓和持久，并有补益和矫味作用，常用于治疗慢性病和虚弱类疾病，需要长期服用。②水丸：俗称水泛丸，是将药物细粉以水（冷开水或蒸馏水）或酒、醋、蜜水、药汁等为黏合剂制成的小丸。水丸较蜜丸崩解、溶散、吸收较均快，易于吞服，适用于多种疾病，如防风通圣丸、左金丸、越鞠丸等。③糊丸：是将药物细粉以米糊、面糊、曲糊等为黏合剂制成的小丸。糊丸黏合力强，质地坚硬，崩解、溶散迟缓，内服可延长药效，减轻剧毒药的不良反应和对胃肠的刺激，如舟车丸、黑锡丹等。④浓缩丸：是将药物或方中部分药物煎汁浓缩成膏，再与其他药物细粉混合，并干燥、粉碎，用水或蜂蜜或药汁制成丸剂。因其体积小，有效成分高，服用剂量小，可用于治疗多种疾病。

4. 丹剂　有内服和外用两种。内服丹剂没有固定剂型，有丸剂，也有散剂，每以药品贵重或药效显著而名之曰丹，如至宝丹、活络丹等。外用丹剂亦称丹药，是将某些矿物类药经高温烧炼制成的不同结晶形状的制品，常研粉涂撒疮面，治疗疮疡痈疽，亦可制成药条、药线和外用膏剂应用。

5. 颗粒剂　是将药材提取物加适量赋形剂或部分药物细粉制成的干燥颗粒状或块状制剂，使用时多以开水冲服。颗粒剂具有作用迅速、味道可口、体积较小、服用方便等特点，深受患者欢迎，常用的有感冒退热颗粒剂、复方羊角颗粒等。

6. 膏剂　是将药物用水或植物油煎熬去渣而制成的剂型，有内服和外用两种。内服膏剂有流浸膏、浸膏、煎膏三种，外用膏剂分软膏、硬膏两种。其中流浸膏与浸膏多数用于调配其他制剂使用，如合剂、糖浆剂、颗粒剂、片剂等。

上述剂型，各有特点，临证应根据病情与方剂特点选用。此外，尚有胶囊剂、灸剂、熨剂、灌肠剂、搽剂等在临床广泛应用，且有新剂型不断研制，以提高疗效或更便于临床使用。

（三）方剂的煎服法

方剂煎药法和服药法，是方剂运用的重要环节。徐灵胎于《医学源流论·服药法论》中谓："病之愈不愈，不但方必中病，方虽中病，而服之不得其法，则非特无功，而反有害，此不可不知也。"《医学源流论·煎药法论》又曰："煎药之法，最宜深讲，药之效不效全在乎此。"可见，煎服法的恰当与否，对疗效具有较大的影响。即使方剂之配伍、剂量及剂型皆合理，若服法不当，亦难获效。

1. 煎药法 煎药法主要指内服汤剂的制备方法，煮散剂的制备亦可参考，汤剂的制备宜掌握以下方面：

（1）煎药用具 目前通常选用有盖砂锅或瓦罐。这类煎具化学性质稳定，煎时受热均匀，因而煎汁浓，质量高。不宜使用铜、铁、锡等锅，因这些煎具与有些药物在煎煮时会产生沉淀，降低溶解度，甚至会引起化学变化，产生副作用。煎具的容量宜大，以利于汤药沸腾与有效成分的浸出，并可避免外溢耗损。此外，煎时需加盖，以防煎煮时药液过快蒸发，以利于挥发性成分的保存。

（2）煎药用水 古人常用的有泉水、井水、河水、雨水、雪水等。现今煎药用水，除处方有特殊要求外，一般以洁净为度，如自来水、井水或蒸馏水等。至于加水量，常与药量或药味多少、药物吸水情况、煎煮时间及火候有关。通常一般以水浸没药物超出一寸为宜（即加水量为药物总量的 5～8 倍），二煎时用水量可酌减。

（3）煎药火候 煎药火候有"武火"与"文火"之分。急火煎之谓"武火"，慢火煎之谓"文火"。汤液煎煮，一般先"武"后"文"，即开始用武火，煎沸后改用文火，这样既可防止药液的溢出，又可减少水分的过量蒸发，同时可以减少药液中挥发性成分的损耗及高温引起的有效成分破坏。

（4）煎药方法 煎药前，宜先将药物浸泡 20～30 分钟，再行煎煮，以利于其有效成分的溶出。煎煮时，应严格按照上述火候及时间的要求，完成煎煮程序。煎药期间不宜频频打开锅盖，以防气味走散，并可减少挥发性成分的丢失。如药物不慎煎煳，则应弃去，不宜加水再煎服。对有特殊煎煮要求的药物，应在处方中加以注明，如先煎、后下、包煎、另炖、烊化、冲服。

2. 服药法

（1）服药时间　一般宜饭前 1 小时服，若病情急骤，可不必拘时。方中药物辛辣、味苦，对胃肠有刺激，或消导类方剂，宜饭后服用，以减轻药物对胃肠的刺激；滋补类方剂宜空腹服；安神类方剂宜睡前服。另外，根据病情，有的可一日数服，有的可煎汤代茶。

（2）服药方法　一般每剂分 2～3 次温服；病情急，可一次顿服，抑或根据需要，采用持续服药，以维持药效。使用峻烈药或毒性药，宜先进少量，逐渐增加，有效即止，慎勿过量，以免发生中毒。

（3）服药调护　对于服药后的调养与护理，古人亦是十分重视。一般来说，使用发汗类方剂，应以遍身微汗为度，不可大汗，亦不可汗出不彻。使用泻下、利水类方剂，应注意观察大小便的情况。润下剂药力温和，通便后尚可服 1～2 日，而峻下剂药力较强，服后可能出现腹痛、恶心、呕吐等反应，应向患者解释，消除其疑虑，并注意让患者卧床休息；泻下剂易伤脾胃，故药后应注意调理脾胃，可给予米汤或清淡饮食以养胃气。此外，药后应注意慎劳逸，戒房事，节恚怒等。

（4）服药食忌　是指服药时要注意饮食禁忌，又称"忌口"。其内容主要有两大方面。一是病证对饮食的宜忌，如水肿病宜少食盐、消渴病应忌糖、下利慎油腻、寒证慎生冷等。二是药物对饮食的宜忌，如服用含地黄的方剂时忌食萝卜、含土茯苓的方剂时忌饮茶、含荆芥的方剂时忌食河豚与无鳞鱼等。《本草经集注》在服药忌食中概而言之："服药不可多食生葫蒜、杂生菜。服药不可多食诸滑物果食菜。服药不可多食肥猪、犬肉、肥羹及鱼臊脍。"

五、方剂的功效

功效是指方剂防治疾病的效应。在辨证审因、确立治法、选定药物、酌定剂量、剂型和煎服法后，药物组合发挥的效应就固定下来了。方剂的功效分为对症功效、对证功效和对病功效。对症功效是指方剂发挥治疗具体自觉症状或体征的效应。辨证论治是中医学诊治疾病的基本思维模式，证是中医对疾病发展某一阶段病因、病性、病位、病势的概括，是确定治法的主要依据，因此，方剂更多是针对证而发挥治疗效应的。对证功效指方剂治疗具体证候的效应，如针对表证的解表功效，针对虚证的补益功效等。而对症功效相对较少，常见的有止汗、止痛、止咳等。此外，中医临床上，也有极少数情况，针对某些疾病而辨病论治，如黄疸、疟疾或寄生虫病等，中医采用具有退黄、止疟或驱虫功效为主的药物组成方剂时，其发挥的效应就是对病功效，即针对中医的"病"发挥具体治疗的效应。功效是对方剂在主治、组方、配伍和用法确立之后所具有的保健和治疗作用的高度概括。方剂功效不同于药物功效，具有下列特性：其一，功效不是方中药物功效的加合，不仅体现方中药物本身的作用，又反映药物作用于人体后产生的效应；其二，功效与主治、组方、配伍和用法（剂型、剂量、煎服法等）密切相关。

六、方剂的分类

分类是指按照共有的特性对方剂进行归类的过程。为了临证便于检索，历代医家先后创立了多种方剂分类方法，包括病证分类、祖方分类、功效分类、综合分类等。

（一）病证分类

病证分类便于临床以病索方，此类方书主要有两方面：一是包括各科病症的方书，此首推《五十二病方》，该书记载了52种疾病，医方283首，涉及内、外、妇、儿、五官等科，但组方简单，用量粗略，部分病名、药名已无从查考，不具有临床指导意义。如张仲景的《伤寒杂病论》，王焘的《外台秘要》，宋代的《太平圣惠方》，明代的《普济方》，清代的《张氏医通》《兰台轨范》等。二是按专科病症分类，如宋代的《妇人大全良方》《小儿药证直诀》即是。另外，病证分类法还包括了以脏腑病证或以病因等分类方剂的不同方法。如《备急千金要方》《三因极一病证方论》等都是以病证分类为基础的相关方法结合的方书。

（二）祖方（主方）分类

该分类以明·施沛所编著的《祖剂》为代表，该本书选《黄帝内经》《伤寒杂病论》《太平惠民和剂局方》以及后世医家的部分基础方剂，冠以祖方，用以归纳其他同类方剂。清代《张氏医通》除按病因、病证列方外，另编一卷《祖方》，选古方34首为主，各附衍化方若干首。这种分类方法，立足于追溯诸方的衍化源流，对归纳病机、治法共性的类方研究具有较好的作用。

（三）功效分类法

方剂的功效与其所体现的治法是一致的。此方法始于"十剂"说。唐·陈藏器于《本草拾遗·条例》中提出"药有宣、通、补、泄、轻、重、滑、涩、燥、湿十种"，并于"宣可去壅""通可去滞""补可去弱""泄可去闭""轻可去实""重可去怯""滑可去著""涩可去脱""燥可去湿""湿可去枯"之下，各举数药为例。宋·赵佶《圣济经》于每种之后加一"剂"字，如《圣济经·审剂篇》云："故郁而不散为壅，以宣剂散之。"金·成无己《伤寒明理论》中说："制方之体，宣、通、补、泄、轻、重、滑、涩、燥、湿十剂是也。"至此在方书中才有"十剂"这个名称。明·张景岳鉴于"古方之散列于诸家者，既多且杂，或互见于各门，或彼此重复"，因而"类为八阵，曰补、和、攻、散、寒、热、固、因"。并在《景岳全书·新方八略引》中说："补方之剂，补其虚也。""和方之剂，和其不和也。""攻方之剂，攻其实也。""用散者，散表证也。""寒方之剂，为清火也，为除热也。""热方之剂，为除寒也。""固方之剂，固其泄也。""凡病有相同者，皆可按证而用之，是为因方。"将选集古方与自制新按八阵分类外，为便于专科临证运用，又另列妇人、小儿、痘疹、外科四大门类，作为补充。清·程钟龄在《医学心悟》中提出："论治病之方，则又以汗、和、下、消、吐、清、温、补八法尽之。"明确提出了"以法统方"的思想，也是对以治法分类方剂的理论总结。

（四）综合分类法

即以病证分类、功效分类为主的多种分类法综合运用的分类方法。《医方集解》中，汪昂开创了新的综合分类法，既能体现以法统方，又能结合方剂功用和治证病因，并照顾到治有专科。分别为补养、发表、涌吐、攻里、表里、和解、理气、理血、祛风、祛寒、清暑、利湿、润燥、泻火、除痰、消导、收涩、杀虫、明目、痈疡、经产、救急等22类。之后吴仪洛的《成方切用》、张秉成的《成方便读》都是借用汪氏的分类方法而略有增删。

（五）笔画分类法

即根据方剂名称第一汉字的笔画多少及书写顺序对方剂进行归类的分类

方法。此分类方法是现代在方剂的数量不断增多，便于检索与利用时，创新的一类分类方法，如《中医方剂大辞典》即以汉字笔画分类所收录之 9.6 万多首方剂。

下篇

各论

中药篇

第一章　解表药

凡以发散表邪为主要功效，常用于治疗表证的药物，称为解表药。

解表药多味辛质轻，主入肺、膀胱经，偏行肌表，能促进肌体发汗，使表邪由汗出而解或外散。《黄帝内经》云："其在皮者，汗而发之。"解表药有发散解表之功，又称发表、疏散表邪等。主治恶寒发热、头痛身痛、脉浮之外感表证。

根据解表药的药性、功效应用的不同，可分为发散风寒药和发散风热药两类。发散风寒药多为辛温，可发散风寒邪气，主治风寒表证，症见恶寒发热，无汗或汗出不畅，头身疼痛，鼻塞流涕，舌苔薄白，脉浮紧等；温燥的发散风寒药，发汗力强，用量不宜过大。如麻黄、桂枝、荆芥、防风、细辛。发散风热药多为辛凉，可疏散风热，发汗作用较发散风寒药缓和，主治风热表证及温病初起邪在卫分，症见发热、微恶风寒，咽干口渴，头痛目赤、舌边尖红、苔薄黄，脉浮数等。如薄荷、蝉蜕、桑叶、菊花、柴胡、葛根。

使用解表药应中病即止，不可过剂及久服，以免伤阴耗气。汗与津血同源，故体虚有汗、久患疮疡、失血及年老、产后等津伤血亏者，应慎用发汗作用较强的解表药。还应注意根据季节、地区、患者特点，适当选药，注意配伍，调整用量，做到因时因地因人而异。解表药多为辛散轻扬之品，入汤剂不宜久煎，以免药效降低。

麻黄 Mahuang

《神农本草经》

【采制】为麻黄科植物草麻黄 *Ephedra sinica* Stapf、中麻黄 *Ephedra intermedia* Schrenk et C.A.Mey. 或木贼麻黄 *Ephedra equisetina* Bge. 的干燥草质茎。秋季采收，晒干，切段。生用、蜜炙或捣绒用。

【药性】辛、微苦，温。归肺、膀胱经。

【功效】发汗解表，宣肺平喘，利水消肿。

【临床应用】

1. 风寒表证　本品辛温入肺宣散，长于开泄腠理，发汗散邪，为发汗解表要药。适用于风寒表实证，症见恶寒发热、无汗、头痛身痛、脉浮紧等，每与桂枝相须为用，如麻黄汤。

2. 胸闷喘咳　本品辛散苦降入肺，外开皮毛之郁闭以宣畅肺气，内降肺气之壅塞以复其肃降，善宣降肺气而平喘止咳，为治肺气壅遏所致胸闷喘咳之要药，常配苦杏仁同用。治外感风寒肺气内壅，咳嗽胸闷，配苦杏仁、甘草，如三拗汤；治外感风寒寒饮内停之喘咳，痰多清稀，常与细辛、干姜、半夏等配伍，如小青龙汤；治表邪未解邪热壅肺之喘咳，需与石膏、苦杏仁等同用，如麻黄杏仁甘草石膏汤。

3. 风水浮肿　本品入肺与膀胱，开腠发汗，外散肌肤之水湿，并能宣肺通调水道，下输膀胱，而有消肿利水之效。常用于浮肿、小便不利兼有表证之风水水肿，如甘草麻黄汤。

此外，取麻黄散寒通滞之功，亦可用治风寒痹证、阴疽、痰核。

【用法用量】煎服，2～10g。发汗解表宜生用，止咳平喘多炙用。

【使用注意】表虚自汗、阴虚盗汗及肺肾虚喘者慎用。麻黄碱有兴奋中枢作用，故高血压、心脏病、失眠者慎用，运动员禁用。

【药理研究】本品有发汗、解热、镇痛、平喘、镇咳、利尿、抗炎、抗病原微生物、兴奋中枢、升压、加快心率等作用。

桂枝　Guizhi

《名医别录》

【采制】为樟科植物肉桂 *Cinnamomum cassia* Presl 的干燥嫩枝。春夏两季采收，切片晒干。生用。

【药性】辛、甘，温。归心、肺、膀胱经。

【功效】发汗解肌，温通经脉，助阳化气，平冲降逆。

【临床应用】

1. 风寒表证　本品辛甘温助，开腠发汗力较麻黄温和，而善通阳扶卫，助卫实表，发汗解肌。外感风寒，不论表实无汗、表虚有汗及阳虚受寒者，均可选用。治外感风寒表实证，常与麻黄配伍，如麻黄汤；治外感风寒表虚证，症见恶风发热，汗出头痛，脉浮缓等，每与白芍等配伍，如桂枝汤。

2. 寒凝诸痛证　本品辛散温通，能通经脉之寒滞而止痛，适用于寒邪凝滞经脉所致诸痛。治胸阳不振，心脉瘀阻，胸痹心痛，常与枳实、薤白同用，如枳实薤白桂枝汤；中焦虚寒，腹中拘急疼痛，常与白芍、饴糖等配伍，如小建中汤；治妇女寒凝血滞，月经不调，小腹冷痛，经闭痛经，常与吴茱萸、当归、川芎等同用，如温经汤；治风寒湿痹，肩臂疼痛，常与附子等同用，如桂枝附子汤。

3. 痰饮，水肿　本品甘温，可温助脾肾之阳，逐寒邪，以化气行水，为治痰饮病、水肿的常用药。治脾阳不运，水湿内停所致的痰饮病眩晕、心悸、咳嗽者，常与茯苓、白术等配伍，如苓桂术甘汤；治膀胱气化不利之小便不利，水肿，常与茯苓、泽泻、白术等配伍，如五苓散。

4. 心悸，奔豚　本品辛甘温入心经，能助心阳，通血脉，止悸动。治心阳不振，脉结代，心动悸，常与生地黄、炙甘草、人参等配伍，如炙甘草汤；治心阳虚弱，寒水凌心之奔豚，常重用本品，如桂枝加桂汤。

【用法用量】煎服，3～10g。

【使用注意】温热病、阴虚火旺及血热妄行等证均忌用。孕妇、月经过多者慎用。

【药理研究】本品有解热、降温、镇痛、镇静、利尿、健胃、增加冠脉血流量、强心、抗惊厥等作用。

荆芥　Jingjie
《神农本草经》

【采制】为唇形科植物荆芥 *Schizonepeta tenuifolia* Briq. 的干燥地上部分。夏、秋二季花开到顶、穗绿时采割，晒干，切段。生用或炒炭。

【药性】辛，微温。归肺、肝经。

【功效】解表散风，透疹，消疮。

【临床应用】

1. 外感表证　本品辛散气香，长于祛风邪，且微温不燥，药性和缓，为发散风寒药中药性最为平和之品。凡外感表证，无论风寒、风热或寒热不明显者，均可应用。治风寒表证，恶寒发热，头痛无汗者，常与防风、柴胡等同用，如感冒清热颗粒；治风热表证，发热微恶寒，咽痛口渴者，常与金银花、连翘、薄荷等同用，如银翘散。

2. 风疹瘙痒，麻疹不透　本品芳香质轻透散，有疏风散邪止痒，宣散疹毒之功。治风疹瘙痒，常与防风、蝉蜕、当归等同用，如消风散；治麻疹初起，疹出不畅者，常与薄荷、牛蒡子、紫草等同用。

3. 疮疡初起　本品能祛风解表，宣通壅结而消疮，可用于疮疡初起而有表证者，配伍防风、羌活、川芎等同用，如荆防败毒散。

4. 出血　本品炒炭有收敛止血之效，配伍其他止血药，可用于吐血、衄血、便血、崩漏等多种出血。

【用法用量】煎服，5～10g，不宜久煎。

【药理研究】本品有解热、镇痛、抑菌、抗炎、抑制平滑肌收缩等作用。荆芥炭能缩短凝血时间。

防风　Fangfeng
《神农本草经》

【采制】为伞形科植物防风 *Saposhnikovia divaricata*（Turcz.）Schischk. 的

干燥根。春、秋二季采挖未抽花茎植株的根，晒干，切厚片。生用。

【药性】辛、甘，微温。归膀胱、肝、脾经。

【功效】祛风解表，胜湿止痛，止痉。

【临床应用】

1. 外感表证　本品味辛发散，以祛风见长，微温不燥，甘缓不峻，素有"风药中之润剂"之称，且能胜湿、止痛。故凡外感表证，风寒、风湿、风热皆宜。治风寒表证，常与荆芥、羌活等同用；治外感风寒湿，头痛如裹，肢体酸痛者，每与羌活、苍术、川芎等同用，如九味羌活汤；治风热壅盛，表里俱实，发热恶寒，二便不通者，与荆芥、连翘、大黄等同用，如防风通圣散；治卫气不足，肌表不固，感受风邪者，常配伍黄芪、白术扶正祛邪，如玉屏风散。

2. 风湿痹痛　本品能祛风散寒，胜湿止痛，为祛风湿止痛常用药。治风寒湿痹，肢节疼痛，筋脉挛急者，常与羌活、独活、姜黄等同用，如蠲痹汤；治风湿上犯的偏正头痛，常与川芎、白芷等祛风止痛药配伍；治风湿热痹，关节红肿疼痛，可与地龙、秦艽、薏苡仁等配伍。

3. 风疹瘙痒　本品能发散风邪止痒，尤多用于风邪所致之瘾疹瘙痒。药性平和，风寒、风热均可选用。治偏风寒者，常与荆芥、苍术、当归等同用，如消风散；治偏风热者，配伍蝉蜕、僵蚕等同用；治偏湿热者，多配伍白鲜皮、土茯苓等同用；治血虚风燥者，多配伍当归、熟地黄等同用。

4. 破伤风　本品既能辛散外风，又能息内风以止痉，可用治破伤风，症见牙关紧闭，身体强直，角弓反张等，常与天麻、天南星、白附子等同用，如玉真散。

此外，以其升清胜湿之性，亦用于脾虚湿盛，清阳不升的泄泻，可与人参、黄芪等同用，如升阳益胃汤；治脾虚肝旺之腹痛泄泻，常与白术、白芍、陈皮同用，如痛泻要方。

【用法用量】煎服，5～10g。

【使用注意】阴血亏虚慎用，热盛动风者忌用。

【药理研究】本品有解热、镇痛、抗过敏、抗惊厥、镇静、抗炎、抗溃疡、抑制血栓形成等作用。

细辛 Xixin

《神农本草经》

【采制】为马兜铃科植物北细辛 *Asarum heterotropoides* Fr.Schmidt var. *mandshuricum*(Maxim.）Kitag.、汉城细辛 *Asarum sieboldii* Miq.var.*seoulense* Nakai 或华细辛 *Asarum sieboldii* Miq. 的干燥根及根茎。夏季果熟期或初秋采挖，阴干，切段。生用。

【药性】辛，温。归心、肺、肾经。

【功效】解表散寒，祛风止痛，通窍，温肺化饮。

【临床应用】

1.风寒表证 本品辛温发散，芳香透达，长于祛风散寒解表，止痛，通鼻窍，宜于外感风寒，头痛身痛鼻塞较甚者，常与羌活、防风、白芷等同用，如九味羌活汤；本品既入肺散表寒，又入肾除里寒，能达表入里，若素体阳虚外感风寒，症见发热，恶寒甚剧，神疲欲寐，脉沉微，常与麻黄、附子同用，如麻黄附子细辛汤。

2.头痛牙痛，风湿痹痛 本品芳香气浓，性善走窜，通利九窍，上达巅顶，尤善止痛，善治头痛、牙痛、痹痛等寒痛证。治外感风邪之偏正头痛，常与川芎、白芷、羌活等同用，如川芎茶调散；治少阴头痛，足寒气逆，脉沉细者，多与独活、川芎等同用，如独活细辛汤；治风冷牙痛，可单用或与白芷等煎汤含漱；治风寒湿痹，腰膝冷痛，常与独活、桑寄生、防风等同用，如独活寄生汤。

3.鼻鼽，鼻渊 本品辛散香窜，散风邪，通鼻窍，为治鼻渊、鼻鼽之良药。常与白芷、苍耳子、辛夷等配伍同用。

4.痰饮喘咳 本品辛散温通入肺，既能发散风寒，又能温肺化饮。治外感风寒、水饮内停之恶寒发热，无汗，喘咳，痰多清稀者，常与麻黄、干姜等同用，如小青龙汤；治寒饮内停，咳痰量多，清稀色白者，常与干姜、茯苓等同用，如苓甘五味姜辛汤。

此外，本品芳香气浓，吹鼻取嚏，有通关开窍之功，用治中恶所致猝然昏厥之闭证，与皂荚同用，如通关散。

【用法用量】煎服，1～3g；散剂每次服0.5～1g。

【使用注意】阴虚阳亢头痛，肺燥伤阴干咳者忌用。不宜与藜芦同用。

【药理研究】本品有解热、镇痛、局麻、抗炎、强心、扩张血管、松弛平滑肌等作用。

附　其他发散风寒药

发散风寒药除了麻黄、桂枝、荆芥、防风、细辛外，还有以下药物，见表1-1。

表1-1　发散风寒药参考药

药名	药性	功效	主治	用法用量	使用注意
紫苏叶	辛，温。归肺、脾经	解表散寒，行气和胃	风寒感冒；脾胃气滞证	煎服。5～10g	不宜久煎
生姜	辛，微温。归肺、脾、胃经	解表散寒，温中止呕，化痰止咳，解鱼蟹毒	风寒感冒；脾胃寒证，多种呕吐；肺寒咳嗽；鱼蟹中毒	煎服。3～10g	
香薷	辛，微温。归肺、脾、胃经	发汗解表，化湿和中，利水消肿	暑湿感冒；水肿，小便不利	煎服。3～10g	表虚有汗及暑热证忌用
羌活	辛苦，温。归膀胱、肾经	解表散寒，祛风除湿，止痛	风寒感冒，头痛项痛；风湿痹痛	煎服。3～10g	阴血亏虚者慎用；脾胃虚弱者不宜
白芷	辛，温。归肺、胃、大肠经	解表散寒，祛风止痛，宣通鼻窍，燥湿止带，消肿排脓	风寒感冒，眉棱骨痛；鼻塞流涕，鼻渊鼻衄，牙痛；带下；疮痈肿痛	煎服。3～10g	阴虚血热者忌服
藁本	辛，温。归膀胱经	祛风散寒，除湿止痛	风寒感冒，颠顶疼痛；风湿痹痛	煎服。3～10g	血虚头痛忌用
苍耳子	辛，苦，温；有毒。归肺经	散风寒，通鼻窍，祛风湿	风寒感冒，头痛鼻塞；鼻塞流涕，鼻渊鼻衄；风疹瘙痒；湿痹拘挛	煎服。3～10g	血虚头痛不宜；过量易中毒
辛夷	辛，温。归肺、胃经	散风寒，通鼻窍	风寒感冒，头痛鼻塞；鼻渊鼻衄	煎服。3～10g；包煎	阴虚火旺者忌用
西河柳	甘、辛，平。归肺、胃、心经	发表透疹，祛风除湿	麻疹不透，风疹瘙痒；风湿痹痛	煎服。3～6g	用量过大易致心烦、呕吐

薄荷　Bohe

《新修本草》

【采制】为唇形科植物薄荷 *Mentha haplocalyx* Briq. 的地上部分。夏、秋二季茎叶茂盛时采收，晒干，切段。生用。

【药性】辛，凉。归肺、肝经。

【功效】疏散风热，清利头目，利咽，透疹，疏肝行气。

【临床应用】

1. 风热表证，温病初起　本品辛凉轻扬，辛散之力较强，且有一定发汗作用，为发散风热药中最能宣散表邪之品，风热表证、温病初起之要药。常与金银花、连翘、牛蒡子等同用，如银翘散；治风温初起，表热轻证，咳嗽，也可与桑叶、菊花等同用，如桑菊饮。

2. 头痛，目赤，咽喉肿痛　本品辛香通窍，轻扬升浮，善疏散上焦风热，清头目、利咽喉。治风热上攻之头晕头痛，可与川芎、荆芥等同用，如清眩丸；风热上攻之目赤多泪，常与菊花、木贼等同用；治风热壅盛，咽喉肿痛，常与桔梗、僵蚕等同用，如六味汤。

3. 麻疹不透，风疹瘙痒　本品辛凉，质轻宣散，有疏散风热，透疹止痒之功，常用于风热束表之麻疹、风疹。治麻疹初起，疹出不畅者，常与西河柳、蝉蜕、牛蒡子等同用，如竹叶柳蒡汤；治风疹瘙痒，常与荆芥、防风、僵蚕等同用。

4. 肝郁气滞证　本品辛香性凉入肝，能条达肝气，疏散郁遏，透达郁热，常用于肝气郁滞，胸胁胀痛，月经不调，多与柴胡、白芍、当归等同用，如逍遥散。

此外，本品芳香辟秽，还可配藿香、连翘等同用，治夏令感受暑湿秽浊引起的腹胀吐泻。

【用法用量】煎服，3～6g；宜后下。薄荷叶长于发汗解表；薄荷茎偏于行气。

【使用注意】体虚多汗、阴虚血燥者慎用。

【药理研究】本品有发汗、解热、镇痛、镇咳、祛痰、利胆、消炎、抑菌等作用。

蝉蜕　Chantui

《名医别录》

【采制】为蝉科昆虫黑蚱 *Cryptotympana pustulata* Fabricius 若虫羽化时脱落的皮壳。夏、秋二季采集。晒干。生用。

【药性】甘，寒。归肺、肝经。

【功效】疏散风热，利咽开音，透疹，明目退翳，息风止痉。

【临床应用】

1. 风热表证，温病初起，咽痛音哑　本品轻清上浮入肺，长于疏散肺经风热以宣肺利咽、开音疗哑，尤宜于风热感冒，温病初起，咽喉肿痛或声音嘶哑者。治外感风热，咽喉痒痛音哑，常与薄荷、牛蒡子、胖大海等同用；治风热火毒上攻，咽喉红肿疼痛，常与牛蒡子、金银花等同用。

2. 麻疹不透，风疹瘙痒　本品轻宣透发，有疏风散邪，透疹止痒之功。治风热外束，麻疹初起透发不畅，常与薄荷、紫草等同用，如透疹汤；治风疹瘙痒，常与荆芥、防风、苦参等同用，如消风散。

3. 目赤翳障　本品性寒质轻入肝，善散肝经风热而明目退翳，适用于肝经风热或肝火上炎之目赤肿痛，翳膜遮睛，常与菊花、决明子等同用，如蝉花散。

4. 惊风抽搐，破伤风　本品既疏散外风，又能息风止痉，可用于惊风抽搐，破伤风证。治小儿外感夹惊，惊痫夜啼，可单用，薄荷、钩藤煎汤送服，如止啼散；治小儿急惊风，可与天竺黄、僵蚕等同用，如天竺黄散；治破伤风，多与全蝎、天麻、僵蚕等同用。

【用法用量】煎服，3～6g。

【使用注意】孕妇慎用。

【药理研究】本品有解热、抗惊厥、镇静、抗过敏、抗炎等作用。

桑叶　Sangye

《神农本草经》

【采制】为桑科植物 *Morus alba* L. 的干燥叶。初霜后采收。晒干。生用或蜜炙用。

【药性】甘、苦，寒。归肺、肝经。

【功效】疏散风热，清肺润燥，平抑肝阳，清肝明目。

【临床应用】

1. 风热表证，温病初起　本品甘寒质轻入肺，轻清疏散上焦风热，清宣肺热止咳，尤宜于风热表证及温病初起，温热犯肺，发热微恶风，咳嗽者，常与菊花、苦杏仁、桔梗等同用，如桑菊饮。

2. 肺热咳嗽，燥热咳嗽　本品苦寒清泄肺热，甘寒凉润肺燥，可用于肺热或燥热伤肺，咳嗽痰黄质稠或干咳少痰咽痒等症。治肺热咳嗽，可与黄芩、枇杷叶等同用；咽干鼻燥，干咳少痰，轻者可配苦杏仁、川贝母等同用，如桑杏汤；重者可配生石膏、麦冬等同用，如清燥救肺汤。

3. 肝阳上亢，头痛眩晕　本品苦寒入肝，有平抑肝阳之功，可用于肝阳上亢，头痛眩晕，烦躁易怒，常与菊花、石决明等同用。

4. 目赤肿痛，目暗昏花　本品既能疏散风热，又清泄肝热，且甘润益阴以明目，可用于多种目疾。风热上攻或肝火上炎所致的目赤肿痛，羞明多泪，常与菊花、决明子、夏枯草等同用；治肝肾精血不足，眼目昏花，视物模糊等，每与黑芝麻同用，如桑麻丸。

此外，本品略有凉血止血作用，可用于咯血、衄血等血热出血证。

【用法用量】煎服，5～10g。肺燥咳嗽多用蜜炙桑叶。

【药理研究】本品有抑菌、降血糖、降血脂、降压、抗炎等作用。

菊花　Jǖhua

《神农本草经》

【采制】为菊科植物菊 *Chrysanthemum morifolium* Ramat. 的干燥头状花序。

9～11月花盛开时分批采收，阴干。生用。

【药性】甘、苦，微寒。归肺、肝经。

【功效】疏散风热，平抑肝阳，清肝明目，清热解毒。

【临床应用】

1. 风热表证，温病初起 本品轻清宣散，清利头目，有疏散肺经风热之效，功用与桑叶相似，但发散表邪力稍逊，常相须为用于风热表证或温病初起，如桑菊饮。

2. 肝阳上亢，头痛眩晕 本品苦寒入肝，能清肝热，平肝阳，常用治肝阳上亢所致的头痛眩晕、耳鸣膝软，常与石决明、珍珠母、白芍等同用。

3. 目赤肿痛，眼目昏花 本品苦寒入肝，既能疏散肝经风热，又能清泄肝热以明目，功似桑叶而清肝明目力胜，常用于风热上攻或肝火上炎所致的目赤肿痛，可与蒺藜、蝉蜕等同用，如明目上清片；治肝肾精血不足，眼目昏花，视物不清，常与枸杞子、熟地黄等同用，如杞菊地黄丸。

4. 疮痈肿毒 本品苦寒有清热解毒之功，治疗热毒疮疡，内服与外敷均可，可配金银花、生甘草同用，如甘菊汤。

【用法用量】煎服，5～10g。黄菊花偏于疏散风热，白菊花偏于平肝、清肝明目。

【药理研究】本品有抗菌、解热、降压、抗炎、镇静、降血脂、扩张冠状动脉、抗氧化等作用。

柴胡 Chaihu
《神农本草经》

【采制】为伞形科植物柴胡 *Bupleurum chinense* DC. 或狭叶柴胡 *Bupleurum scorzonerifolium* Willd. 的干燥根。春、秋二季采挖，切段。生用或醋炙用。

【药性】辛、苦，微寒。归肝、胆、肺经。

【功效】疏散退热，疏肝解郁，升举阳气。

【临床应用】

1. 外感发热，寒热往来 本品味辛升散，功善解表退热，对外感发热，无论风热、风寒皆宜，可单用，如柴胡口服液。治外感风寒轻证，微恶风寒，发

热，头身疼痛，常与防风、生姜等同用，如正柴胡饮；治外感风寒郁而化热，恶寒渐轻，身热增盛者，多与葛根、黄芩、石膏等同用，如柴葛解肌汤；治外感风热，发热头痛咽痛，可与薄荷、升麻、菊花等同用；本品还善疏散少阳半表半里之邪而退热，为治少阳证之要药，治伤寒邪在少阳，寒热往来，胸胁苦满，口苦咽干，每与黄芩等同用，如小柴胡汤。

2.肝郁气滞证　本品味辛能行，善条达肝气，疏肝解郁，为治肝郁气滞证主药。治肝气郁滞所致胸胁或少腹胀痛，月经不调等，常与香附、川芎、白芍等同用，如柴胡疏肝散；治肝郁血虚脾弱，两胁疼痛，神疲食少，常与当归、白芍、白术等同用，如逍遥散。

3.脾虚气陷证　本品质轻主升，有升举阳气之功，用于中气不足，气虚下陷所致的久泻脱肛，子宫下垂等脏器脱垂，多与人参、黄芪、升麻等同用，如补中益气汤。

【用法用量】煎服，3～10g。疏散退热宜生用，疏肝解郁宜醋炙。

【使用注意】本品其性升散，故阴虚阳亢，肝风内动，阴虚火旺及气机上逆之证忌用。

【药理研究】本品有解热、镇痛、抗炎、镇静、镇咳、保肝、利胆、抑制胃酸分泌、兴奋肠平滑肌等作用。

葛根　Gegen
《神农本草经》

【采制】为豆科植物野葛 *Pueraria lobata*(Willd.）Ohwi 或甘葛藤 *Pueraria thomsonii Benth.* 的干燥根。秋冬两季采挖，切片，干燥。生用或煨用。

【药性】甘、辛，凉。归脾、胃、肺经。

【功效】解肌退热，生津止渴，透疹，升阳止泻，通经活络，解酒毒。

【临床应用】

1.外感发热，项背强痛　本品辛散透表，有发汗解表，解肌退热之功。对外感发热，无论风寒、风热均可。入脾胃阳明，尤善解经气之壅遏，缓颈背之强痛。治外感风寒，表实无汗，项背强痛，常与麻黄、桂枝等同用，如葛根汤；治表虚汗出，恶风，项背强痛，常与桂枝、白芍等同用，如桂枝加葛根汤。治外感风寒，邪郁化热，发热头痛，鼻干目疼，常与柴胡、黄芩等同用，如柴葛解肌汤；治外感风热，多与薄荷、蔓荆子等同用。

2. **热病口渴，消渴** 本品甘凉清热主升，能鼓舞脾胃清阳上升，而有良好的生津止渴之功。治热病津伤口渴，常与芦根、知母等同用；治内热消渴，口渴多饮，气阴不足者，常与麦冬、天花粉等同用，如玉泉丸。

3. **麻疹不透** 本品辛凉透邪，能解肌退热，助疹透发，可用于麻疹初起，表邪外束，疹发不出，身热头痛，常与升麻、赤芍等同用，如升麻葛根汤。

4. **脾虚泄泻，热泻热痢** 本品味辛升发，有升阳而止泻痢之功。治脾虚泄泻，常与白术、人参、木香等同用，如七味白术散；治表证未解，邪热入里，身热，下利臭秽，葛根既能解表退热，又能升发脾胃清阳之气而治下利，如葛根黄芩黄连汤。

5. **眩晕头痛，中风偏瘫** 本品有通经活络，解痉止痛之效，近代用治高血压头痛头晕，颈项疼痛，中风偏瘫，如愈风宁心片，通脉冲剂等。

6. **酒毒伤中** 本品有解酒毒之功，可用治饮酒过度，头痛，呕吐，以葛粉末与葛花、砂仁等同用，如葛花丸。

【**用法用量**】煎服，10～15g。退热、透疹、生津宜生用，升阳止泻宜煨用。

【**药理研究**】本品有解热、扩张血管、降压、增加冠脉血流量、抑制血小板凝集、降血糖、降血脂、抗氧化、解痉等作用。

附　其他发散风热药

发散风热药除了薄荷、蝉蜕、桑叶、菊花、柴胡、葛根外，还有以下药物，见表1-2。

表1-2　发散风热药参考药

药名	药性	功效	主治	用法用量	使用注意
牛蒡子	辛、苦，寒。归肺、胃经	疏散风热，宣肺祛痰，利咽透疹，解毒消肿	风热感冒，温病初起，咳嗽痰多；麻疹不透，风疹瘙痒；咽喉肿痛，痄腮丹毒，痈肿疮毒	煎服。6～12g	气虚便溏者慎用

药名	药性	功效	主治	用法用量	使用注意
蔓荆子	辛苦，微寒。归膀胱、肝、胃经	疏散风热，清利头目	风热感冒，头昏头痛；目赤多泪，目暗不明，齿龈肿痛	煎服。5～10g	
升麻	辛、微甘，微寒。归肺、脾、胃、大肠经	发表透疹，清热解毒，升举阳气	风热头痛；麻疹不透；齿痛口疮，咽喉肿痛，阳毒发斑；脾虚气陷证	煎服。3～10g	升举阳气宜炙用。麻疹已透、阴虚阳亢者忌用
淡豆豉	苦、辛，凉。归肺、胃经	解表，除烦，宣发郁热	感冒，寒热头痛；烦躁胸闷，虚烦不眠	煎服。6～12g	
浮萍	辛，寒。归肺、膀胱经	宣散风热，透疹，利尿	风热感冒；麻疹不透风疹瘙痒；水肿尿少	煎服。3～9g	表虚自汗者不宜
木贼	甘、苦，平。归肺、肝经	疏散风热，明目退翳	风热目赤，迎风流泪，目生云翳	煎服。3～9g	

第二章　清热药

凡以清解里热为主要功效，常用于治疗里热证的药物，称为清热药。

清热药药性寒凉，沉降入里，具有清热泻火、清热燥湿、清热解毒、清热凉血及清虚热作用，主治温热病高热烦渴、湿热泻痢、痈肿疮毒、温毒发斑及阴虚发热等里热证。

根据清热药的功效及其主治证的差异，可将其分为五类：

1.清热泻火药　清气分热，主治气分实热证。如石膏、知母、栀子、夏枯草。

2.清热燥湿药　清热燥湿，主治湿热泻痢、黄疸等证。如黄芩、黄柏、黄连、龙胆。

3.清热解毒药　清热解毒，主治热毒炽盛之痈肿疮疡等证。如金银花、连翘、穿心连、板蓝根、鱼腥草。

4.清热凉血药　清血分热，主治血分实热证。如生地黄、玄参、牡丹皮。

5.清虚热药　清虚热、退骨蒸，主治热邪伤阴、阴虚发热。如青蒿、地骨皮。

使用清热药时，应辨别里热证的虚实。实热证有气分热、营血分热及气血两燔之别，应分别予以清热泻火、清营凉血、气血两清；虚热证又有邪热伤阴、阴虚发热及肝肾阴虚、阴虚内热之异，则须清热养阴透热或滋阴凉血除蒸。若里热兼有表证，治宜先解表后清里，或配解表药用，以达到表里双解；若里热兼积滞，宜配泻下药用。

清热药药性多寒凉，易伤脾胃，故脾胃气虚，食少便溏者慎用；苦寒药物易化燥伤阴，热证伤阴或阴虚患者慎用；禁用于阴盛格阳或真寒假热之证。

石膏 Shigao
《神农本草经》

【采制】为硫酸盐类矿物硬石膏族石膏，主含含水硫酸钙（$CaSO_4 \cdot 2H_2O$）。全年可采。打碎生用或煅用。

【药性】甘、辛，大寒。归肺、胃经。

【功效】生用：清热泻火，除烦止渴；煅用：收湿，敛疮，生肌，止血。

【临床应用】

1. 温热病气分实热证　本品性寒清热泻火，辛寒解肌透热，甘寒清胃热、除烦渴，为清泄肺胃气分实热之要药。治温热病气分实热，症见壮热、烦渴、汗出、脉洪大者，常与知母相须为用，如白虎汤。治温病气血两燔之神昏谵语、发斑者，配清热凉血之玄参等，如化斑汤。用治暑热初起或热病后期之身热、心烦、口渴者，配益气养阴之人参、麦冬等如竹叶石膏汤。

2. 肺热喘咳证　本品辛寒入肺经，善清肺经实热，配止咳平喘之麻黄、杏仁等，可治肺热喘咳、发热口渴者，如麻杏石甘汤。

3. 胃火牙痛，头痛，消渴证　本品功能清泻胃火，可用治胃火上攻之牙龈肿痛，常配黄连、升麻等药用，如清胃散；若治胃火头痛，可配川芎用，如石膏川芎汤。用治胃热上蒸、耗伤津液之消渴证，配知母、生地黄、麦冬等，如玉女煎。

4. 溃疡不敛，湿疹瘙痒，水火烫伤、外伤出血　本品火煅外用，有敛疮生肌、收湿、止血等作用。用治溃疡不敛，可配红粉研末置患处，如九一散；用治湿疹瘙痒，可配枯矾用，如二味隔纸膏；用治湿疮肿痒，可配黄柏研末外掺，如石黄散；若治水火烫伤，可配青黛用，如牡蛎散。

【用法用量】生石膏煎服，15～60g，宜先煎。煅石膏适量外用，研末撒敷患处。

【使用注意】脾胃虚寒及阴虚内热者忌用。

【药理研究】本品有解热、抗病毒、抗炎、利尿、免疫促进、降血糖、促进胆汁排泄、降低毛细血管通透性等作用。

知母　Zhimu

《神农本草经》

【采制】为百合科植物知母 *Anemarrhena asphodeloides* Bge. 的干燥根茎。春、秋二季采挖，晒干。切片。生用或盐水炙用。

【药性】苦、甘，寒。归肺、胃、肾经。

【功效】清热泻火，生津润燥。

【临床应用】

1. 热病烦渴　本品味苦甘而性寒质润，苦寒能清热泻火除烦，甘寒质润能生津润燥止渴，善治外感热病，高热烦渴者，常与石膏相须为用，如白虎汤。

2. 肺热燥咳　本品主入肺经而长于泻肺热、润肺燥，用治肺热燥咳，常配贝母用，如二母散；若配杏仁、莱菔子，可治肺燥久嗽气急，如宁嗽煎。

3. 骨蒸潮热　本品兼入肾经而能滋肾阴、泻肾火、退骨蒸，用治阴虚火旺所致骨蒸潮热、盗汗、心烦者，常配黄柏、生地黄等药用，如知柏地黄丸。

4. 内热消渴　本品性甘寒质润，能泻肺火、滋肺阴，泻胃火、滋胃阴，泻肾火、滋肾阴，可用治阴虚内热之消渴证，常配天花粉、葛根等药用，如玉液汤。

5. 肠燥便秘　本品功能滋阴润燥，可用治阴虚肠燥便秘证，常配生地黄、玄参、麦冬等药用。

【用法用量】煎服，6～12g。

【使用注意】本品性寒质润，有滑肠作用，故脾虚便溏者不宜用。

【药理研究】本品有解热、抑制血小板聚集、降血糖、抗炎、利尿、祛痰、抗菌、抗癌、抗溃疡、改善学习记忆能力、保护脑缺血性损伤等作用。

栀子　Zhizi

《神农本草经》

【采制】为茜草科植物栀子 *Gardenia jasminoides* Ellis 的干燥成熟果实。9～11月果实成熟呈红黄色时采收，处理后干燥。生用、炒焦或炒炭用。

【药性】苦，寒。归心、肺、三焦经。

【功效】泻火除烦，清热利湿，凉血解毒。焦栀子：凉血止血。

【临床应用】

1. 热病心烦　本品苦寒清降，能清泻三焦火邪、泻心火而除烦，为治热病心烦、躁扰不宁之要药，可与淡豆豉同用，如栀子豉汤；用治热病火毒炽盛，三焦俱热而见高热烦躁、神昏谵语者，配黄芩、黄连等，如黄连解毒汤。

2. 湿热黄疸　本品清利下焦肝胆湿热可用治肝胆湿热郁蒸之黄疸、小便短赤者，常配茵陈、大黄等药用，如茵陈蒿汤。

3. 血淋涩痛　本品善清利下焦湿热而通淋，清热凉血以止血，故可治血淋涩痛或热淋证，常配木通、车前子、滑石等药用，如八正散。

4. 血热吐衄　本品可用治血热妄行之吐血、衄血等证，常配白茅根、大黄、侧柏叶等药用，如十灰散；治三焦火盛迫血妄行之吐血、衄血，配黄芩、黄连、黄柏，如黄连解毒汤。

5. 目赤肿痛　本品清泄三焦热邪，可治肝胆火热上攻之目赤肿痛，常配大黄用，如栀子汤。

6. 火毒疮疡　本品清热泻火、凉血解毒，可用治火毒疮疡、红肿热痛者，常配金银花、连翘、蒲公英用；或配白芷以助消肿，如缩毒散。

焦栀子功专凉血止血，用于血热吐血、衄血、尿血、崩漏。

【用法用量】煎服，5～10g。外用生品适量，研末调敷。

【使用注意】本品苦寒伤胃，脾虚便溏者不宜用。

【药理研究】本品有解热、镇痛、抗菌、抗炎、镇静催眠、降压、保肝利胆、促进胰腺分泌、增加胃黏膜血流量等作用。

夏枯草　Xiakucao
《神农本草经》

【采制】为唇形科植物夏枯草 *Prunella vulgaris* L. 的干燥果穗。夏季果穗呈棕红色时采收，晒干。生用。

【药性】辛、苦，寒。归肝、胆经。

【功效】清热泻火，明目，散结消肿。

【临床应用】

1. 目赤肿痛，头痛眩晕，目珠夜痛 本品苦寒主入肝经，善泻肝火以明目。用治肝火上炎，目赤肿痛，可配桑叶、菊花、决明子等药用。本品清肝明目之中，略兼养肝，配当归、枸杞子，可用于肝阴不足，目珠疼痛，至夜尤甚者；亦可配香附、甘草用，如夏枯草散。

2. 瘰疬，瘿瘤 本品味辛能散结，苦寒能泄热，治疗肝郁化火，痰火凝聚之瘰疬，配贝母、香附等药，如夏枯草汤；用治瘿瘤，则常配昆布、玄参等用，如夏枯草膏。

3. 乳痈肿痛 本品既能清热去肝火，又能散结消肿，可治乳痈肿痛，可配蒲公英。治热毒疮疡，配金银花，如化毒丹。

【用法用量】 煎服，9～15g。或熬膏服。

【使用注意】 脾胃寒弱者慎用。

【药理研究】 本品有降压、降血糖、抗炎、免疫抑制、抑制结石形成等作用。

附 其他清热泻火药

清热泻火药除了石膏、知母、栀子、夏枯草外，还有以下药物，见表2-1。

表2-1 清热泻火药参考药

药名	药性	功效	主治	用法用量	使用注意
芦根	甘，寒。归肺、胃经	清热泻火，生津止渴，除烦，止呕，利尿。	热病烦渴，胃热呕吐，热淋涩通等	水煎服。15～30g；鲜品加倍，或捣汁用	脾胃虚寒者忌服
天花粉	甘、微苦、微寒。归肺、胃经	清热泻火，生津止渴，消肿排脓。	热病烦渴，肺热燥咳，内热消渴，疮疡肿毒	煎服。10～15g	不宜于乌头类药材同用
淡竹叶	甘淡，寒。归心、胃、小肠经	清热泻火，除烦，利尿。	清热泻火，除烦，利尿热病烦渴，口疮尿赤、热淋涩痛	煎服。6～10g	
决明子	甘苦、咸，微寒。归肝、大肠经	清热明目，润肠通便。	目赤肿痛、羞明多泪，目暗不明，头痛、眩晕，肠燥便秘	煎服。9～15g	气虚便溏者不宜用。用于润肠通便，不宜久煎

药名	药性	功效	主治	用法用量	使用注意
密蒙花	甘，微寒。归肝、胆经	清热泻火，养肝明目，退翳。	目赤肿痛，羞明多泪、眼生翳膜、肝虚目暗、视物昏花	煎服。3～9g	
谷精草	辛甘，平。归肝、肺经	疏散风热，明目，退翳。	风热目赤肿痛、羞明，眼生翳膜，风热头痛	煎服。5～10g	阴虚血亏之眼疾者不宜用
青葙子	苦，微寒。归肝、脾经	清热泻火，明目退翳。	肝热目赤、眼生翳膜，视物昏花，肝火眩晕	煎服。9～15g	本品有扩散瞳孔作用，青光眼患者禁用

黄芩　Huangqin

《神农本草经》

【采制】为唇形科植物黄芩 *Scutellaria baicalensis* Georgi 的干燥根。春、秋二季采挖，切片，晒干。生用、酒炙或炒炭用。

【药性】苦，寒。归肺、胆、脾、胃、大肠、小肠经。

【功效】清热燥湿，泻火解毒，止血，安胎。

【临床应用】

1.湿温，暑湿，湿热痞满、黄疸泻痢　本品性味苦寒，功能清热燥湿，善清肺胃胆及大肠之湿热，尤长于清中上焦湿热。治湿温、暑湿证，湿热阻遏气机而致胸闷恶心呕吐、身热不扬、舌苔黄腻者，常配滑石、白豆蔻、通草等药，如黄芩滑石汤；若湿热中阻，痞满呕吐，配黄连、干姜、半夏等，如半夏泻心汤；用治大肠湿热之泄泻、痢疾，配黄连、葛根等药，如葛根黄芩黄连汤；治湿热黄疸，配茵陈、栀子。

2.肺热咳嗽，高热烦渴　本品善清泻肺火及上焦实热，用治肺热壅遏所致咳嗽痰稠，可单用，如清金丸；配苦杏仁、桑白皮、苏子治肺热咳嗽气喘，如清肺汤；配法半夏可治肺热咳嗽痰多，如黄芩半夏丸。

3.血热吐衄　本品能清热泻火以凉血止血，可用治火毒炽盛迫血妄行之吐血、衄血等证，常配大黄用，如大黄汤。治血热便血，配地榆、槐花；治崩漏，配当归，如子芩丸。

4.痈肿疮毒　本品有清热泻火，清解热毒的作用，可用治火毒炽盛之痈肿疮毒，常与黄连、黄柏、栀子配伍，如黄连解毒汤；治热毒壅滞痔疮热痛，配黄连、大黄、槐花等药。

5.胎动不安　本品可用治血热胎动不安，可配生地黄、黄柏等药用，如保阴煎；治气虚血热胎动不安，配白术，如芩术汤；治肾虚有热胎动不安，配熟地黄、续断、人参等药，如泰山磐石散。

【用法用量】煎服，3～10g。清热多生用，安胎多炒用，清上焦热可酒炙用，止血可炒炭用。

【使用注意】本品苦寒伤胃，脾胃虚寒者不宜使用。

【药理研究】本品有抑菌、解热、降压、镇静、保肝、利胆、抑制肠管蠕动、降血脂、抗氧化、调节 cAMP 水平、抗肿瘤、抑制前列腺素生物合成等作用。

黄连　Huanglian
《神农本草经》

【采制】为毛茛科植物黄连 *Coptis chinensis* Franch.、三角叶黄连 *Coptis. deltoidea C.Y.* Cheng et Hsiao 或云连 *Coptis. teeta* Wall. 的干燥根茎。秋季采挖，干燥。生用或清炒、姜汁炙、酒炙、吴茱萸水炙用。

【药性】苦，寒。归心、脾、胃、胆、大肠经。

【功效】清热燥湿，泻火解毒。

【临床应用】

1.湿热痞满、呕吐吞酸　本品大苦大寒，清热燥湿力大于黄芩，尤长于清中焦湿热。治湿热阻滞中焦，气机不畅所致脘腹痞满、恶心呕吐，常配苏叶用，如苏叶黄连汤；或配黄芩、干姜、半夏用，如半夏泻心汤；治胃热呕吐，配石膏，如石连散；治肝火犯胃所致胁肋胀痛、呕吐吞酸，配吴茱萸，如左金丸；治脾胃虚寒，呕吐酸水，配人参、白术、干姜等，如连理汤。

2.湿热泻痢　本品善去脾胃大肠湿热，为治泻痢要药，单用有效。治湿热泻痢，腹痛里急后重，配木香，如香连丸；治湿热泻痢兼表证发热，配葛根、黄芩等药，如葛根黄芩黄连汤；治湿热下痢脓血日久，配乌梅，如黄连丸。

3.高热神昏，心烦不寐，血热吐衄　本品泻火解毒之中，尤善清泻心经实火，用治心火亢盛所致神昏、烦躁之证。若三焦热盛，配黄芩、黄柏、栀子，如黄连解毒汤；若高热神昏，配石膏、知母、玄参、丹皮等，如清瘟败毒饮；若热盛伤阴，心烦不寐，配黄芩、白芍等药，如黄连阿胶汤；若心火亢旺，心肾不交之怔忡不寐，配肉桂，如交泰丸；若邪火内炽，迫血妄行之吐衄，配大黄、黄芩，如泻心汤。

4. 痈肿疔疮，目赤牙痛　本品既能清热燥湿，又能泻火解毒，尤善疗疔毒。用治痈肿疔毒，多与黄芩、黄柏、栀子同用，如黄连解毒汤；治目赤肿痛，赤脉胬肉，配淡竹叶，如黄连汤；治胃火上攻，牙痛难忍，配生地黄、升麻、丹皮等药，如清胃散。

5. 消渴　本品善清胃火而可用治胃火炽盛，消谷善饥之消渴证，配麦冬用，如消渴丸；配黄柏，如黄柏丸；配生地黄，可用治肾阴不足，心胃火旺之消渴，如黄连丸。

6. 外治湿疹、湿疮、耳道流脓　本品制为软膏外敷，可治皮肤湿疹、湿疮。取之浸汁涂患处，可治耳道流脓；煎汁滴眼，可治眼目红肿。

【用法用量】煎服，2～5g。外用适量。

【使用注意】本品大苦大寒，过服久服易伤脾胃，脾胃虚寒者忌用；苦燥易伤阴津，阴虚津伤者慎用。

【药理作用】本品有抑菌、利胆、抑制胃液分泌、抗腹泻、抗炎、抗癌、抗溃疡、抑制组织代谢等作用。

黄柏　**Huangbo**
《神农本草经》

【采制】为芸香科植物黄皮树 *Phellodendron chinense* Schneid. 的干燥树皮。剥取树皮，晒干。切丝，生用、盐水炙或炒炭用。

【药性】苦，寒。归肾、膀胱、大肠经。

【功效】清热燥湿，泻火除蒸，解毒疗疮。

【临床应用】

1. 湿热带下，热淋　本品苦寒沉降，长于清泻下焦湿热。用治湿热下注之带下黄浊臭秽，常配山药、芡实、车前子等，如易黄汤；治湿热下注膀胱，小便短赤热痛，配萆薢、茯苓、车前子等，如萆薢分清饮。

2. **湿热泻痢，黄疸**　本品清热燥湿之中，善除大肠湿热以治泻痢，常配白头翁、黄连、秦皮等药用，如白头翁汤；治湿热郁蒸之黄疸，配栀子，如栀子柏皮汤。

3. **湿热脚气，痿证**　治湿热下注所致脚气肿痛、痿证，常配苍术、牛膝，如三妙丸。治阴虚火旺之痿证，配知母、熟地等，如虎潜丸。

4. **骨蒸劳热，盗汗，遗精**　本品主入肾经而善泻相火、退骨蒸，用治阴虚火旺，潮热盗汗、腰酸遗精，常与知母相须为用，并配生地黄、山药等药用，如知柏地黄丸；配熟地黄、龟甲用，如大补阴丸。

5. **疮疡肿毒，湿疹瘙痒**　本品既能清热燥湿，又能泻火解毒，用治疮疡肿毒，内服外用均可，如黄连解毒汤以本品配黄芩、黄连、栀子煎服，又如二黄散以本品配大黄为末，醋调外搽；治湿疹瘙痒，可配荆芥、苦参、白鲜皮等煎服；亦可配煅石膏等分为末，外撒或油调搽患处，如石黄散。

【**用法用量**】煎服，3～12g。外用适量。

【**使用注意**】本品苦寒伤胃，脾胃虚寒者忌用。

【**药理作用**】本品有抗病原微生物、抑菌、正性肌力、抗心律失常、降压、抗溃疡、镇静、肌松、降血糖、促进小鼠抗体生成等作用。

龙胆　Longdan
《神农本草经》

【**采制**】为龙胆科植物条叶龙胆 *Gentiana manshurica* Kitag.、龙胆 *Gentiana scabra* Bge.、三花龙胆 *Gentiana triflora* Pall. 或坚龙胆 *Gentiana rigescens* Franch. 的干燥根及根茎。春、秋二季采挖，切段。生用。

【**药性**】苦，寒。归肝、胆经。

【**功效**】清热燥湿，泻肝胆火。

【**临床应用**】

1. **湿热黄疸，阴肿阴痒，带下，湿疹瘙痒**　本品苦寒，清热燥湿之中，尤善清下焦湿热，常用治下焦湿热所致诸证。治湿热黄疸，可配苦参，如苦参丸，配栀子、大黄、白茅根等药，如龙胆散；治湿热下注，阴肿阴痒、湿疹瘙痒、带下黄臭，常配泽泻、木通、车前子等药，如龙胆泻肝汤。

2.肝火头痛，目赤耳聋，胁痛口苦 本品苦寒沉降，善泻肝胆实火，治上述诸症，多与柴胡、黄芩、栀子等药用，如龙胆泻肝汤。

3.惊风抽搐 取本品清泻肝胆实火之功，可用治肝经热盛，热极生风所致之高热惊风抽搐，常配牛黄、青黛、黄连等药用，如凉惊丸，或配黄柏、大黄、芦荟等药用，如当归芦荟丸。

【用法用量】煎服，3～6g。

【使用注意】脾胃寒者不宜用，阴虚津伤者慎用。

【药理研究】本品有抑菌、抗炎、保肝、抗疟原虫、镇静、肌松、降压、减缓心率、抑制抗体生成、健胃等作用。

附　其他清热燥湿药

清热燥湿药除了黄芩、黄柏、黄连、龙胆外，还有以下药物，见表2-2。

表2-2　清热燥湿药参考药

药名	药性	功效	主治	用法用量	使用注意
苦参	苦，寒。归心、肝、胃、大肠、膀胱经	清热燥湿，杀虫，利尿	湿热泻痢，便血，黄疸；湿热带下，阴肿阴痒，湿疹湿疮，皮肤瘙痒，疥癣；湿热小便不利	煎服。4.5～9g。外用适量	脾胃虚寒者忌用，反藜芦
白鲜皮	苦，寒。归脾、胃、膀胱经	清热燥湿，祛风解毒	湿热疮毒，湿疹，疥癣；湿热黄疸；风湿热痹	煎服。5～10g；外用适量	脾胃虚寒者慎用
秦皮	苦、涩，寒。归肝、胆、大肠经	清热燥湿，收涩止痢，止带，明目	湿热泻痢，带下；肝热目赤肿痛，目生翳膜	煎服。6～12g；外用适量，煎洗患处	脾胃虚寒者忌用

金银花　Jinyinhua
《名医别录》

【采制】为忍冬科植物忍冬 *Lonicera japonica* Thunb. 的干燥花蕾或带初开的花。夏初花开放前采收，干燥。生用，炒用或制成露剂使用。

【药性】甘，寒。归肺、心、胃经。

【功效】清热解毒，疏散风热。

【临床应用】

1. 痈肿疔疮　本品甘寒，清热解毒，散痈消肿，为治一切内痈外痈之要药。治疗痈疮初起，红肿热痛者，可单用本品煎服；或与皂角刺、穿山甲、白芷配伍，如仙方活命饮；治疗疮肿毒，坚硬根深者，常与紫花地丁、蒲公英、野菊花同用，如五味消毒饮；治肠痈腹痛者，常与当归、地榆、黄芩配伍，如清肠饮；治肺痈咳吐脓血者，常与鱼腥草、芦根、桃仁等同用，以清肺排脓。

2. 外感风热，温病初起　本品甘寒，芳香疏散，善散肺经热邪，透热达表，治疗外感风热或温病初起，身热头痛，咽痛口渴，常与连翘、薄荷、牛蒡子等同用，如银翘散；治热入营血，舌绛神昏，心烦少寐，配伍水牛角、生地、黄连等药，如清营汤；治疗暑温，发热烦渴，头痛无汗，与香薷、厚朴、连翘同用，如新加香薷饮。

3. 热毒血痢　本品甘寒，有清热解毒、凉血、止痢之效，故常用治热毒痢疾，下利脓血，单用浓煎口服即可奏效；亦可与黄芩、黄连、白头翁等药同用，以增强止痢效果。

此外，尚可用治咽喉肿痛、小儿热疮及痱子。

【用法用量】煎服，6～15g。疏散风热、清泄里热以生品为佳；炒炭宜用于热毒血痢；露剂多用于暑热烦渴。

【使用注意】脾胃虚寒及气虚疮疡脓清者忌用。

【现代研究】本品有抑菌、抑制病原微生物、促进白细胞的吞噬、降低胆固醇、抗炎、解热、兴奋中枢神经等作用。

连翘　Lianqiao
《神农本草经》

【采制】为木犀科植物连翘 *Forsythia suspensa*（Thunb.）Vahl 的干燥果实。果实熟透时采收，晒干。生用。

【药性】苦，微寒。归肺、心、小肠经。

【功效】清热解毒，消肿散结，疏散风热。

【应用】

1. 痈肿疮毒，瘰疬痰核　本品苦寒，主入心经，既能清心火，解疮毒，又能消散痈肿结聚，故有"疮家圣药"之称。用治痈肿疮毒，常与金银花、蒲公英、野菊花等解毒消肿之品同用，若疮痈红肿未溃，常与穿山甲、皂角刺配伍，如加减消毒饮；若疮疡脓出、红肿溃烂，常与牡丹皮、天花粉同用，如连翘解毒汤；用治痰火郁结，瘰疬痰核，常与夏枯草、浙贝母、玄参等同用，共奏清肝散结，化痰消肿之效。

2. 风热外感，温病初起　本品苦能清泄，寒能清热，入心、肺二经，长于清心火，散上焦风热，常与金银花、薄荷、牛蒡子等同用，治疗风热外感或温病初起，头痛发热、口渴咽痛，如银翘散。若用连翘心与麦冬、莲子心等配伍，尚可用治温热病热入心包，高热神昏，如清宫汤；本品又有透热转气之功，与水牛角、生地、金银花等同用，还可治疗热入营血之舌绛神昏，烦热斑疹，如清营汤。

3. 热淋涩痛　本品苦寒通降，兼有清心利尿之功，多与车前子、白茅根、竹叶、木通等药配伍，治疗湿热壅滞所致之小便不利或淋沥涩痛，如如圣散。

【用法用量】煎服，6～15g。

【使用注意】脾胃虚寒及气虚脓清者不宜用。

【药理研究】本品有抑菌、抗炎、解热、强心、利尿、降压、镇吐、抗肝损伤等作用。

穿心莲　Chuanxinlian
《岭南采药录》

【采制】为爵床科植物穿心莲 *Andrographis paniculata* (Burm. F.) Nees 的干燥地上部分。秋初茎叶茂盛时采割，晒干。切段，生用或鲜用。

【药性】苦，寒。归心、肺、大肠、膀胱经。

【功效】清热解毒，凉血，消肿，燥湿。

【临床应用】

1. 外感风热，温病初起　本品苦寒降泄，清热解毒，故凡温热之邪所引起的病证皆可应用。治外感风热或温病初起，发热头痛，可单用，如穿心莲片；

亦常与金银花、连翘、薄荷等同用。

2.**肺热咳喘，肺痈吐脓，咽喉肿痛**　本品善清肺火，凉血消肿，故常与黄芩、桑白皮、地骨皮合用，治疗肺热咳嗽气喘；与鱼腥草、桔梗、冬瓜仁等药同用，则治肺痈咳吐脓痰；若与玄参、牛蒡子、板蓝根等药同用，常用治咽喉肿痛。

3.**湿热泻痢，热淋涩痛，湿疹瘙痒**　本品苦燥性寒，有清热解毒，燥湿，止痢功效，故凡湿热诸证均可应用。主治胃肠湿热，腹痛泄泻，下痢脓血者，可单用；或与苦参、木香等同用；用治膀胱湿热，小便淋沥涩痛，多与车前子、白茅根、黄柏等药合用；治湿疹瘙痒，可以本品为末，甘油调涂患处。亦可用于湿热黄疸，湿热带下等证。

4.**痈肿疮毒，蛇虫咬伤**　本品既能清热解毒，又能凉血消痈，故可用治火热毒邪诸证。用治热毒壅聚，痈肿疮毒者，可单用或配金银花、野菊花、蚤休等同用，并用鲜品捣烂外敷；若治蛇虫咬伤者，可与墨旱莲同用。

【用法用量】煎服，6～9g。煎剂易致呕吐，故多作丸、散、片剂。外用适量。

【使用注意】不宜多服久服；脾胃虚寒者不宜用。

【药理研究】本品有抑菌、增强人体白细胞对细菌的吞噬能力、解热、抗炎、抗肿瘤、利胆保肝、抗蛇毒、终止妊娠等作用。

板蓝根　**Banlangen**
《新修本草》

【采制】为十字花科植物菘蓝 *Isatis indigotica* Fort. 的干燥根。秋季采挖，切片。生用。

【药性】苦，寒。归心、胃经。

【功效】清热解毒，凉血，利咽。

【临床应用】

1.**外感发热，温病初起，咽喉肿痛**　本品苦寒，入心、胃经，善于清解实热火毒，有类似于大青叶的清热解毒之功，而更以解毒利咽散结见长。用治外感风热或温病初起，发热头痛咽痛，可单味使用；或与金银花、荆芥等疏散风热药同用；若风热上攻，咽喉肿痛，常与玄参、马勃、牛蒡子等同用。

2. 温毒发斑，痄腮，丹毒，痈肿疮毒 本品苦寒，有清热解毒，凉血消肿之功，主治多种瘟疫热毒之证。用治时行温病，温毒发斑，舌绛紫暗者，常与生地、紫草、黄芩同用，如神犀丹；若用治丹毒、痄腮、大头瘟疫，头面红肿，咽喉不利者，常配伍玄参、连翘、牛蒡子等，如普济消毒饮。

【用法用量】煎服，9～15g。

【使用注意】体虚而无实火热毒者忌服，脾胃虚寒者慎用。

【药理研究】本品有抑菌、抗病毒、增强免疫功能、抗白血病、降血脂、抗氧化作用。

鱼腥草 Yuxingcao
《名医别录》

【采制】为三白草科植物蕺菜 *Houttuynia cordata* Thunb. 的干燥地上部分。鲜品全年均可采割；干品夏季茎叶茂盛花穗多时采割，晒干。生用。

【药性】辛，微寒。归肺经。

【功效】清热解毒，消痈排脓；利尿通淋。

【临床应用】

1. 肺痈吐脓，肺热咳嗽 本品寒能泄降，辛以散结，主入肺经，以清解肺热见长，又有消痈排脓之效，故为治肺痈之要药。用治痰热壅肺，胸痛，咳吐脓血，常与桔梗、芦根、瓜蒌等药同用；若用治肺热咳嗽，痰黄气急，常与黄芩、贝母、知母等药同用。

2. 热毒疮毒 本品辛寒，既能清热解毒，又能消痈排脓，亦为外痈疮毒常用之品，常与野菊花、蒲公英、金银花等同用；亦可单用鲜品捣烂外敷。

3. 湿热淋证 本品有清热除湿、利水通淋之效，善清膀胱湿热，常与车前草、白茅根、海金沙等药同用，治疗小便淋沥涩痛。

此外本品又能清热止痢，还可用治湿热泻痢。

【用法用量】煎服，15～25g。鲜品用量加倍，水煎或捣汁服。外用适量，捣敷或煎汤熏洗患处。

【使用注意】本品含挥发油，不宜久煎。虚寒证及阴性疮疡忌服。

【药理作用】本品有抑菌、抗病毒、增强白细胞吞噬能力、抗炎、利尿、镇痛、止血、促进组织再生和伤口愈合、镇咳等作用。

附　其他清热解毒药

清热解毒药除了金银花、连翘、穿心连、板蓝根、鱼腥草外，还有以下药物，见表2-3。

表 2-3　清热解毒药参考药

药名	药性	功效	主治	用法用量	使用注意
蒲公英	苦、甘，寒。归肝、胃经	清热解毒，消肿散结，利湿通淋	痈肿疔毒，乳痈内痈，热淋涩痛，湿热黄疸	煎服。9～15g；外用鲜品适量捣敷或煎汤熏洗患处	用量过大，可致缓泻
大青叶	苦，寒。归心、胃经	清热解毒，凉血消斑	热入营血，温毒发斑，喉痹口疮，痄腮丹毒	煎服。9～15g，鲜品30～60g。外用适量	脾胃虚寒者忌用
青黛	咸，寒。归肝、肺经	清热解毒，凉血消斑，清肝泻火，定惊	温毒发斑，血热吐衄；咽痛口疮，火毒疮疡；咳嗽胸痛，痰中带血；暑热惊痫，惊风抽搐	内服。1～3g，本品难溶于水，一般作散剂冲服，或入丸剂服用；外用适量	胃寒者慎用
重楼	苦，微寒。有小毒。归肝经	清热解毒，消肿止痛，凉肝定惊	痈肿疔疮，咽喉肿痛，毒蛇咬伤；惊风抽搐，跌打损伤	煎服。3～9g。外用适量，捣敷或研末调涂患处	体虚、无实火热毒者、孕妇及患阴证疮疡者均忌服
半边莲	辛，平。归心、小肠、肺经	清热解毒，利水消肿	疮痈肿毒，蛇虫咬伤，腹胀水肿；湿疮湿疹	煎服。干品9～15g，鲜品30～60g；外用适量	虚证水肿忌用
土茯苓	甘、淡，平。归肝、胃经	解毒，除湿，通利关节	杨梅毒疮，肢体拘挛，淋浊带下，湿疹瘙痒；痈肿疮毒	煎服。15～60g；外用适量	肝肾阴虚者慎服，服药时忌茶
射干	苦，寒。归肺经	清热解毒，消痰，利咽	清热解毒，消痰，利咽咽喉肿痛，痰盛咳喘	煎服。3～9g	本品苦寒，脾虚便溏者不宜使用，孕妇忌用或慎用

药名	药性	功效	主治	用法用量	使用注意
山豆根	苦，寒。有毒。归肺、胃经	清热解毒，利咽消肿	咽喉肿痛，牙龈肿痛	煎服。3～6g；外用适量	本品有毒，过量服用易引起呕吐、腹泻、胸闷、心悸等副作用，故用量不宜过大；脾胃虚寒者慎用
马勃	辛，平。归肺经	清热解毒，利咽，止血	咽喉肿痛，咳嗽失音，吐血衄血，外伤出血	煎服。2～6g，布包煎；或入丸、散；外用适量，研末撒，或调敷患处，或作吹药	风寒伏肺咳嗽失音者禁服
木蝴蝶	苦、甘，凉。归肺、肝、胃经	清肺利咽，疏肝和胃	喉痹音哑，肺热咳嗽，肝胃气痛	煎服。1～3g	
马齿苋	酸，寒。归肝、大肠经	清热解毒，凉血止血，止痢	热毒血痢，热毒疮疡，崩漏，便血	煎服。9～15g；鲜品30～60g。外用适量捣敷患处	脾胃虚寒，肠滑作泄者忌服
大血藤	苦，平。归大肠、肝经	清热解毒，活血，祛风止痛	肠痈腹痛，热毒疮疡；跌打损伤；经闭痛经；风湿痹痛	煎服。9～15g。外用适量	孕妇慎服
败酱草	辛、苦，微寒。归胃、大肠、肝经	清热解毒，消痈排脓，祛瘀止痛	肠痈肺痈，痈肿疮毒；产后瘀阻腹痛	煎服。6～15g。外用适量	脾胃虚弱，食少泄泻者忌服
白花蛇舌草	微苦、甘，寒。归胃、大肠、小肠经	清热解毒，利湿通淋	痈肿疮毒，咽喉肿痛；毒蛇咬伤；热淋涩痛	煎服。15～60g。外用适量	阴疽及脾胃虚寒者忌用
野菊花	苦、辛，微寒。归肝、心经	清热解毒	痈疽疔疖，咽喉肿痛，目赤肿痛，头痛眩晕；湿疹、湿疮、风疹瘙痛等	煎服。9～15g。外用适量	

药名	药性	功效	主治	用法用量	使用注意
熊胆粉	苦，寒。归肝、胆、心经	清热解毒，息风止痉，清肝明目	热极生风，惊痫抽搐，热毒疮痈，目赤翳障；黄疸；小儿疳积；风虫牙痛等	内服。0.25～0.5g，入丸、散，由于本品有腥苦味，口服易引起呕吐，故宜用胶囊剂。外用适量，调涂患处	脾胃虚寒者忌服；虚寒证当禁用
紫花地丁	苦、辛，寒。归心、肝经	清热解毒，凉血消肿	疔疮肿毒，乳痈肠痈，毒蛇咬伤；肝热目赤肿痛以及外感热病	煎服。15～30g。外用鲜品适量，捣烂敷患处	体质虚寒者忌服
金荞麦	微辛、涩，凉。归肺经	清热解毒，排脓祛瘀	肺痈，肺热咳嗽；瘰疬疮疖；咽喉肿痛	煎服。15～45g。亦可用水或黄酒隔水密闭炖服	
鸦胆子	苦，寒。有小毒。归大肠、肝经	清热解毒，止痢，截疟，腐蚀赘疣	热毒血痢，冷积久痢，各型疟疾，鸡眼赘疣	内服。0.5～2g，以干龙眼肉包裹或装入胶囊包裹吞服，亦可压去油制成丸剂、片剂服，不宜入煎剂。外用适量	不宜多用久服，孕妇及小儿慎用；胃肠出血及肝肾病患者，应忌用或慎用
垂盆草	甘、淡，凉。归肝、胆、小肠经	利湿退黄，清热解毒	湿热黄疸，小便不利，痈肿疮疡，咽痛，毒蛇咬伤；烧烫伤	煎服。15～30g	

生地黄　Shengdihuang

《神农本草经》

【采制】为玄参科植物地黄 *Rehmannia glutinosa* Libosch. 的新鲜或干燥块根。秋季采挖，烘焙至约八成干。切片，鲜用或生用。

【药性】甘、苦，寒。归心、肝、肾经。

【功效】清热凉血，养阴生津。

【临床应用】

1.热入营血，舌绛烦渴、斑疹吐衄　本品苦寒入营血分，为清热、凉血、止血之要药，又其性甘寒质润，能清热生津止渴，故常用治温热病热入营血，壮热烦渴、神昏舌绛者，多配玄参、连翘、丹参等药用，如清营汤；若治血热吐衄，常与大黄同用，如大黄散；若治血热便血、尿血，常与地榆同用，如两地丹；若治血热崩漏或产后下血不止、心神烦乱，可配益母草用，如地黄酒。

2. **阴虚内热，骨蒸劳热**　本品甘寒养阴，苦寒泄热，入肾经而滋阴降火，养阴津而泄伏热。治阴虚内热，潮热骨蒸，可配知母、地骨皮用，如地黄膏；若配青蒿、鳖甲、知母等用，可治温病后期，余热未尽，阴津已伤，邪伏阴分，症见夜热早凉、舌红脉数者，如青蒿鳖甲汤。

3. **津伤口渴，内热消渴，肠燥便秘**　本品甘寒质润，既能清热养阴，又能生津止渴。用治热病伤阴，烦渴多饮，常配麦冬、沙参、玉竹等药用，如益胃汤；治阴虚内热之消渴证，可配山药、黄芪、山茱萸用；治温病津伤，肠燥便秘，可配玄参、麦冬用，如增液汤。

【**用法用量**】煎服，10～15g。鲜品用量加倍，或以鲜品捣汁入药。

【**使用注意**】脾虚湿滞，腹满便溏者不宜使用。

【**药理研究**】本品有降压、镇静、抗炎、抗过敏、强心、利尿、缩短凝血时间、改善肾功能、抗肿瘤、抑制肾上腺皮质萎缩、促进机体淋巴母细胞的转化、增加 T 淋巴细胞数量等作用，并能增强网状内皮细胞的吞噬功能。

玄参　Xuanshen

《神农本草经》

【**采制**】为玄参科植物玄参 *Scrophularia ningpoensis* Hemsl. 的干燥根。冬季茎叶枯萎时采挖，干燥。切片，生用。

【**药性**】甘、苦、咸，微寒。归肺、胃、肾经。

【**功效**】清热凉血，泻火解毒，滋阴。

【**临床应用**】

1. **温邪入营，内陷心包，温毒发斑**　本品咸寒入血分而能清热凉血。治温病热入营分，身热夜甚、心烦口渴、舌绛脉数者，常配生地黄、丹参、连翘等药用，如清营汤；若治温病邪陷心包，神昏谵语，可配麦冬、竹叶卷心、连翘心等药用，如清宫汤；若治温热病，气血两燔，发斑发疹，可配石膏、知母等药用，如化斑汤。

2. 热病伤阴，津伤便秘，骨蒸劳嗽　本品甘寒质润，功能清热生津、滋阴润燥，可治热病伤阴，津伤便秘，常配生地黄、麦冬用，如增液汤；治肺肾阴虚，骨蒸劳嗽，可配百合、生地黄、贝母等药用，如百合固金汤。

3. 目赤咽痛，瘰疬，白喉，痈肿疮毒　本品性味苦咸寒，既能清热凉血，又能泻火解毒。用治肝经热盛，目赤肿痛，可配栀子、大黄、羚羊角等药用，如玄参饮；若治瘟毒热盛，咽喉肿痛、白喉，可配黄芩、连翘、板蓝根等药用，如普济消毒饮；取本品咸寒，有泻火解毒、软坚散结之功，配浙贝母、牡蛎，可治痰火郁结之瘰疬，如消瘰丸；若治痈肿疮毒，可以本品配银花、连翘、蒲公英等药用；若治脱疽，可配银花、当归、甘草用，如四妙勇安汤。

【用法用量】煎服，9～15g。

【使用注意】脾胃虚寒，食少便溏者不宜服用。反藜芦。

【药理研究】本品有降压、增加小鼠心肌营养血流量、抑菌、抗炎、镇静、抗惊厥等作用。

牡丹皮　Mudanpi
《神农本草经》

【采制】为毛茛科植物牡丹 *Paeonia suffruticosa* Andr. 干燥根皮。秋季采挖根部，晒干。生用或酒炙用。

【药性】苦、辛，微寒。归心、肝、肾经。

【功效】清热凉血，活血祛瘀。

【临床应用】

1. 温毒发斑，血热吐衄　本品苦寒，入心肝血分。善能清营分、血分实热，功能清热凉血止血。治温病热入营血，迫血妄行所致发斑、吐血、衄血，可配水牛角、生地黄、赤芍等药；治温毒发斑，可配栀子、大黄、黄芩等药，如牡丹汤；若治血热吐衄，可配大黄、大蓟、茜草根等药用，如十灰散；若治阴虚血热吐衄，可配生地黄、栀子等药，如滋水清肝饮。

2. 温病伤阴，无汗骨蒸　本品性味苦辛寒，入血分而善于清透阴分伏热，为治无汗骨蒸之要药，常配鳖甲、知母、生地黄等药，如青蒿鳖甲汤。

3.血滞经闭，痛经，跌打伤痛 本品辛行苦泄，有活血祛瘀之功。治血滞经闭、痛经，可配桃仁、川芎、桂枝等药用，如桂枝茯苓丸；治跌打伤痛，可与红花、乳香、没药等配伍，如牡丹皮散。

4.痈肿疮毒 本品苦寒，清热凉血之中，善于散瘀消痈，治火毒炽盛，痈肿疮毒，可配大黄、白芷、甘草等药用，如将军散；若配大黄、桃仁、芒硝等药用，可治疗热互结之肠痈初起，如大黄牡丹皮汤。

【用法用量】煎服，6～12g。清热凉血宜生用，活血祛瘀宜酒炙用。

【使用注意】血虚有寒、月经过多及孕妇不宜用。

【药理研究】本品有抗炎、镇静、解热、镇痛、解痉、抗动脉粥样硬化、利尿、抗溃疡、促使动物子宫内膜充血、降压、抗血小板凝聚、抑制真菌等作用。

附 其他清热凉血

清热凉血药除了生地黄、玄参、牡丹皮外，还有以下药物，见表2-4。

表2-4 清热凉血药参考药

药名	药性	功效	主治	用法用量	使用注意
赤芍	苦，微寒。归肝经	清热凉血，散瘀止痛	温毒发斑，血热吐衄，目赤肿痛，痈肿疮疡，肝郁胁痛，经闭痛经，癥瘕腹痛，跌打损伤	煎服。6～12g	血寒经闭不宜用；反藜芦
紫草	甘、咸，寒。归心、肝经	清热凉血，活血，解毒透疹	温病血热毒盛，斑疹紫黑，麻疹不透、疮疡、湿疹；水火烫伤	煎服。5～10g。外用适量，熬膏或用植物油浸泡涂搽	本品性寒而滑利，脾虚便溏者忌服
水牛角	苦，寒。归心、肝经	清热凉血，解毒，定惊	温病高热，神昏谵语，惊风，癫狂，血热妄行，斑疹，吐衄，痈肿疮疡，咽喉肿痛	镑片或粗粉煎服，15～30g，宜先煎3小时以上。水牛角浓缩粉冲服，每次1.5～3g，每日2次	脾胃虚寒者忌用

青蒿　Qinghao

《神农本草经》

【采制】为菊科植物黄花蒿 *Artemisia annua* L. 的干燥地上部分。秋季花盛开时采割，切段。鲜用或阴干，生用。

【药性】苦、辛，寒。归肝、胆经。

【功效】清透虚热，凉血除蒸，解暑，截疟。

【临床应用】

1. 温邪伤阴，夜热早凉　本品苦寒清热，辛香透散，长于清透阴分伏热，故可用治温病后期，余热未清，邪伏阴分，伤阴劫液，夜热早凉，热退无汗，或热病后低热不退等，常与鳖甲、知母、丹皮、生地等同用，如青蒿鳖甲汤。

2. 阴虚发热，劳热骨蒸　本品苦寒，入肝走血，具有清退虚热，凉血除蒸的作用。用治阴虚发热，骨蒸劳热，潮热盗汗，五心烦热，舌红少苔者，常与银柴胡、胡黄连、知母、鳖甲等同用，如清骨散。

3. 暑热外感，发热口渴　本品苦寒清热，芳香而散，善解暑热，故可用治外感暑热，头昏头痛，发热口渴等症，常与连翘、滑石、西瓜翠衣等同用，如清凉涤暑汤。

4. 疟疾寒热　本品辛寒芳香，主入肝胆，截疟之功甚强，尤善除疟疾寒热，为治疗疟疾之良药。单用较大剂量鲜品捣汁服，或配黄芩、滑石、青黛、通草等。本品芳香透散，又长于清解肝胆之热邪，可与黄芩、滑石、半夏等药同用，治疗湿热郁遏少阳三焦，气机不利，寒热如疟，胸痞作呕之证，如蒿芩清胆汤。

【用法用量】煎服，6～12g，不宜久煎；或鲜用绞汁服。

【使用注意】脾胃虚弱，肠滑泄泻者忌服。

【药理研究】本品有抗疟、抗动物血吸虫、减慢心率、抑制心肌收缩力、降低冠脉流量、降压、解热、镇痛等作用。

地骨皮 Digupi

《神农本草经》

【采制】为茄科植物枸杞 *Lycium chinense* Mill. 或宁夏枸杞 *Lycium barbarum* L. 的干燥根皮。春初或秋后采挖根部,切段。生用。

【药性】甘,寒。归肺、肝、肾经。

【功效】凉血除蒸,清肺降火。

【临床应用】

1.阴虚发热,盗汗骨蒸 本品甘寒清润,能清肝肾之虚热,除有汗之骨蒸,为退虚热、疗骨蒸之佳品,常与知母、鳖甲、银柴胡等配伍,治疗阴虚发热,如地骨皮汤;治盗汗骨蒸、肌瘦潮热,常与秦艽、鳖甲配伍,如秦艽鳖甲散。

2.肺热咳嗽 本品甘寒,善清泄肺热,用治肺火郁结,气逆不降,咳嗽气喘等,常与桑白皮、甘草等同用,如泻白散。

3.血热出血证 本品甘寒入血分,能清热、凉血、止血,常用治血热妄行的吐血、衄血、尿血等。单用本品加酒煎服或配白茅根、侧柏叶等。

此外,本品于清热除蒸泄火之中,而能生津止渴,故与生地黄、天花粉、五味子等同用,可治内热消渴。

【用法用量】煎服,9～15g。

【使用注意】外感风寒发热及脾虚便溏者不宜用。

【药理作用】本品有解热、降血糖、降血脂、免疫调节、抗病原微生物、抑菌等作用。

附 其他清虚热药

清虚热药除了青蒿、地骨皮外,还有以下药物,见表2–5。

表 2-5　清虚热药参考药

药名	药性	功效	主治	用法用量	使用注意
白薇	苦、咸，寒。归胃、肝、肾经	清热凉血，利尿通淋，解毒疗疮	阴虚发热，产后虚热；热淋，血淋，疮，痈肿毒，毒蛇咬伤，咽喉肿痛，阴虚外感	煎服。5～10g	脾胃虚寒、食少便溏者不宜服用
胡黄连	苦，寒。归肝、胃、大肠经	退虚热，除疳热，清湿热	阴虚发热，疳积发热	煎服。3～10g	脾胃虚寒者慎用
银柴胡	甘，微寒。归肝、胃经	清虚热，除疳热	骨蒸潮热，小儿疳热；湿热泻痢，清大肠湿火蕴结，还可用治痔疮肿痛、痔漏成管	煎服。3～10g	外感风寒，血虚无热者忌用

第三章 泻下药

凡以泻下通便为主要功效，常用于治疗里实积滞证的药物，称为泻下药。

泻下药多为沉降之品，主入脾、胃、大肠经，具有泻下通便、攻逐水饮等作用，主要用于里实证，如肠胃积滞，大便秘结；腹水停饮、水肿、小便不利；尚可用于肠道寄生虫、胆道蛔虫症、胆石症、肠梗阻等。根据作用强弱与适应范围不同可分为攻下药、润下药、峻下逐水药三类。其中，峻下逐水药作用最强，攻下药次之，润下药作用较缓和。攻下药多性味苦寒，具有较强的泻下作用，既能通便，又能泻火，主要适用于实热积滞之燥屎坚硬、大便秘结以及宿食停滞等里实证，亦可用于外感热病所致之高热神昏、谵语发狂，或火热上炎之头痛、目赤、咽痛、牙龈肿痛以及上部吐血、衄血等症，如大黄、芒硝。润下药多为植物种子和种仁，富含油脂，味甘质润，能润滑大肠，促使排便而不致峻泻，适用于年老津枯、产后血虚、热病伤津及失血等所致的肠燥津枯便秘，如火麻仁。峻下逐水药泻下峻猛，服药后能引起剧烈连续性水泻性腹泻，适应于水肿、鼓胀、胸胁停饮等而正气未伤病证，如甘遂。

泻下药尤其是攻下、峻下药力量较猛，易伤正气，应严格掌握药物的炮制、剂量、用法，中病即止，慎勿过剂；久病体弱、妇女胎前产后及月经期应慎用或忌用泻下药。

大黄　Dahuang
《神农本草经》

【采制】为蓼科植物掌叶大黄 *Rheum palmatum* L.、唐古特大黄 *Rheum tanguticum* Maxim.ex Balf. 或药用大黄 *Rheum officinale* Baill. 的干燥根和根茎。秋末茎叶枯萎或次春发芽前采挖，切块干燥。生用，或酒炒，酒蒸，炒炭用。

【药性】苦，寒。归脾、胃、大肠、肝、心包经。

【功效】泻下攻积，清热泻火，凉血解毒，止血，逐瘀通经。

【临床应用】

1. 实热积滞便秘　本品为最常用的苦寒攻下药，有较强泻下通便、荡涤胃肠作用，为治疗积滞便秘之要药。本品尤宜于热结便秘之证，常与芒硝、枳实、厚朴同用，以增强泻下通腑泄热作用，如大承气汤；治里实热结而兼气血虚亏，或兼阴虚津亏者，可与补气血药或养阴生津药同用，如黄龙汤、增液承气汤；治脾阳不足，冷积便秘者，须与附子、干姜等温里药同用，如温脾汤。

2. 血热出血证　本品苦寒，能泻火解毒，使上炎之火下泄，具有清热泻火、凉血止血之功，是气血兼治之品。治血热吐血、衄血、咯血，常与黄连、黄芩同用，如泻心汤；治目赤、咽喉肿痛、牙龈肿痛，常与黄芩、栀子等药同用，如凉膈散。

3. 热毒疮疡，肠痈腹痛　本品以其苦寒之性能清热凉血解毒，并借其泻下作用使热毒下泄。治疗热毒痈肿疔疮，常与金银花、蒲公英、连翘等同用；治疗肠痈腹痛，可与牡丹皮、桃仁、芒硝等同用，如大黄牡丹汤。

4. 瘀血证　本品具有较好的活血祛瘀通经作用，为治疗瘀血证的常用药，无论新久瘀血均可应用。治瘀血经闭，可与桃仁、桂枝等配伍，如桃核承气汤；治产后瘀阻腹痛、恶露不尽者，常配伍桃仁、土鳖虫等，如下瘀血汤；治外伤瘀血肿痛者，可配伍当归、桃仁、红花、穿山甲等，如复元活血汤。

5. 黄疸，淋证，水肿，湿热痢疾　本品苦燥，能清泄湿热，有利湿退黄之功。治湿热黄疸，常配茵陈、栀子，如茵陈蒿汤；治湿热淋证、水肿、小便不利者，常配伍木通、车前子、栀子等，如八正散；治肠道湿热积滞之痢疾，可与黄连、黄芩、芍药等同用。

6. 烧烫伤　本品苦寒清热、泻火解毒之性，外用治烧烫伤，可单用大黄或与地榆等量为末，香油调涂患处。

【用法用量】煎服，3～15g。外用适量。攻下者宜生用，且入汤剂不宜久煎，或开水泡服；酒制大黄善清上焦血分热毒，用于目赤肿痛、齿龈肿痛，活血祛瘀者亦用酒制大黄；止血者宜用大黄炭。

【使用注意】脾胃虚寒及妇女孕期、经期、哺乳期应慎用或忌用。

【药理研究】本品能增加肠蠕动，抑制肠内水分吸收，促进排便；有抗感染作用，对多种革兰氏阳性和阴性细菌均有抑制作用，对流感病毒也有抑制作用；由于含有鞣质，故长时间使用，泻后又有便秘现象；有利胆和健胃作用；此外，还有止血、保肝、降压、降低血清胆固醇等作用。

芒硝 Mangxiao
《名医别录》

【采制】为硫酸盐类矿物芒硝族芒硝，经加工精制而成的结晶体。主含含水硫酸钠（$Na_2SO_4 \cdot 10H_2O$）。将天然芒硝（朴硝）用热水溶解，过滤，冷却后析出的结晶，通称"皮硝"；将朴硝再与萝卜加水共煮，取上层液冷却后析出结晶，则称芒硝；芒硝经风化后失去结晶水而成的白色粉末，称玄明粉（元明粉）。

【药性】咸、苦，寒。归胃、大肠经。

【功效】泻下通便，润燥软坚，清火消肿。

【临床应用】

1. 实热积滞，大便燥结　本品苦寒能泻下，咸寒能软坚，常与大黄相须为用，适用于热结便秘，亦可用于习惯性便秘及老年便秘，常与大黄、枳实、厚朴等配伍，如大承气汤、调胃承气汤。

2. 肠痈腹痛　本品苦能清泄、攻下，清火消肿，治疗肠痈腹痛，可与大黄、牡丹皮、桃仁等同用，如大黄牡丹汤；肠痈初起，也可与大黄、大蒜同用，捣烂外敷。

3. 咽痛口疮，目赤肿痛，乳痈　本品外用有良好的清热消肿作用，为外科、五官科常用之品。治咽痛、口疮，可与硼砂、朱砂、冰片等配伍，如冰硼散，或置芒硝于西瓜内所制成的西瓜霜；用治眼疮、目赤肿痛，可以玄明粉化水点眼；用治乳痈，可以芒硝局部外敷，以解毒消肿，并可用以回乳。

朴硝、芒硝、玄明粉三者，虽药源、功效相同，但因其制法与纯度不同，而作用也有所差别。朴硝不纯泻下最烈，芒硝稍缓，玄明粉纯净泻下缓和，多作口腔、眼科外用药。

【用法用量】$6 \sim 12g$，一般不入煎剂，溶入汤药汁内或开水溶化后服。外用适量。

【使用注意】孕妇及哺乳期妇女慎用；不宜与硫黄、三棱同用。

【药理研究】本品所含的主要成分硫酸钠，其硫酸根离子不易被肠壁吸收，存留肠内形成高渗溶液，阻止肠内水分的吸收，使肠内容积增大，引起机械刺激，促进肠蠕动而致泻。

附　其他攻下药

攻下药除了大黄、芒硝外，还有以下药物，见表 3-1。

表 3-1　攻下药参考药

药名	药性	功效	主治	用法用量	使用注意
番泻叶	甘、苦，寒。归大肠经	泻下通便，利水	热结便秘；水肿胀满	煎服。2～6g，宜后下	哺乳期、月经期及孕妇慎用
芦荟	苦，寒。归肝、胃、大肠经	泻下通便，清肝，杀虫疗疳	热结便秘；烦躁惊痫；小儿疳积；癣疮	入丸散服，每次2～5g。外用适量	脾胃虚弱，食少便溏及孕妇、哺乳期慎用

火麻仁　Huomaren

《神农本草经》

【采制】为桑科植物大麻 *Cannabis sativa* L. 的干燥成熟种子。秋季果实成熟时采收，晒干。生用或炒用，用时打碎。

【药性】甘，平。归脾、胃、大肠经。

【功效】润肠通便。

【临床应用】

肠燥便秘。本品甘平、质润，富含油脂，能润滑肠道以通便，并兼有滋养补虚作用，故尤适用于老人、产妇或久病体虚之血虚津亏所致之肠燥便秘，常与当归、熟地、杏仁、柏子仁、瓜蒌仁、郁李仁等配伍；亦可与大黄、厚朴等配伍，用治邪热伤阴或素体火旺之习惯性便秘、痔疮便秘等，如麻子仁丸。

【用法用量】煎服，10～15g。打碎入煎。

【药理研究】本品有润滑肠道的作用，同时在肠中遇碱性肠液后产生脂肪酸，刺激肠壁，使蠕动增强，从而达到通便作用。本品还有降低血压以及调脂作用。

附 其他润下药

润下药除了火麻仁外，还有郁李仁，见表 3-2。

表 3-2 润下药参考药

药名	药性	功效	主治	用法用量	使用注意
郁李仁	辛、苦、甘，平。归脾、大肠、小肠经	润肠通便，下气利水	津枯肠燥，食积气滞，便秘；水肿，脚气浮肿，小便不利	煎服。6～10g	孕妇慎用

甘遂 Gansui
《神农本草经》

【采制】为大戟科植物甘遂 *Euphorbia kansui* T.N.Liou ex T.P.Wang 的干燥块根。春季开花前或秋末茎叶枯萎后采挖，晒干。生用或醋炙用。

【药性】苦，寒；有毒。归肺、肾、大肠经。

【功效】泻水逐饮，消肿散结。

【临床应用】

1. 水肿，鼓胀，胸胁停饮　本品苦能降泄，寒能除热，功能通利二便，泻下逐饮之力峻猛。治身面浮肿、胸腹肿满等证，如现代医学的肝硬化、血吸虫病腹水、渗出性胸膜炎以及肠梗阻之肠腔积液等，正气未衰者可用之，常与大戟、芫花等配伍，枣汤送服，如十枣汤；亦可单用研末服；与大黄、阿胶配伍，治疗妇人少腹满如敦状，小便微难而不渴，如大黄甘遂汤；还可与大黄、芒硝配伍，治疗水饮、热邪互结之大结胸证，心下至少腹硬满痛而不可近、大便秘结、烦躁口渴，如大陷胸汤。

2. 风痰癫痫　本品泻水逐饮作用还可用于驱逐痰涎，治风痰上窜、阻闭清窍之癫痫，如《济生方》之遂心丹，以甘遂为末，入猪心煨后，与朱砂末为丸服用。

3. 痈疮肿毒　本品外用能消肿散结，治疗湿热壅滞之疮痈肿毒，常以本品研末水调外敷。

【用法用量】炮制后入丸散用，0.5～1.5g。外用适量，生用。

【使用注意】体虚、孕妇禁用。不宜与甘草同用。

【药理研究】本品能刺激肠管，增加肠蠕动，造成峻泻。尚有镇痛、抑制免疫系统、抗白血病、溶血等作用。

附　其他峻下逐水药

峻下逐水药除了甘遂外，还有以下药物，见表3-3。

表3-3　峻下逐水药参考药

药名	药性	功效	主治	用法用量	使用注意
京大戟	苦，寒。有毒。归肺、脾、肾经	泻水逐饮，消肿散结	水肿、鼓胀、胸胁停饮，气逆咳喘二便不利；痈肿疮毒，瘰疬痰核	内服醋制用，煎服，1.5～3g；入丸散服，每次1g。外用适量	孕妇及虚弱者忌用；不宜与甘草同用
芫花	苦，辛，温。有毒。归肺、脾、肾经	泻水逐饮，祛痰止咳，杀虫疗疮	胸胁停饮，水肿、鼓胀，气逆咳喘；二便不利；头疮，顽癣，痈肿	内服醋制用，煎服，1.5～3g；研末服，每日0.6～0.9g。外用适量	孕妇及虚弱者忌用；不宜与甘草同用
巴豆霜	辛，热。有大毒。归胃、大肠经	峻下冷积，逐水退肿，祛痰利咽，外用蚀疮	寒积便秘，腹水鼓胀；小儿乳积；喉痹，痈肿、疥疮，疣痣	入丸散服，每次0.1～0.3g。外用适量	孕妇及虚弱者忌用，不宜与牵牛子同用
千金子	辛，温。有毒。归肝、肾、大肠经	泻下逐水，破血消癥，外用疗癣蚀疣	水肿，鼓胀；痰饮，二便不通；癥瘕，经闭	1～2g；去壳，去油用，多入丸散服。外用适量，捣烂敷患处	孕妇及虚弱者忌用

第四章　祛风湿药

凡以祛除风湿常用于治疗风湿痹证的药物，称为祛风湿药。

本类药物味多为辛、苦，性多为温性，少数为寒性，多归肝、肾、脾经，大多以祛风除湿为主，适用于风湿痹证之关节疼痛、肿大，筋脉拘挛等症；部分药物还有补肝肾、强筋骨作用，适用于肝肾不足，腰膝酸软、下肢痿弱等。根据其药性和功效的不同，本类药物可分为祛风寒湿药、祛风湿热药、祛风湿强筋骨药三类。分别适用于风寒湿痹，常用药如独活、川乌、蕲蛇、木瓜；风湿热痹及痹病日久，常用药如秦艽、防己；筋骨无力的尪痹、骨痹等，常用药如桑寄生、五加皮。

根据痹病的不同病因及病症表现，选用相应的祛风湿药，并常需采取不同的配伍。风邪偏盛者，配伍祛风解表药；湿邪偏盛者，配伍化湿利湿药；寒邪偏盛者，配伍温经散寒药；热邪盛者，配伍清热药。初起兼表证者配伍解表药，以使邪外解；病邪深入筋骨、经脉，气血运行受阻者配伍活血通络药，以使邪不易稽留；痹病日久、气血亏虚、肝肾不足者，配伍益气养血、补益肝肾药，以扶正祛邪。因痹病多属慢性疾病，故常用酒剂、或制丸散以便于常服，且酒能"助药势、行血脉"，增强祛风湿药的功效。

本类药物多辛温香燥，易耗伤阴血，故阴亏血虚者慎用。

独活　Duhuo
《神农本草经》

【采制】为伞形科植物重齿毛当归 *Angelica pubescens* Maxim. f. *biserrata* Shan et Yuan 的干燥根。春初苗刚发芽或秋末茎叶枯萎时采挖，烘干，切片，生用。

【药性】辛、苦，微温。归肾、膀胱经。

【功效】祛风除湿，通痹止痛，解表。

【临床应用】

1. 风寒湿痹 本品为治风寒湿痹主药，无论新久，均可应用，尤善于治疗腰膝、腿足关节等下部痹痛偏重者。治风寒湿痹，常与当归、白术、牛膝等同用，如独活汤；久痹正虚，关节屈伸不利，常配伍桑寄生、杜仲、人参等，如独活寄生汤。

2. 风寒夹湿表证 症见头痛头重如裹，一身尽痛，多配羌活、藁本、防风等，如羌活胜湿汤。

3. 少阴伏风头痛 治风扰肾经，伏而不出之少阴头痛，常与细辛、川芎等相配，如独活细辛汤。

【用法用量】煎服，3～10g。外用适量。

【药理研究】本品有抗炎、镇痛、镇静、抑制血小板聚集、抗光敏、抗肿瘤作用；并有降压作用，但不持久；所含香柑内酯、花椒毒素等有光敏及抗肿瘤作用。

川乌 Chuanwu
《神农本草经》

【采集】为毛茛科植物乌头 *Aconitum carmichaelii* Debx. 的干燥母根。6月下旬至8月上旬采挖，晒干。生用或制后用。

【药性】辛、苦，热；有大毒。归心、肝、肾、脾经。

【功效】祛风除湿，温经止痛。

【临床应用】

1. 风寒湿痹 本品辛热升散苦燥，为治风寒湿痹证之佳品，尤宜于寒邪偏胜之风湿痹痛。治寒湿侵袭，历节疼痛，不可屈伸者，常与麻黄、芍药、甘草等配伍，如乌头汤；治寒湿瘀血留滞经络，肢体筋脉挛痛，关节屈伸不利，日久不愈者，可与草乌、地龙、乳香等同用，如小活络丹。

2. 心腹冷痛，寒疝疼痛 本品辛散温通，常用于阴寒内盛之心腹冷痛。治心痛彻背，背痛彻心者，常配赤石脂、干姜、蜀椒等，如乌头赤石脂丸；治寒疝，绕脐腹痛，手足厥冷者，多与蜂蜜同煎，如大乌头煎。

3. 跌仆伤痛，麻醉止痛　本品止痛作用可治跌打损伤，骨折瘀肿疼痛，多与自然铜、地龙、乌药等同用，如回生续命丹。古方又常以本品作为麻醉止痛药，多以生品与生草乌并用，配伍羊踯躅、姜黄等内服，如整骨麻药方；配生南星、蟾酥等外用，如外敷麻药方。

【用法用量】制川乌煎服，1.5 ～ 3g，宜先煎、久煎。生品宜外用，适量。

【使用注意】孕妇忌用；不宜与贝母类、半夏、白及、白蔹、天花粉、瓜蒌类同用；内服一般应炮制用，生品慎内服；酒浸、酒煎服易致中毒，应慎用。

【药理研究】本品有明显的抗炎、镇痛作用，有强心作用，但剂量加大则引起心律失常，终致心脏抑制；乌头碱可引起心律不齐和血压升高，增强对心肌的毒性作用，有明显的局部麻醉作用；注射液对胃癌细胞有抑制作用。

蕲蛇　Qishe
《雷公炮炙论》

【采集】为蝰科动物五步蛇 *Agkistrodon acutus*（Güenther）的干燥体。多于夏、秋二季捕捉，去头、鳞，切段。生用或酒炙用。

【药性】甘、咸，温；有毒。归肝经。

【功效】祛风，通络，止痉。

【临床应用】

1. 风湿顽痹，中风半身不遂　本品既能祛内外之风邪，为截风要药，又能通经络，凡风湿痹证无不宜之，尤善治病深日久之风湿顽痹，经络不通，麻木拘挛，以及中风口眼㖞斜，半身不遂者，常与防风、羌活、当归等配伍，如白花蛇酒。

2. 小儿惊风，破伤风　本品为治抽搐痉挛常用药。治小儿急慢惊风、破伤风之抽搐痉挛，多与乌梢蛇、蜈蚣同用，如定命散。

3. 麻风，疥癣　本品能外走肌表而祛风止痒，兼以毒攻毒，故风毒之邪壅于肌肤亦为常用之品。治麻风，每与大黄、蝉蜕、皂角刺等相配，如追风散；治疥癣，可与荆芥、薄荷、天麻同用，如驱风膏。

此外，本品尚可治瘰疬、梅毒、恶疮。

【用法用量】煎汤，3～9g；研末吞服，1次1～1.5g，1日2～3次。或酒浸、熬膏、入丸散服。

【使用注意】阴虚内热，血虚生风者慎服。

【药理研究】本品有镇静、催眠及镇痛作用；此外还有降压、激活纤溶系统、增强巨噬细胞吞噬能力以及增加炭粒廓清率等作用。

木瓜　Mugua
《名医别录》

【采集】为蔷薇科植物贴梗海棠 *Chaenomeles speciosa*（Sweet）Nakai 的干燥近成熟果实。夏、秋二季果实绿黄时采收，置沸水中烫至外皮灰白色，对半纵剖，晒干。切片，生用。

【药性】酸，温。归肝、脾经。

【功效】舒筋活络，和胃化湿。

【临床应用】

1. 风湿痹证　本品善舒筋活络，且能去湿除痹，尤为湿痹、筋脉拘挛要药，常用于腰膝关节酸重疼痛。治筋急项强，不可转侧，常与乳香、没药、生地同用，如木瓜煎。治脚膝疼重，不能远行久立者，与羌活、独活、附子配伍，如木瓜丹。

2. 脚气水肿　本品去湿舒筋，为脚气水肿属于寒湿的常用药，多配吴茱萸、槟榔、苏叶等，如鸡鸣散。

3. 吐泻转筋　本品温香入脾，能化湿和胃，味酸入肝，舒筋活络而缓挛急。治湿阻中焦之腹痛吐泻转筋，偏寒湿者，常配吴茱萸、茴香、紫苏等，如木瓜汤；偏暑湿者，多配蚕沙、薏苡仁、黄连等，如蚕矢汤。

此外，本品尚有消食作用，用于消化不良；并能生津止渴，可治津伤口渴。

【用法用量】煎服，6～9g。

【使用注意】胃酸过多者不宜服用。

【药理研究】本品有抗炎、镇痛、保肝、抑菌等作用。

附 其他祛风寒湿药

祛风寒湿药除了独活、川乌、蕲蛇、木瓜外，还有以下药物，见表4-1。

表4-1 祛风寒湿药参考药

药名	药性	功效	主治	用法用量	使用注意
威灵仙	辛、咸，温。归膀胱经	祛风湿，通经络，止痛，消骨鲠	风湿痹痛，骨鲠咽喉，跌打伤痛	煎服。6～10g。消骨鲠可用30g	气血虚弱者慎服
徐长卿	辛，温。归肝、胃经	祛风除湿，止痛，止痒	风湿痹痛，胃痛胀满，牙痛，腰痛，跌仆伤痛，痛经，风疹，湿疹	煎服。3～12g，后下	孕妇慎用
乌梢蛇	甘，平。归肝经	祛风，通络，止痉	风湿顽痹，中风半身不遂；小儿惊风，破伤风；麻风，疥癣；瘰疬恶疮	煎服。6～12g；研末，每次2～3g；或入丸剂、酒浸服。外用适量	血虚生风者慎服
伸筋草	微苦、辛，温。归肝、脾、肾经	祛风除湿，舒筋活络	风寒湿痹，关节酸痛，屈伸不利；跌打损伤	煎服。3～12g。外用适量	孕妇慎用
海风藤	辛、苦，微温。归肝经	祛风湿，通络止痛	风寒湿痹；跌打损伤	煎服。6～12g。外用适量	
青风藤	苦、辛，平。归肝、脾经	祛风湿，通经络，利小便	风湿痹证；水肿，脚气；皮肤瘙痒	煎服。6～12g。外用适量	
路路通	苦，平。归肝、肾经	祛风活络，利水，通经	风湿痹痛，中风半身不遂；跌打损伤；水肿；经行不畅，经闭；乳少，乳汁不通	煎服。5～10g。外用适量	月经过多者不宜；孕妇慎用

秦艽 Qinjiao

《神农本草经》

【采集】为龙胆科植物秦艽 *Gentiana macrophylla* Pall.、麻花秦艽 *G.straminea* Maxim.、粗茎秦艽 *G.crassicaulis* Duthie ex Burk. 或小秦艽 *G.dahurica* Fiseh. 的干燥根。春、秋二季采挖，晒干。切片，生用。

【药性】辛、苦，平。归胃、肝、胆经。

【功效】祛风湿，舒筋络，止痹痛，退虚热，清湿热。

【临床应用】

1. 风湿痹证　本品用治风湿痹证无论新久或偏寒偏热，均可应用，尤以痹证见有发热、关节红肿等热象者为宜，常与防己、知母、忍冬藤配伍；痹证偏寒者，常配伍羌独活、桂枝、附子等。

2. 中风半身不遂　因其善舒筋活络，故用治血虚中风之证。可用与当归、熟地、白芍等配伍。

3. 骨蒸潮热，小儿疳积发热　本品能清退虚热，为治阴虚骨蒸潮热的常用药。常与青蒿、地骨皮、鳖甲等配伍，如秦艽鳖甲散；治小儿疳积发热，多配伍薄荷、炙甘草，如秦艽散。

4. 湿热黄疸　本品有清湿热、利小便作用，可用治湿热黄疸，可单用为末服，亦可配伍茵陈蒿、栀子、大黄等。

【用法用量】煎服，3～10g。

【药理研究】本品具有镇静、镇痛、解热、抗炎作用；此外还能抑制反射性肠液的分泌、降低胸腺指数、抗组胺、降低血压、升高血糖以及抗肝炎等作用。

防己　Fangji
《神农本草经》

【采集】为防己科植物粉防己 *Stephania tetrandra* S.Moore 的干燥根。习称"汉防己"。秋季采挖，晒干。切厚片，生用。

【药性】苦，寒。归膀胱、肺经。

【功效】祛风湿，止痛，利水消肿。

【临床应用】

1. 风湿痹痛　本品既能祛风除湿止痛，又能清热，治风湿痹痛尤以湿热者为宜，常与滑石、薏苡仁、蚕沙、栀子等配伍，如宣痹汤；也可与肉桂、附子配伍，用治寒湿痹痛。

2. *水肿，小便不利，脚气*　本品清利湿热，为治水肿、小便不利之常用药。可用于下焦湿热之水肿、腹水、脚气浮肿等症。治身肿脉浮、汗出恶风，可与黄芪、白术、甘草配伍，如防己黄芪汤；治四肢浮肿、小便不利，可与茯苓、黄芪、桂枝、甘草配伍，如防己茯苓汤；治水走肠间、腹胀口渴，可与椒目、葶苈子、大黄配伍，如己椒苈黄丸。

3. *湿疹湿疮*　可与苦参、金银花等配伍。

此外，本品有降血压作用，可用于高血压病。

【用法用量】煎服，5 ～ 10g。

【使用注意】本品苦寒易伤胃气，胃纳不佳及阴虚体弱者慎服。

【药理研究】本品能明显增加排尿量。此外还有镇痛、抗炎、心肌保护、扩张冠状血管、增加冠脉流量、降压、抗心律失常、抑制血小板聚集、促进纤维蛋白溶解、抑制血液凝固、松弛宫缩、降糖、提升胰岛素、抗菌和抗阿米巴原虫、抗肿瘤、抑制免疫以及抗过敏等作用。

附　其他祛风湿热药

祛风湿热药除了秦艽、防己外，还有以下药物，见表4-2。

表 4-2　祛风湿热药参考药

药名	药性	功效	主治	用法用量	使用注意
桑枝	微苦，平。归肝经	祛风湿，利关节	风湿痹证，肩臂、关节酸痛麻木	煎服。9 ～ 15g。	
豨莶草	辛、苦，寒。归肝、肾经	祛风湿，利关节，解毒	风湿痹痛，中风半身不遂；风疹，湿疮，疮痈	煎服。9 ～ 12g。	
臭梧桐	辛、苦，甘，凉。归肝经	祛风湿，通经络，平肝	风湿痹证；风疹，湿疮；肝阳上亢，头痛眩晕	煎服。5 ～ 15g；用于高血压病不宜久煎。研末服，每次 3g	
雷公藤	辛、苦，寒；有大毒。归肝、肾经	祛风除湿，活血通络，消肿止痛，杀虫解毒	风湿顽痹；麻风，顽癣，湿疹，疥疮；疔疮肿毒	煎服。1 ～ 3g，先煎。	内服宜慎。外敷不可超过半小时。孕妇禁用
络石藤	苦，微寒。归心、肝、肾经	祛风通络，凉血消肿	风湿热痹；喉痹，痈肿；跌仆损伤	煎服。6 ～ 12g	

药名	药性	功效	主治	用法用量	使用注意
穿山龙	苦，微寒。归肝、肺经	祛风湿，活血通络，清肺化痰	风湿痹证；痰热咳喘；胸痹，跌打损伤，痈疮	煎服。9～15g；或酒浸服	
丝瓜络	甘，平。归肺、胃、肝经	祛风，通络，活血，下乳	风湿痹证；胸胁胀痛；乳汁不通，乳痈；跌打损伤	煎服。5～12g	

桑寄生　Sangjisheng
《神农本草经》

【采集】为桑寄生科植物桑寄生 *Taxillus chinensis*（DC.）Danser 的干燥带叶茎枝。冬季至次春采割，干燥。切厚片，生用。

【药性】苦、甘，平。归肝、肾经。

【功效】祛风湿，补肝肾，强筋骨，安胎。

【临床应用】

1. 风湿痹证　本品苦能燥，甘能补，祛风湿又长于补肝肾、强筋骨，对痹病日久，伤及肝肾，腰膝酸软，筋骨无力者尤宜，常与独活、杜仲、牛膝、桂心等同用，如独活寄生汤。

2. 崩漏经多，妊娠漏血，胎动不安　本品能补肝肾，养血而固冲任，安胎。治肝肾亏虚，月经过多，崩漏，妊娠下血，胎动不安者，每与阿胶、续断、当归、香附等配伍，如桑寄生散；或配阿胶、续断、菟丝子，如寿胎丸。

3. 头晕目眩　本品尚能平肝降压，可用于高血压病头晕目眩属肝肾不足者，可与杜仲、牛膝等药配伍。

【用法用量】煎服，9～15g。

【药理研究】本品有降压、扩冠、减慢心率、利尿、抑菌、抗病毒等作用。

五加皮　Wujiapi
《神农本草经》

【采集】为五加科植物细柱五加 *Acanthopanax gracilistylus* W.W.Smith 的干

燥根皮。习称"南五加皮"。夏、秋采挖，剥取根皮，晒干。切厚片，生用。

【药性】辛、苦，温。归肝、肾经。

【功效】祛风湿，补肝肾，强筋骨，利水。

【临床应用】

1. 风湿痹证　本品辛能散风，苦能燥湿，温能祛寒，且兼补益之功，为强壮性祛风湿药，尤宜于老人及久病体虚者。治风湿痹证，腰膝疼痛，筋脉拘挛，可单用或配当归、牛膝、地榆等，如五加皮酒；亦可与木瓜、松节同用，如五加皮散。

2. 筋骨痿软，小儿行迟，体虚乏力　本品有温补之效，能补肝肾，强筋骨。治肝肾不足，筋骨痿软者，常与杜仲、牛膝等配伍，如五加皮散；治小儿行迟，则与龟甲、牛膝、木瓜等同用。

3. 水肿，脚气　本品能温肾而除湿利水。治水肿，小便不利，每与茯苓皮、大腹皮、生姜皮、地骨皮配伍，如五皮散；若风寒湿壅滞之脚气肿痛，可与远志同用，如五加皮丸。

【用法用量】煎服，5～10g；或酒浸、入丸散服。

【药理研究】本品有抗炎、镇痛、镇静作用，此外还有提高血清抗体浓度、促进单核巨噬细胞吞噬功能、抗应激、促进核酸合成、降血糖、抗肿瘤、抗诱变、抗溃疡以及抗排异等作用。

附　其他祛风湿强筋骨药

祛风湿强筋骨药除了桑寄生、五加皮外，还有以下药物，见表4-3。

表4-3　祛风湿强筋骨药参考药

药名	药性	功效	主治	用法用量	使用注意
狗脊	苦、甘，温。归肝肾经	祛风湿，补肝肾，强腰膝	风湿痹证；腰膝酸软，下肢无力，遗尿，白带过多	煎服。6～12g	肾虚有热，小便不利或短涩黄赤者慎服
千年健	苦、辛，温。归肝、肾经	祛风湿，强筋骨	风寒湿痹，腰膝冷痛，筋骨痿软	煎服。5～10g；或酒浸服	阴虚内热者慎服
鹿衔草	甘、苦，温。归肝、肾经	祛风湿，强筋骨，止血，止咳	风湿痹证；月经过多，崩漏，咯血，外伤出血；久咳劳嗽	煎服。9～15g。	

第五章　化湿药

凡以化湿运脾为主要功效，常用于治疗湿阻中焦证的药物，称为化湿药。因其气味芳香，又称芳香化湿药。

化湿药多气味芳香，性偏温燥，主入脾、胃经，善化中焦湿浊，具有化湿运脾、和中开胃之功。适用于脘腹痞满、呕吐泛酸、食少体倦、便溏、苔腻等症。使用化湿药时常配伍行气药。

化湿药辛温香燥易耗气伤阴，故气虚及阴虚血燥者应慎用。又因其气味芳香，故入汤剂不宜久煎。

广藿香　Gaunghuoxiang
《名医别录》

【采制】为唇形科植物广藿香 *pogostemon cablin*（Blanco）Benth. 的干燥地上部分。夏秋季枝叶茂盛时采收。生用或鲜用。

【药性】辛，微温。归脾、胃、肺经。

【功效】芳香化浊，和中止呕，发表解暑。

【临床应用】

1. 温阻中焦证　本品气味芳香，能芳化湿浊，醒脾开胃。为芳香化浊之要药。适用于湿阻中焦，脾失健运之脘腹痞闷，少食作呕，神疲体倦，舌苔厚腻等。常与苍术、厚朴、半夏等同用，如不换金正气散。

2. 呕吐　本品化湿浊，畅中焦，可用于治疗多种呕吐，以湿浊中阻之呕吐最为适宜。单用有效，若与半夏为伍，则止呕效果更佳。对于其他呕吐，也可相机为用。若偏湿热者，配黄连、竹茹等；脾胃虚弱者，配党参、白术、陈皮等；妊娠呕吐者，配砂仁、苏梗等。

3. *暑温表证，湿温初起*　本品辛温能发散风寒，芳香能化湿和中，为暑湿时令要药。常用于暑月外感风寒，内伤湿浊所致之恶寒发热，头痛脘闷，呕恶吐泻，舌苔白腻等。常与紫苏、厚朴、半夏等同用，如藿香正气散。若湿温初起，湿热并重，症见身热肢酸，口渴尿赤，舌苔白腻或微黄等。多与黄芩、滑石、石菖蒲等同用，如甘露消毒丹。

【用法用量】煎汤，3～10g，鲜者加倍，不宜久煎。

【使用注意】阴虚血燥者不宜用。

【药理研究】藿香对常见的致病性皮肤真菌具有较强的抗菌作用。尚有促进胃液分泌、调节胃肠运动、抗病原微生物、免疫抑制等作用。

砂仁　Sharen

《药性论》

【采制】为姜科植物阳春砂 *Amomum villosum* Lour.、绿壳砂 *Amomum villosum* Lour. var. *xanthioides* T. L. Wu et Senjen 或海南砂 *Amomum longiligulare* T. L. Wu 的干燥成熟果实。夏、秋二季果实成熟时采收，干燥。生用。

【药性】辛，温。归脾、胃、肾经。

【功效】化湿开胃，温脾止泻，理气安胎。

【临床应用】

1. *湿阻气滞证*　本品辛温气香，主入脾胃二经，既能芳化中焦之湿浊，又能温行脾胃之滞气，为醒脾调胃要药。凡湿阻中焦，或脾胃气滞之证皆宜，尤宜于寒湿气滞之证。若治湿阻中焦，脘腹胀满，食欲不振者，常与厚朴、白豆蔻等同用。治脾虚气滞，脘腹痞闷，食欲不振，大便溏软者，可与木香、枳实、白术等同用，如香砂枳术丸。

2. *呕吐泄泻*　本品性温，擅于温暖中焦而止呕止泻。用于脾胃虚寒之呕吐泄泻，常与附子、干姜等配伍。若食伤胃寒，呕吐而泻者，宜与陈皮、丁香、木香等同用，如砂仁益黄散。

3. *胎动不安*　本品能行气和中，适用于妊娠气滞，呕逆不能食或胎动不安。可单用制散服，或与苏梗、白术等同用。若气血不足，胎动不安者，可与人参、白术、熟地等配伍，如泰山磐石散。

【用法用量】煎服，3～6g。

【使用注意】阴虚血燥者慎用。

【药理研究】本品有调节胃肠功能、抗炎、镇痛、抑制血小板聚集、降糖等作用。

豆蔻　Doukou
《名医别录》

【采制】为姜科植物白豆蔻 *Amomum krawanh* Pierre ex Gagnep. 或瓜哇白豆蔻 *Amomum compactum* Soland ex Maton 的干燥成熟果实。秋季果实由绿色转成黄绿色时采收，晒干。生用。

【药性】辛，温。归肺、脾、胃经。

【功效】化湿行气，温中止呕，开胃消食。

【临床应用】

1. 湿阻气滞证　本品性温气香，善化湿浊，行气滞，畅中焦，适用于湿阻中焦，脾胃气滞，脘腹胀满，食欲不振等。常与砂仁、厚朴、广藿香等配伍。

2. 湿温初起　本品芳香之气上行，善驱膈上郁浊，适用于湿温初起，头痛恶寒，身重疼痛，胸闷不饥等。若湿重于热者，常与薏苡仁、杏仁等同用，如三仁汤；热重于湿者，常与黄芩、滑石、茯苓皮等同用，如黄芩滑石汤。

3. 呕吐　本品性温，主入中焦，能温暖脾胃，和胃降逆，开胃消食。尤治胃寒湿阻气滞之呕吐最为适宜，常与广藿香、半夏、生姜等同用，如白豆蔻汤。若胃虚气寒，饮食无味，呕吐冷痰者，常与半夏、丁香、青皮等同用，如白豆蔻汤。

【用法用量】煎服，3～6g，后下。

【使用注意】阴虚血燥者慎用。

【药理研究】本品能促进胃液分泌、增进胃肠蠕动、制止肠内异常发酵、祛除胃肠积气，有良好的健胃、止呕作用。

苍术　Cangzhu

《神农本草经》

【采制】为菊科植物茅苍术 *Arctclodes lancea*（Thunb.）DC. 或北苍术 *Atractylodes chinensis*（DC.）Koidz. 的干燥根茎。春、秋二季采挖。生用或麸炒用。

【药性】辛、苦，温。归脾、胃、肝经。

【功效】燥湿健脾，祛风散寒。

【临床应用】

1. 湿阻中焦证　本品苦温燥湿，辛香运脾，气味浓厚，能燥脾健胃。主要用于湿滞中焦，脾失健运而致脘腹胀满，恶心呕吐，食欲不振，舌苔白腻等，常与厚朴、陈皮、甘草等配伍，如平胃散。若脾虚湿聚，水湿内停的痰饮或外溢肌肤之水肿，可与茯苓、泽泻、猪苓等同用，如胃苓汤。

2. 风湿痹证　本品味辛主散，性温而燥，燥可去湿，故以治湿盛之着痹尤宜。常与薏苡仁、独活、羌活等同用，如薏苡仁汤。若湿热下注之痿痹，症见两足麻木或肿痛，痿软无力等，常与黄柏、川牛膝同用，如三妙丸。

3. 风寒夹湿表证　本品辛温，适宜于恶寒发热，头身重疼，无汗鼻塞等风寒夹湿之表证。常与麻黄、白芷、荆芥等同用，如感冒解痛散。

此外，本品尚能明目，用于夜盲症及眼目昏涩。可单用，或与羊肝、猪肝蒸煮同食。

【用法用量】煎服，3 ~ 9g。

【使用注意】阴虚内热，气虚多汗者忌用。

【药理研究】本品具有调整胃肠运动，抗溃疡、抗病原微生物以及抗炎和利尿作用，此外，还具有一定的保肝、降血糖作用。

厚朴　Houpo

《神农本草经》

【采制】为木兰科植物厚朴 *Magnolia officinalis* Rehd.et Wils. 或凹叶厚朴

Magnolia officinalis Rehd.et Wils. var. *biloba* Rehd. et Wils. 的干燥干皮、根皮及枝皮。4～6月剥取。生用或姜汁炙用。

【药性】苦、辛，温。归脾、胃、肺、大肠经。

【功效】燥湿消痰，下气除满。

【临床应用】

1.湿阻气滞证　本品苦燥辛散，既能燥湿，又能行气。为消胀除满之要药，凡湿阻中焦，或胃肠积滞，气机失畅之脘腹胀满皆可应用，尤擅长去实满。若治湿滞中焦之脘腹胀满，舌苔白腻者，常与苍术、陈皮、甘草等同用，如平胃散。治胃肠积滞之便秘腹胀，常与大黄、枳实同用，如厚朴三物汤。

2.痰饮喘咳　本品苦燥而降，能燥湿化痰，下气平喘。适用于痰湿内阻，肺气壅逆之喘咳胸闷，常与苏子、陈皮、半夏等同用，如苏子降气汤。若治寒饮化热，咳嗽喘逆，胸满烦躁，咽喉不利，痰声辘辘者，常与麻黄、石膏、杏仁等同用，如厚朴麻黄汤。治宿有喘病，复感风寒，表证未解而微喘者，可与桂枝、杏仁、生姜等同用，如桂枝加厚朴杏子汤。

此外，本品燥湿消痰，下气宽中，与半夏、茯苓、苏叶等配伍，可用治痰气搏结于咽喉所致的梅核气，如半夏厚朴汤。

【用法用量】煎服，3～10g。或入丸、散。

【使用注意】气虚津亏及孕妇慎用。

【药理研究】本品有调节胃肠道功能、抗病原微生物、抗炎、镇痛、兴奋呼吸、抗溃疡、降压、松弛肌肉、抑制皮肤肿瘤等作用。

附　其他化湿药

化湿药除了广藿香、砂仁、豆蔻、苍术、厚朴外，还有以下药物，见表5-1。

表5-1　化湿药参考药

药名	药性	功效	主治	用法用量（g）	使用注意
佩兰	辛，平。归脾、胃、肺经	芳香化湿，醒脾开胃，发表解暑	湿阻中焦证，暑湿表证，湿温初起	煎服。3～10g	
草豆蔻	辛，温。归脾、胃经	燥湿行气，温中止呕	寒湿中阻证，呕吐	煎服。3～6g	
草果	辛，温。归脾、胃经	燥湿温中，截疟除痰	寒湿中阻证，疟疾	煎服。3～6g	阴虚血燥者慎用

第六章　利水渗湿药

凡以通利水道，渗除水湿为主要功效，常用以治疗水湿内停病证的药物，称为利水渗湿药。

利水渗湿药多为甘淡，性平或偏凉，多入膀胱、小肠、肾、脾经。能渗利水湿，畅通小便，增加尿量，使体内蓄积的水湿从小便排泄。根据其功效及临床应用的不同，分为利水渗湿药、利尿通淋药和利湿退黄药三类。利水消肿药主治水湿内停所致的水肿，小便不利，及泄泻、痰饮等，如茯苓、薏苡仁、泽泻；利尿通淋药以清利下焦湿热、利尿通淋为主要功效，主治湿热下注或湿热蕴结膀胱所致的淋证，如车前子、木通；利湿退黄药能清利肝胆湿热，主治肝胆湿热之黄疸等，如茵陈、金钱草、虎杖。

利水渗湿药过用易耗伤津液，阴亏津少者慎用或忌用；部分药物通利性强，孕妇忌用。

茯苓　Fuling
《神农本草经》

【采制】为多孔菌科真菌茯苓 *Poria coos*（Schw.）Wolf 的干燥菌核。多于 7～9 月采挖，阴干。生用。

【药性】甘、淡，平。归心、肺、脾、肾经。

【功效】利水渗湿，健脾，宁心。

【临床应用】

1.水肿　本品甘淡渗湿，利水除湿。且药性平和，利水而不伤阴。凡水肿、小便不利，无论寒热虚实，均可使用。若治水湿内停，膀胱气化不行的小便不利者，常与猪苓、泽泻、白术等同用，如五苓散。治脾肾阳虚之水肿，常

与附子、白术等同用，如真武汤。治水热互结，阴虚小便不利，水肿者，常与滑石、阿胶、泽泻等同用，如猪苓汤。

2.脾虚泄泻　本品主入脾经，既能健脾补中，又能渗利水湿而止泻。适宜于脾虚湿盛之食少倦怠，便溏泄泻，常与白术、山药、薏苡仁等同用，如参苓白术散。若治脾胃虚弱，脘腹胀满，呕吐泄泻，不思饮食等，常与党参、白扁豆、木香等同用，如小儿健脾散。

3.痰饮眩悸　本品渗湿健脾，使湿无所聚，痰无由生。适宜于脾失健运，湿聚成痰所致的咳嗽痰多，色白易咯者，常与半夏、陈皮等同用，如二陈汤。若治中阳不足，饮停胸胁，症见胸胁胀满，目眩心悸，短气而咳者，常与桂枝、白术、甘草同用，如苓桂术甘汤。

4.心悸失眠　本品味甘，能益心脾，安心神。适用于心脾两虚，气血不足之心悸怔忡，健忘失眠，常与人参、当归、酸枣仁等同用，如归脾汤。若治心肾不交之神志不宁，惊悸健忘，失眠等，可与党参、远志、石菖蒲同用，如安神定志丸。

【用法用量】煎服，10～15g。

【药理研究】本品有利尿、调节免疫、镇静、保肝、抗白血病、抗肿瘤、抗菌、降血糖、抗疲劳、改善大脑记忆功能及抗衰老等作用。

薏苡仁　Yiyiren
《神农本草经》

【采制】为禾本科植物薏苡 Coix lacryma-jobi L. var. mayuen（Roman.）Stapf 的干燥成熟种仁。秋季采收，收取种仁。生用或炒用。

【药性】甘、淡，凉。归脾、胃、肺经。

【功效】利水渗湿，健脾止泻，除痹，排脓，解毒散结。

【临床应用】

1.水肿，脚气浮肿　本品甘淡渗湿，最善利水，又不损耗真阴之气。如治脾虚湿盛之水肿，常与黄芪、白术、茯苓等同用；治脚气浮肿，可与防己、木瓜、苍术同用。

2.脾虚泄泻　本品渗水利湿，健脾止泻，功似茯苓。主治脾虚泄泻，每常相须为用，如参苓白术散。若治脾虚久泻，便痛胀，胶痛肠鸣等，常与白术、肉豆蔻、诃子等同用，如温脾固肠散。

3. 湿痹拘挛　本品长于祛肌肉筋骨间之湿邪而除痹。对于湿痹，常与羌活、威灵仙、香加皮等同用，如祛风胜湿酒。若治风湿热痹，症见关节红肿热痛、肌肉酸楚者，则须配防己、忍冬藤、石膏等同用，如风痛安胶囊。

4. 肺痈，肠痈　本品上清肺金之热，下利肠胃之湿，有清热排脓之效。治肺痈咳吐脓痰者，常与苇茎、冬瓜仁、桃仁同用，如千金苇茎汤；治肠痈腹痛，可与附子、败酱草同用，如薏苡附子败酱散。

此外，本品可用于赘疣、癌肿等。又因其甘淡性凉，能清热利湿，可用于湿温初起或暑温夹湿之湿重于热证，症见头痛恶寒，胸闷身重者，常配杏仁、白豆蔻等，如三仁汤。

【用法用量】煎服，9～30g。清利湿热宜生用，健脾止泻宜炒用。

【药理研究】本品有调节胃肠、抗肿瘤、降糖、镇痛、抑制溃疡、免疫调节、抗肥胖、抗癌等作用。

泽泻　Zexie
《神农本草经》

【采制】为泽泻科植物泽泻 *Alisma orientalis*（Sam.）Juzep. 的干燥块茎。冬季采挖，切片，晒干。生用或盐水炒用。

【药性】甘、淡，寒。归肾、膀胱经。

【功效】利水渗湿，泄热，化浊降脂。

【临床应用】

1. 水肿，泄泻，痰饮眩晕　本品性味甘淡，主入肾与膀胱经。利水作用较茯苓强。通过利尿，可收消水肿、实大便、行痰饮之效。凡水湿内停之水肿、小便不利，湿盛之水泻，以及痰饮停聚，清阳不升之头晕目眩等，皆用泽泻通利停水。每与猪苓、茯苓等同用，如五苓散。

2. 热淋涩痛，遗精　本品甘淡性寒，擅于泻膀胱及肾经火热而利湿泄热。如治湿热蕴于下焦之小便淋涩，常与木通、车前子等药同用；治肾阴不足，相火妄动之梦遗滑精、潮热盗汗等，可与熟地黄、知母、黄柏等同用，如知柏地黄丸。

此外，本品利水渗湿，又化浊降脂，可用于高脂血症，常与决明子、山楂、制何首乌配伍，如血脂灵片。

【用法用量】煎服，6～10g。

【使用注意】肾虚精滑者忌服。

【药理研究】本品有利尿、降血脂、抗动脉粥样硬化、抗肾结石形成、降血糖、保肝、肾保护等作用。

附　其他利水渗湿药

利水渗湿除了茯苓、薏苡仁、泽泻外，还有以下常用药，见表6-1。

表6-1　利水渗湿药参考药

药名	药性	功效	主治	用法用量	使用注意
猪苓	甘、淡，平。归肾、膀胱经	利水渗湿	水肿，泄泻，淋浊，带下	煎服。6～12g	
香加皮	辛、苦，温；有毒。归肝、肾心经	利水消肿，祛风湿，强筋骨	下肢浮肿，心悸气短；风寒湿痹，腰膝酸软	煎服。3～6g	本品有毒，服用不宜过量

车前子　Cheqianzi

《神农本草经》

【采制】为车前科植物车前 *Plantago asiaia* L. 或平车前 *Plamtago depressa* Willd. 的干燥成熟种子。夏、秋二季种子成熟时采收。生用或盐水炙用。

【药性】甘，寒。归肝、肾、肺、小肠经。

【功效】清热利尿通淋，渗湿止泻，明目，祛痰。

【临床应用】

1.淋证，水肿　本品甘寒滑利，性专降泄，善通利水道，清膀胱热结，导湿热下行从小便而出。为治热淋，小便淋沥涩痛之要药，常与木通、滑石、瞿麦等同用，如八正散。若治水肿胀满，小便不利，可配猪苓、泽泻、茯苓等同用。

2.暑湿泄泻　本品入小肠经。能通水道而分清浊，利小便而实大便。治湿

盛之水泻，可单用研末，米饮送服；或与白术、茯苓、泽泻等同用。

3. 目赤肿痛　本品性寒清热，主入肝经，能清肝经之热而明目，用于肝火上炎之目赤肿痛，畏光多泪，常与菊花、夏枯草、决明子等同用；若治肝肾阴虚，目暗昏花者，常与熟地黄、菟丝子等同用，如驻景丸。

4. 痰热咳嗽　本品性寒入肺，能清肺化痰止咳。对肺热咳嗽痰黄稠者尤宜，常与瓜蒌、贝母、黄芩等同用。

【用法用量】煎服，9～15g。包煎。

【使用注意】肾虚遗滑者慎用。

【药理研究】本品有利尿排石，通便，抗炎，镇咳祛痰、平喘等作用。

木通　Mutong
《神农本草经》

【采制】为木通科植物木通 *Akebia quinata*（Thunb.）Decne.、三叶木通 *Akebia trifoliata*（Thunb.）Koidz. 或白木通 *Akebia trifoliata*（Thunb.）Koidz. var. *australis*（Diels）Rehd. 的干燥藤茎。秋季采收，切片，晒干。生用。

【药性】苦，寒。归心、小肠、膀胱经。

【功效】利尿通淋，清心除烦，通经下乳。

【临床应用】

1. 淋证，水肿　本品苦寒，清热利尿力强，是热淋尿痛专药。常与瞿麦、车前子、滑石等同用，如八正散。也可治疗水肿脚气，小便不利者，常配猪苓、泽泻、桑白皮等。

2. 心烦尿赤，口舌生疮　本品上清心除烦，下导小肠之火以利尿。常用于心火上炎，口舌生疮或心火下移于小肠之心烦、尿赤，多与生地黄、竹叶、甘草同用，如导赤散。

3. 经闭乳少　本品入血分，能行经下乳，用于血瘀经闭、产后乳少或乳汁不通，每与猪蹄煎汤服之。

此外，本品能清湿热，尤善治湿热痹证，可配黄柏、牛膝、薏苡仁等同用。

【用法用量】煎服，3～6g。

【使用注意】孕妇慎用。

【**药理研究**】本品有抗炎、抗菌、利尿等作用。

附 其他利尿通淋药

利尿通淋药除了车前子、木通外，还有以下药物，见表6-2。

表6-2 利尿通淋药参考药

药名	药性	功效	主治	用法用量	使用注意
滑石	甘、淡、寒。归膀胱、肺、胃经	利尿通淋，清热解暑；外用祛湿敛疮	淋证；暑温，湿温；湿疹，湿疮，痱子	煎服。10～20g，先煎	脾虚、热病伤津及孕妇禁用
通草	甘、淡，微寒。归肺、胃经	清热利尿，通气下乳	淋证，水肿；乳汁不下	煎服。3～5g	孕妇慎用
海金沙	甘、咸，寒。归膀胱、小肠经	清热利湿，通淋止痛	诸淋涩痛	煎服。6～15g。宜包煎	肾阴亏虚者慎用
萹蓄	苦，微寒。归膀胱经	利尿通淋，杀虫，止痒	淋证；虫积腹痛，皮肤湿疹，阴痒带下	煎服。9～15g	
瞿麦	苦，微寒。归心、小肠经	利尿通淋，活血通经	淋证；经闭瘀阻	煎服。9～15g	孕妇慎用
地肤子	辛苦，寒。归肾、膀胱经	清热利湿，祛风止痒	淋证；风疹湿疹，阴痒带下	煎服。9～15g	
石韦	甘、苦，微寒。归肺、膀胱经	利尿通淋，清肺止咳，凉血止血	淋证；肺热咳喘；血热出血	煎服。6～12g	
草薢	苦，平。归肾胃经	利湿去浊，祛风除痹	膏淋，白浊，带下；痹病	煎服。10～15g	肾阴亏虚、滑精者慎用
灯心草	甘、淡，微寒。归心、肺、小肠经	利小便，清心火	尿少涩痛，心烦失眠	煎服。1～3g	
冬葵子	甘，寒。归大肠、小肠、膀胱经	清热利尿，下乳，润肠	淋证，水肿；乳汁不通，乳房胀痛；肠燥便秘	煎服。10～15g	脾虚便溏及孕妇慎用

茵陈 Yinchen
《神农本草经》

【**采制**】为菊科植物滨蒿 *Artemisia scoparia* Waldst. et Kit. 或茵陈蒿

Artemisia scoparia Thunb. 的干燥地上部分。春、秋二季采收，晒干。其中，春秋采收者习称"绵茵陈"，秋季采收者习称"花茵陈"。生用。

【药性】苦、辛，微寒。归脾、胃、肝、胆经。

【功效】清利湿热，利胆退黄。

【临床应用】

黄疸　本品苦寒，是治湿病黄疸的要药。无论湿热郁蒸之阳黄，或寒湿郁滞之阴黄。因其苦寒，以清利湿热见长，故以身目发黄，小便短赤之阳黄最宜，常与栀子、大黄为伍，如茵陈蒿汤；若治阴黄，多与附子、干姜等同用，如茵陈四逆汤。

此外，本品用于下焦湿热瘙痒，及足胫跗肿，湿疮流水，可单味煎汤外洗，或与黄柏、苦参、地肤子等同用；本品清热利湿，亦可用于湿温或暑湿。

【用法用量】煎服，6～15g。外用适量，煎汤熏洗。

【使用注意】蓄血发黄者及血虚萎黄者慎用。

【药理研究】本品有抗肝损伤、利胆、抗病原微生物、抗肿瘤、改善微循环、降血压、降血脂、抗凝血、利尿、解热、平喘、抗菌、消炎、驱除蛔虫及抑制多种致病性皮肤真菌与细菌等作用。

金钱草　Jinqiancao
《本草纲目拾遗》

【采制】为报春花科植物过路黄 *Lyimnehia christinae* Hance 的干燥全草。夏、秋季采收，切段，干燥。生用。

【药性】甘、咸，微寒。归肝、胆、肾、膀胱经。

【功效】利湿退黄，利尿通淋，解毒消肿。

【临床应用】

1. 湿热黄疸，胆胀胁痛　本品甘淡渗湿，微寒清热，主入肝胆经，善能清湿热，退黄疸，利胆排石。治湿热黄疸，常与茵陈、栀子、虎杖等同用；治肝胆结石，胆胀胁痛，可单用，或与茵陈、大黄、郁金等同用。

2. 石淋，热淋　本品其性通利，有清热利尿、通淋排石之功，为治热淋，沙淋，尿涩作痛之要药，可单用大剂量煎汤代茶饮，需长服有效，或制片服

用，如金钱草片；或与琥珀、海金沙、鸡内金等同用。

3.痈肿疔疮，毒蛇咬伤　本品既解热毒，又解蛇毒，内服外敷皆效。如治热毒疮疡，可用鲜品捣汁内服或捣烂外敷，或配蒲公英、野菊花等同用。

【用法用量】煎服，15～60g。鲜品加倍。外用适量。

【药理研究】本品有抗尿路结石、促进胆汁分泌、排石、溶解结石、利尿、抑菌、免疫抑制、抗炎、抗氧化等作用。

虎杖　Huzhang
《名医别录》

【采制】为蓼科植物虎杖 *Polygonumn cuspidatum* Sieb. et. Zuce. 的干燥根茎和根。春秋两季采挖，切厚片，干燥。生用。

【药性】苦，寒。归肝、胆、肺经。

【功效】利湿退黄，清热解毒，散瘀止痛，止咳化痰。

【临床应用】

1.湿热证　本品苦寒，长于走下焦，利小便，使湿热从小便而出，有清热利湿之功。常用于黄疸、淋浊、带下等下焦湿热证。若治湿热黄疸，可单用本品煎服，或与金银花、黄连、蒲公英等同用；治湿热蕴结下焦之小便涩痛，淋浊带下，可单用为末，米饮送下，或配黄柏、车前子、草薢等同用。

2.痈肿疮毒，水火烫伤，毒蛇咬伤　本品苦寒，有清热解毒之效。若治热毒疮疡，可用鲜品捣烂外敷，或配连翘、紫花地丁、蒲公英等同用；治水火烫伤，可单用研末，水调敷，或与黄柏、冰片同用；治毒蛇咬伤，则可鲜品捣烂外敷，或配半枝莲、蚤休等同用。

3.血瘀证　本品善入肝经血分，能活血散瘀。凡瘀血阻滞之经闭痛经、癥瘕积聚、跌打损伤等皆可运用。若治血瘀经闭、痛经，常与红花、牛膝、当归等同用，如虎杖散；治癥瘕积聚，可与三棱、莪术等同用；治跌打损伤，瘀肿疼痛，每与赤芍共为末，温酒送服。

4.肺热咳嗽　本品苦寒，入肺经，能清肺热，降肺气，有止咳化痰之功，用于肺热咳嗽，可单用，也可与鱼腥草、黄芩等配伍。

此外，本品尚有泄热通便作用，可用于热结便秘。

【用法用量】煎服，9～15g。外用适量，制成煎液或油膏涂敷。

【使用注意】孕妇慎用。

【药理研究】本品有抗肝损伤、调脂、改善微循环、降血压、降血糖、祛痰镇咳平喘、止血、抑菌消炎、抗病毒、泻下、镇痛、抗氧化、抗病原微生物、抗肿瘤等作用。

第七章　温里药

凡以温里祛寒为主要功效，常用于治疗里寒证的药物，称为温里药，又叫祛寒药。

本类药物多味辛而性温热，以其辛散温通、善走脏腑而具有温里散寒、回阳救逆、温经止痛等功效，可用治里寒证。

本类药物因其主要归经之不同而有多种效用。其主入脾胃经者，能温中散寒止痛，可用治脾胃受寒或脾胃虚寒证，症见脘腹冷痛、呕吐泄泻、舌淡苔白等；其主入肺经者，能温肺化饮而治肺寒痰饮证，症见痰鸣咳喘、痰白清稀、舌淡苔白滑等；其主入肝经者，能温肝散寒止痛而治肝经受寒少腹痛、寒疝作痛或厥阴头痛等；其主入肾经者，能温肾助阳而治肾阳不足证，症见阳痿宫冷、腰膝冷痛、夜尿频多、滑精遗尿等；其主入心肾两经者，能温阳通脉而治心肾阳虚证，症见心悸怔忡、畏寒肢冷、小便不利、肢体浮肿等，或能回阳救逆而治亡阳厥逆证，症见畏寒蜷卧、汗出神疲、四肢厥逆、脉微欲绝等。部分药物还兼有逐风湿、活血、降逆、杀虫等功效，又可用治风湿痹痛、闭经痛经、呕吐、呃逆、虫积腹痛等证。

本类药物辛热而燥，易助火伤阴。凡实热证、阴虚火旺、津血亏虚者忌用；孕妇慎用。

附子　Fuzi
《神农本草经》

【采制】为毛茛科多年生草本植物乌头 *Aconitum carmichaelii* Debx. 的子根的加工品。6～8月采挖。加工制成盐附子（又称盐乌头）、黑顺片、白附片等使用。

【药性】辛、甘，大热；有毒。归心、肾、脾经。

【功效】回阳救逆，补火助阳，散寒止痛。

【临床应用】

1. 亡阳证　本品辛甘热，为纯阳燥烈之品，效力强大，为治亡阳证的主药。能上助心阳以通脉，中温脾阳而散寒，下补肾阳以益火，能复散失之元阳，有回阳于顷刻之间之功效，为"回阳救逆第一品药"。治久病体虚，阳气衰微，阴寒内盛，或大汗、大吐、大泻所致亡阳证，多与干姜、甘草同用，以回阳救逆，如四逆汤；治久病气虚欲脱，或出血过多，气随血脱者，又当配人参同用，共奏回阳救逆、益气固脱之功，如参附汤；治伤寒阴盛格阳，其人必躁热而不欲饮水者，可用大附子一枚烧为灰，存性，为末，蜜水调服，即霹雳散；治阴毒伤寒，面青，四肢厥逆，腹痛身冷，可用大附子三枚为末，每服三钱，姜汁、冷酒各半盏调服，以回阳救逆，如回阳散。

2. 阳虚诸证　本品可用于肾阳不足，阳痿宫冷，腰膝冷痛，尿频尿多，可与肉桂、山茱萸、熟地黄等配伍，如右归丸；若治脾肾阳虚、虚寒内盛的脘腹冷痛，纳少，大便泄泻，可与党参、白术、干姜等配伍，如附子理中汤；治阳虚水肿，小便不利，多与白术、茯苓、生姜等配伍，如真武汤；治疗阳虚兼外感风寒，发热脉沉，应配麻黄、细辛同用，以助阳解表，温经散寒，如麻黄附子细辛汤。

3. 诸寒痛症　本品用于风寒湿痹周身骨节疼痛，属于寒湿盛者，每多用之，尤善治寒痹痛剧者，常与桂枝、白术、甘草同用，如甘草附子汤；治虚寒头痛，可与生姜、高良姜等同用，如必效散；证治寒凝气滞腹痛，常与丁香、高良姜等配伍使用。

【用法用量】煎服，3～15g，宜先煎0.5～1小时，至口尝无麻辣感为度。

【使用注意】本品辛热燥烈，凡阴虚阳亢及孕妇忌用，反半夏、瓜蒌、贝母、白蔹、白及。因有毒，内服须经炮制，且须久煎，不可过量。若内服过量，或炮制、煎煮方法不当，可引起中毒。

【药理研究】本品有强心、升压、扩张血管、增加冠脉血流量、抗心律失常、抗休克、抗心肌缺血、抗炎、镇痛等作用。

干姜 Ganjiang

《神农本草经》

【采制】为姜科植物姜 *Zingiber officinale* Rose. 的干燥根茎。冬季采挖，切片晒干。生用。

【药性】辛，热。归脾、胃、心、肺经。

【功效】温中散寒，回阳通脉，温肺化饮。

【临床应用】

1. 脾胃寒证 本品辛热燥烈，主入脾胃而长于温中散寒、健运脾阳，为温暖中焦之主药。治脾胃虚寒，脘腹冷痛，呕吐泄泻，常与党参、白术等配伍，以温中健脾补气，如理中丸；常与党参、花椒、饴糖等配伍，以温中补虚止痛，如大建中汤；治寒邪直中所致腹痛，可以本品单味研末服，亦可与麻黄、白芷、肉桂等配伍，如五积散；治脾胃虚寒呕吐，每配高良姜用，即二姜丸；治上热下寒，寒热格拒，食入即吐，可与黄芩、黄连、人参等配伍，即干姜黄芩黄连人参汤。

2. 亡阳证 本品性味辛热，入心、脾、肾经，有温阳守中，回阳通脉的功效，故可用治心肾阳虚，阴寒内盛所致之亡阳厥逆，脉微欲绝者，每与附子相须为用，既起协同作用，增强回阳救逆之功效，即古之"附子无姜不热"之说，又可降低附子的毒性，如四逆汤；治亡阳暴脱，下利，亡血，四肢厥逆，脉微等，可再加人参，即四逆加人参汤。

3. 寒饮喘咳 本品辛热，入肺经，善能温肺散寒化饮，用治寒饮咳嗽，形寒背冷，痰多清稀之证，常与细辛、五味子、麻黄等配伍，如小青龙汤；治肺寒停饮，咳嗽胸满，痰涎清稀，舌苔白滑，每与茯苓、甘草、五味子等配伍，如苓甘五味姜辛汤。

【用法用量】煎服，3～10g。

【使用注意】本品辛热燥烈，阴虚内热、血热妄行者勿用。孕妇慎用。

【药理研究】本品有调节胃肠运动、抗溃疡、止吐、抗炎、镇痛、强心、扩张血管、镇痛、抗病原微生物等作用。

肉桂　Rougui

《神农本草经》

【采制】为樟科植物肉桂 *Cinnamomum cassia* Presl 的干燥树皮。秋季剥取，阴干。生用。

【药性】辛、甘，大热。归脾、肾、心、肝经。

【功效】补火助阳，散寒止痛，温经通脉。

【临床应用】

1. 肾阳虚证　本品辛甘大热，温补肝肾，补火助阳，并能引火归原，益阳消阴，为治命门火衰之要药。治疗肾阳不足、命门火衰的阳痿宫冷，腰膝冷痛，夜尿频多，滑精遗尿等，多与附子、熟地、山萸肉等配伍，如肾气丸、右归饮。治下元虚衰，虚阳上浮的面赤、虚喘、汗出、心悸、失眠、脉微弱者，常与山萸肉、五味子、人参、附子等配伍引火归元；治肾阳衰弱，肾不纳气，胸中痰壅，上气喘促，四肢厥逆，冷汗不止，舌淡苔白，脉沉微者，常与沉香、附子、补骨脂等同用，如黑锡丹。

2. 亡阳证　本品味辛甘性热，能补火助阳，外散寒邪，内温阳气，故可用治阳气素虚，寒邪直中三阴，四肢逆冷，吐泻腹痛，身寒战栗，或指甲口唇青紫，或吐涎沫，不渴，舌淡，脉沉迟，甚或无脉等亡阳证，每与附子、干姜、人参等同用，以回阳救急，如回阳救急汤。

3. 寒凝血瘀诸痛　本品甘热助阳以补虚，辛热散寒以止痛，善去痼冷沉寒。治寒邪内侵或脾肾虚寒的脘腹冷痛，可单用研末，酒煎服；或与干姜、高良姜、荜茇等同用，如大已寒丸；治脾肾阳虚的腹痛呕吐、四肢厥冷、大便溏泄，常与附子、人参、干姜等同用，如桂附理中丸；治寒疝腹痛，多与吴茱萸、小茴香等配伍，如暖肝煎；风寒湿痹，腰膝重痛，腿足无力，畏寒喜热，苔白脉迟者，多与独活、桑寄生、杜仲等同用，如独活寄生汤；胸阳不振，寒邪内侵所致胸满闷痛，可与附子、干姜、川椒等同用，如桂附丸。阳虚寒凝，血滞痰阻所致的阴疽、流注等，可与鹿角胶、炮姜、麻黄等同用，如阳和汤。

【用法用量】煎服，1～5g。

【使用注意】阴虚火旺，里有实热，血热妄行出血及孕妇慎用。畏赤石脂。

【药理研究】本品有调节胃肠运动、促进肾上腺皮质功能、抗溃疡、强心、扩张血管、抗血小板聚集、抗凝血、镇痛、抗炎、抗病原微生物等作用。

吴茱萸　Wuzhuyu
《神农本草经》

【采制】为芸香科植物吴茱萸 *Euodia rutaecarpa*（Juss.）Benth.、石虎 *E.rutaecarpa*（Juss.）Benth var. *officinalis*（Dode）Huang 或疏毛吴茱萸 *E.rutaecarpa*（Juss.）Benth.var. *bodinieri*（Dode）Huang 的近成熟果实。8～11月采集，晒干。生用或制用。

【药性】辛、苦，热；有小毒。归肝、脾、胃、肾经。

【功效】散寒止痛，温中止呕，助阳止泻。

【临床应用】

1. 寒凝肝脉诸痛证　本品辛散苦泄，性热祛寒，主入肝经。治寒疝腹痛，常与小茴香、川楝子、木香等配伍，如导气汤；治厥阴头痛，干呕吐涎沫，苔白脉迟等常与人参、生姜等同用，如吴茱萸汤；治寒湿脚气肿痛，或上冲入腹，可与木瓜、苏叶、槟榔等配伍，如鸡鸣散；治冲任虚寒，寒凝瘀血阻滞之痛经，可与桂枝、当归、川芎等同用，如温经汤。

2. 呕吐吞酸　本品辛散苦泄，性热祛寒，善于散寒止痛。治霍乱心腹痛，呕吐不止，常与干姜、甘草同用，如吴茱萸汤；治外寒内侵、胃失和降之呕吐，可与半夏、生姜等同用；治肝郁化火，肝胃不和，胁痛口苦，呕吐吞酸，常与黄连配伍，如左金丸。

3. 虚寒泄泻　本品性味辛热，能温脾益肾，助阳止泻，为治脾肾阳虚，五更泄泻的常用药，多与补骨脂、肉豆蔻、五味子等同用，如四神丸。

【用法用量】煎服，2～5g。外用适量。

【使用注意】本品辛热燥烈，易耗气动火，故不宜多用、久服。阴虚有热者忌用。孕妇慎用。

【药理研究】本品有镇痛、抗过敏、免疫调节、抗溃疡、止泻、强心、抗血栓、增加脑血流量、降压等作用。

附 其他温里药

温里药除了附子、干姜、肉桂、吴茱萸外，还有以下药物，见表17-1。

表 17-1 温里药参考药

药名	药性	功效	主治	用法用量	使用注意
丁香	辛，温。归脾、胃、肺、肾经	温中降逆，补肾助阳	脾胃虚寒，呃逆呕吐，食少吐泻，心腹冷痛；肾虚阳痿，宫冷	煎服。1~3g	不宜与郁金同用
小茴香	辛，温。归肝、肾、脾、胃经	散寒止痛，理气和胃	寒疝腹痛，睾丸偏坠胀痛；痛经，少腹冷痛；脘腹胀痛，食少吐泻	煎服。3~6g	阴虚火旺者慎用
花椒	辛，温。归脾、胃、肾经	温中止痛，杀虫止痒	脘腹冷痛，呕吐泄泻，虫积腹痛，湿疹，阴痒	煎服。3~6g	
高良姜	辛，温。归脾、胃经	温胃止呕，散寒止痛	脘腹冷痛；胃寒呕吐，嗳气吞酸	煎服。3~6g	
荜茇	辛，温。归胃、大肠经	温中散寒，下气止痛	脘腹冷痛，呕吐，泄泻；寒凝气滞，胸痹心痛，心痛，牙痛	煎服。1~3g	

第八章　理气药

　　凡以疏理气机为主要功效，用于治疗气滞或气逆证的药物，称为理气药，又名行气药。其中行气力强者，又称为破气药。

　　理气药多辛苦温而芳香，主入脾、胃、肝、肺经。辛香行散、味苦能泄，温能通行，故具疏理气机之功，并可通过调畅气机而达到止痛、散结、降逆之效，主要用于治疗气机失调之气滞、气逆证。因作用部位和作用特点的不同，可分别具有理气健脾、降逆止呕、疏肝解郁、理气宽胸、行气止痛、破气散结等功效，适用于脾胃气滞所致脘腹胀痛、嗳气吞酸、恶心呕吐、腹泻或便秘等；肝气郁滞所致胁肋胀痛、抑郁不乐、疝气疼痛、乳房胀痛、月经不调等；肺气壅滞所致胸闷胸痛、咳嗽气喘等。

　　本类药物性多辛温香燥，易耗气伤阴，故气阴不足者慎用。

陈皮　Chenpi
《神农本草经》

　　【采制】为芸香科植物橘 *Citrus reticulata* Blanco 及其栽培变种的干燥成熟果皮。秋季采摘成熟果实，剥取果皮，晒干或低温干燥，切丝。生用。

　　【药性】辛、苦，温。归脾、肺经。

　　【功效】理气健脾，燥湿化痰。

　　【临床应用】

　　1. 脾胃气证　本品辛香走窜，辛行温通，能行气止痛、健脾和中，又性苦温而燥，对寒湿中阻之脾胃气滞最宜。治中焦寒湿，脾胃气滞之脘腹胀痛、呕恶、泄泻，常配苍术、厚朴等，如平胃散；治疗食积气滞，脘腹胀痛，可配山楂、神曲等，如保和丸；治外感风寒，内伤湿滞之腹痛、吐泻，可配藿香、苏

叶等同用，如藿香正气散；治脾虚气滞，纳差、食后腹胀、便溏，可与党参、白术、茯苓等同用，如异功散。

2.**呕吐，呃逆** 本品具有苦降之性，可下气止呕，治疗呕吐、呃逆。治胃寒呃逆或干呕，可配生姜，如橘皮汤；治胃虚有热，呃逆或干呕，常配生姜、竹茹、人参、大枣，如橘皮竹茹汤。

3.**湿痰、寒痰咳嗽** 本品既能燥湿化痰，温化寒痰，又能理气宽胸，为治湿痰、寒痰之要药。治湿痰咳嗽，常配半夏、茯苓等，如二陈汤；若为脾虚失运而致痰湿犯肺，可再配党参、白术同用，如六君子汤。治寒痰咳嗽，可与干姜、细辛、五味子等配伍。

4.**胸痹证** 本品辛行温通，入肺走胸，能行气通痹止痛。治疗痰气交阻之胸痹，胸中气塞，短气，可配枳实、生姜，如橘皮枳实生姜汤。

【用法用量】煎服，3～10g。

【药理研究】本品对胃肠道平滑肌具有抑制或兴奋双向调节作用，还可促进胃液分泌和利胆。陈皮注射液具有强心、升压作用。其挥发油能松弛气管平滑肌和刺激性祛痰、平喘作用。

枳实　Zhishi
《神农本草经》

【采制】为芸香科植物酸橙 *Citrus aurantium* L. 及其栽培变种或甜橙 *Citrus sinensis* Osbeck 的干燥幼果。5～6月间收集自落的果实，横剖为两半，晒干。切薄片。生用或麸炒用。

【药性】苦、辛、酸，微寒。归脾、胃、大肠经。

【功效】破气消积，化痰除痞。

【临床应用】

1.**胃肠积滞，湿热泻痢** 本品辛行苦降，入脾胃经和大肠经，善破气除痞、消积导滞，用治胃肠积滞、气机不畅者。治心下痞满，食欲不振，可与半夏曲、厚朴等同用，如枳实消痞丸；治饮食积滞，脘腹痞满胀痛，常与山楂、麦芽、神曲等同用，如曲麦枳术丸；治胃肠积滞，热结便秘，腹满胀痛，配大黄、芒硝、厚朴等同用，如大承气汤；治湿热泻痢、里急后重，可与黄芩、黄连同用，如枳实导滞丸。

2.胸痹，结胸 本品能行气化痰以消痞，破气除满而止痛。治胸阳不振、痰阻胸痹之胸中满闷、疼痛，常与薤白、桂枝、瓜蒌等同用，如枳实薤白桂枝汤；治痰热结胸，可与黄连、瓜蒌、半夏同用，如小陷胸加枳实汤。

3.气血阻滞疼痛 本品善破气行滞而止痛。治疗气血阻滞之胸胁疼痛，常配川芎，如枳芎散；若属寒凝气滞，可配桂枝，如桂枳散；治产后瘀滞腹痛、烦躁，可与芍药等分为末服用，如枳实芍药散。

4.其他 可用治胃扩张、胃下垂、子宫脱垂、脱肛等脏器下垂，常配伍黄芪、白术等补中益气以增强疗效。

【**用法用量**】煎服，3～10g。炒后性较平和。

【**使用注意**】孕妇慎用。

【**药理研究**】本品对胃肠道平滑肌、子宫及阴道平滑肌具有抑制或兴奋的双向调节作用，还可杀灭幽门螺旋杆菌。同时具有升压、强心、减慢心率等作用。

木香 Muxiang
《神农本草经》

【**采制**】为菊科植物木香 *Aucklandia lappa* Decne. 的干燥根。秋、冬二季采挖，切段，干燥后撞去粗皮。切厚片。生用或煨用。

【**药性**】辛、苦，温。归脾、胃、大肠、三焦、胆经。

【**功效**】行气止痛，健脾消食。

【**临床应用**】

1.脾胃气滞证 本品辛行苦泄温通，芳香气烈，为行气止痛之要药，尤善行脾胃之气滞，又能健脾消食，对食积气滞者尤宜。治脾胃气滞，脘腹胀痛，可单用磨汁，或配砂仁、藿香等同用，如木香调气散；治脾虚气滞，脘腹胀满、食少便溏，可与党参、白术、陈皮等同用，如香砂六君子汤；治脾虚食少，兼食积气滞，可配砂仁、枳实、白术等同用，如香砂枳术丸。

2.泻痢后重 本品辛行苦降，善行大肠之滞气，为治湿热泻痢里急后重之要药，常与黄连配伍，如香连丸；治饮食积滞之脘腹胀满、泻而不爽，可配槟

榔、青皮、大黄等，如木香槟榔丸。

3. **腹痛胁痛，黄疸，疝气疼痛** 本品辛香行散，味苦主泄，入三焦和胆经，能疏理肝胆和三焦之气机。治湿热郁蒸，肝失疏泄，气机阻滞之脘腹胀痛、胁痛、黄疸，可配郁金、大黄、茵陈等；治寒疝腹痛、睾丸偏坠疼痛，常与川楝子、小茴香等同用，如导气汤。

4. **气滞血瘀之胸痹** 本品辛行苦泄，性温通行，能通畅气机，气行则血行，故可止痛。治寒凝气滞心痛，可与赤芍、姜黄、丁香等同用，如二香散；治气滞血瘀之胸痹，可与郁金、甘草等同用，如颠倒木金散。

此外，本品气芳香，能醒脾开胃，用于黄芪、党参、白术、当归、龙眼肉等补气养血药中，能防止补益药的腻胃滞气之弊，使补而不滞，如归脾汤。

【用法用量】煎服，3～6g。生用行气力强，煨用行气力缓而实肠止泻。

【药理研究】本品对胃肠道具有兴奋或抑制的双向调节作用，能促进消化液分泌，加快胃肠蠕动、促进胃排空，保护胃黏膜；另有利胆、松弛气管平滑肌、抑制链球菌、金黄色与白色葡萄球菌生长等作用。

香附　Xiangfu
《名医别录》

【采制】为莎草科植物莎草 *Cyperus rotundus* L. 的干燥根茎。秋季采挖，晒干。生用或醋炙用。

【药性】辛、微苦、微甘，平。归肝、脾、三焦经。

【功效】疏肝解郁，调经止痛，理气宽中。

【临床应用】

1. **肝郁气滞证** 本品辛香行散且苦泄，主入肝经，善疏肝气之郁结，并能行气止痛，为疏肝解郁、行气止痛之要药，适用于肝郁气滞诸痛证。治肝气郁结之胁肋胀痛，常与柴胡、枳壳、川芎等同用，如柴胡疏肝散；治寒凝气滞、肝气犯胃之胃脘疼痛，可配高良姜，如良附丸；治寒疝腹痛，常与小茴香、乌药、吴茱萸等同用。

2. **月经不调，痛经，乳房胀痛** 本品善于疏理肝气，调经止痛，为妇科调经之要药。治月经不调、痛经，可单用，或与柴胡、川芎、当归等同用，如香附归芎汤；治乳房胀痛，可与柴胡、青皮、瓜蒌皮等同用。

3. 脾胃气滞证　本品味辛能行，入脾经，能宽中行气、消食，用于脾胃气滞证。治脾胃气滞之脘腹胀痛、胸膈噎塞、噫气吞酸、纳呆，可与砂仁、乌药、苏叶等配伍，如缩砂香附汤；治外感风寒兼脾胃气滞者，可配苏叶、陈皮等，如香苏散；治气、血、痰、火、湿、食六郁所致胸膈痞满、脘腹胀痛、呕吐吞酸、饮食不化，可与川芎、栀子、苍术等同用，如越鞠丸。

【用法用量】煎服，6～10g。醋炙疏肝止痛力增强。

【药理研究】本品水煎剂可明显抑制子宫平滑肌，增加胆汁流量，有保肝作用，降低肠管紧张性和拮抗乙酰胆碱。其挥发油有轻度雌激素样作用。尚有强心、减慢心律及降低血压、抑菌等作用。

川楝子 Chuanlianzi
《神农本草经》

【采制】为楝科植物川楝 *Melia toosendan* Sieb.et Zucc. 的干燥成熟果实。冬季果实成熟时采收，干燥。生用或炒用。

【药性】苦，寒；有小毒。归肝、胃、小肠、膀胱经。

【功效】疏肝泄热，行气止痛，杀虫疗癣。

【临床应用】

1. 肝郁化火诸痛　本品苦寒清泄，能清肝火、行气止痛，为治肝郁气滞疼痛之良药，尤善治肝郁化火诸痛。治肝郁气滞或肝郁化火胸腹诸痛，常配延胡索，如金铃子散；本品以治热疝为宜，可配延胡索、香附、橘核等同用，若治寒疝腹痛，常与小茴香、木香、吴茱萸等同用，如导气汤。

2. 虫积腹痛、头癣、秃疮　本品能清热燥湿，杀虫疗癣。治蛔虫等引起的虫积腹痛，每与槟榔、使君子等同用；外用治疗头癣、秃疮，可单用本品焙黄研末，以油调膏，外涂。

【用法用量】煎服，5～10g。外用适量，研末调涂。炒用寒性减低。

【使用注意】本品苦寒有毒，不宜过量或持续服用，脾胃虚寒者忌用。

【药理研究】本品具有松弛奥狄氏括约肌，收缩胆囊，促进胆汁排泄及兴奋肠管平滑肌，使其张力和收缩力增加的作用。对金黄色葡萄球菌、多种致病性真菌有抑制作用。所含川楝素为驱虫有效成分，对猪蛔虫、蚯蚓、水蛭等有明显的杀灭作用。

薤白　Xiebai
《神农本草经》

【采制】为百合科植物小根蒜 *Allium macrostemon* Bge. 或薤 *Allium chinense* G. Don 的干燥鳞茎。夏、秋二季采挖，晒干。生用。

【药性】辛、苦，温。归肺、胃、大肠经。

【功效】通阳散结，行气导滞。

【临床应用】

1. 胸痹心痛　本品辛散苦降、温通，善散阴寒之凝滞、通胸阳之闭结，为治胸痹之要药。治寒痰阻滞、胸阳不振之胸痹证，常与瓜蒌、半夏、枳实等同用，如瓜蒌薤白白酒汤、瓜蒌薤白半夏汤、枳实薤白桂枝汤等；治痰瘀胸痹，可与丹参、川芎、瓜蒌皮等同用。

2. 脘腹痞满胀痛，泻痢后重　本品辛行苦降，归胃、大肠经，能行气导滞、消胀止痛。治胃寒气滞之脘腹痞满胀痛，可与高良姜、砂仁、木香等同用；治胃肠气滞，泻痢里急后重，可单用或与木香、枳实配伍。

【用法用量】煎服，5～10g。

【药理研究】本品提取物能明显降低血清过氧化脂质，抗血小板凝集，降低动脉脂质斑块，具有预防实验性动脉粥样硬化作用。

附　其他理气药

理气药除陈皮、枳实、木香、香附、川楝子、薤白外，还有以下药物，见表 8-1。

表 8-1　理气药参考药

药名	药性	功效	主治	用法用量	使用注意
橘红	辛、苦，温。归肺、脾、胃经	理气宽中，燥湿化痰	湿痰或寒痰咳嗽，食积呕恶，胸闷等	煎服。3～10g	

药名	药性	功效	主治	用法用量	使用注意
青皮	苦、辛，温。归肝、胆、胃经	疏肝破气，消积化滞	肝郁气滞，胸胁胀痛，疝气疼痛，乳癖乳痈，食积气滞，脘腹胀痛，癥瘕积聚，久疟痞块	煎服。3～10g	
枳壳	苦、辛、酸，微寒。归脾、胃、大肠经	理气宽中，行滞消胀	胸胁气滞，胀满疼痛，食积不化痰饮内停，脏器下垂	煎服。3～10g	孕妇慎用
佛手	辛、苦、酸，温。归肝、脾、胃、肺经	疏肝理气，和胃止痛，燥湿化痰	肝脾气滞，胸胁胀痛；脾胃气滞，胃脘痞满，食少呕吐；咳嗽痰多	煎服。3～10g	
香橼	辛、苦、酸，温。归肝、脾、肺经	疏肝解郁，理气宽中，燥湿化痰	肝脾气滞，胸胁胀痛。脾胃气滞，胃脘痞满，呕吐噫气。	煎服。3～10g	
沉香	辛、苦，微温。归脾、胃、肾经	降逆调中，行气止痛，温肾纳气	寒凝气滞，胸腹胀闷疼痛；胃寒呕吐呃逆；肾虚气逆喘息。	煎服。1～5g	
乌药	辛，温。归肺、脾、肾、膀胱经	行气止痛，温肾散寒	寒凝气滞，胸腹胀痛，气逆喘急，疝气疼痛，经寒腹痛；肾阳不足，膀胱虚冷，遗尿尿频	煎服。3～10g	
荔枝核	甘、微苦，温。归肝、肾经	行气散结，祛寒止痛	寒疝腹痛，睾丸肿痛；胃脘胀痛，痛经，产后腹痛	煎服。6～10g	
甘松	辛、甘，温。归脾、胃经	理气止痛，开郁醒脾，外用祛湿消肿	寒郁气滞，脘腹胀痛，食欲不振；湿脚气	煎服。3～6g。外用适量	
玫瑰花	甘、微苦，温。归肝、脾经	行气解郁，和血止痛	肝胃气痛，食少呕恶；月经不调，经前乳房胀痛；跌仆伤痛	煎服。3～6g	
梅花	微酸，平。归肝、胃、肺经	疏肝和中，化痰散结	肝胃气痛，郁闷心烦；梅核气；瘰疬疮毒	煎服。3～5g	
柿蒂	苦、涩，平。归胃经	降逆止呃	呃逆	煎服。5～10g	

第九章　消食药

凡以消化食积为主要作用，主治饮食积滞的药物，称为消食药。

消食药多味甘性平，主归脾、胃二经。具消食化积，健脾开胃，和中之功。主治宿食停留、饮食不消所致之脘腹胀满、嗳气吞酸、恶心呕吐、不思饮食、大便失常，以及脾胃虚弱、消化不良等证。

本类药物虽多属渐消缓散之品，但仍不乏有耗气之弊，故气虚而无积滞者慎用。

山楂　Shanzha
《本草经集注》

【采制】为蔷薇科植物山里红 *Crataegus pinnatifida* Bge. var. *major* N. E. Br. 或山楂 *Crataegus pinnatifida* Bge. 的干燥成熟果实。秋季果实成熟时采收。切片，干燥。生用或炒用。

【药性】酸、甘，微温。归脾、胃、肝经。

【功效】消食化积，行气散瘀。

【临床应用】

1. 饮食积滞证　本品酸甘，微温不热，功善消食化积，能治各种饮食积滞，尤为消化油腻肉食积滞之要药。凡肉食积滞之脘腹胀满，嗳气吞酸，腹痛便溏者，均可应用。若配莱菔子、神曲等，可加强消食化积之功。若配木香，青皮以行气消滞，治积滞脘腹胀痛，如匀气散。

2. 泻痢腹痛，疝气痛　本品入肝经，能行气散结止痛，炒用兼能止泻止痢。治泻痢腹痛，可单用焦山楂水煎服，或用山楂炭研末服；亦可配木香、槟榔等同用；治疝气痛，常与橘核、荔枝核等同用。

3. 瘀阻胸腹痛，痛经　本品性温兼入肝经血分，能通行气血，有活血化瘀止痛之功。治瘀滞胸胁痛，常与川芎、桃仁、红花等同用；若治疗产后瘀阻腹痛，恶露不尽或痛经、经闭，朱丹溪经验方即单用本品加糖水煎服；亦可与当归、香附、红花同用，如通瘀煎。

【用法用量】煎服，9～12g。生山楂、炒山楂多用于消食散瘀，焦山楂、山楂炭多用于止泻痢。

【使用注意】脾胃虚弱而无积滞者，或胃酸分泌过多者均慎用。

【药理研究】本品能助消化、降血脂、抗动脉粥样硬化、抗心肌缺血、强心、降血压、抗心律失常，同时还具有抗血小板聚集、抗氧化、增强免疫、利尿、镇静、收缩子宫、抑菌等作用。

麦芽　Maiya
《药性论》

【采制】为禾本科植物大麦 Hordeum vulgare L. 的成熟果实经发芽干燥而成。将大麦洗净浸泡，保持适宜温、湿度，待幼芽长至约 0.5cm 时，晒干或低温干燥。生用、炒黄或炒焦用。

【药性】甘，平。归脾、胃、肝经。

【功效】消食健胃，回乳消胀。

【临床应用】

1. 米面薯芋食滞　本品甘平，健胃消食，尤能促进淀粉性食物的消化。主治米面薯芋类积滞不化，常配山楂、神曲、鸡内金同用；治小儿乳食停滞，单用本品煎服或研末服有效；若配白术、陈皮，可治脾虚食少，食后饱胀，如健脾丸。

2. 断乳、乳房胀痛　本品有回乳之功。可单用生麦芽或炒麦芽 120g（或生炒麦芽各 60g），煎服，用治妇女断乳或乳汁郁积之乳房胀痛等。

本品兼疏肝解郁，常配川楝子、柴胡等，用治肝气郁滞或肝胃不和之胁痛、脘腹痛等。

【用法用量】煎服，10～15g，回乳可用 60～120g。生麦芽功偏消食健胃；炒麦芽多用于回乳消胀。

【使用注意】授乳期妇女不宜使用。

【药理研究】本品具有助消化，降血糖，降血脂，抗氧化等作用，同时小剂量麦芽催乳，大剂量麦芽回乳。生麦芽还能调节泌乳素、雌二醇、孕酮等激素水平。

莱菔子　Laifuzi
《日华子本草》

【采制】为十字花科植物萝卜 *Raphanus sativus* L. 的干燥成熟种子。夏季果实成熟时采割植株，晒干，搓出种子，再晒干。生用或炒用，用时捣碎。

【药性】辛、甘，平。归肺、脾、胃经。

【功效】消食除胀，降气化痰。

【临床应用】

1. 食积气滞　本品味辛行散，消食化积之中，尤擅行气消胀。常与山楂、神曲、陈皮同用，治食积气滞所致的脘腹胀满或疼痛，嗳气吞酸，如保和丸；若再配白术，可攻补兼施，治疗食积气滞兼脾虚者，如大安丸。

2. 痰壅喘咳　本品既能消食化积，又能降气化痰、止咳平喘，尤宜治咳喘痰壅、胸闷兼食积者，可与白芥子、苏子等同用，如三子养亲汤。

【用法用量】煎服，5～12g。生用吐风痰，炒用消食下气化痰。

【使用注意】气虚及无食积、痰滞者慎用。不宜与人参同用。

【药理研究】本品具有降压、抗菌、祛痰、镇咳、平喘、改善排尿功能、降低胆固醇、防止动脉硬化等作用。

鸡内金　Jineijin
《神农本草经》

【采制】为雉科动物家鸡 *Gallus gallus domesticus* Brisson 的干燥沙囊内壁。杀鸡后，取出鸡肫，趁热剥取内壁，洗净，干燥。生用、炒用或醋炙用。

【药性】甘，平。归脾、胃、小肠、膀胱经。

【功效】消食健胃，涩精止遗，消石。

【临床应用】

1.饮食积滞，小儿疳积 本品消食化积作用较强，可健运脾胃，广泛用于米面薯芋乳肉等各种食积证。病情较轻者，单味研末服即有效，如《千金要方》独用本品治消化不良引起反胃吐食；若配山楂、麦芽等，可增强消食导滞作用，治疗食积较重者。若与白术、山药、使君子等同用，可治小儿脾虚疳积。

2.遗精，遗尿 本品可固精缩尿止遗。若配菟丝子、桑螵蛸等，可治遗尿。

3.砂石淋证，胆结石 本品入膀胱经，有化石消坚之功。常与金钱草、海金沙等药同用，治砂石淋证或胆结石。

【用法用量】 煎服，3～10g；研末服效果比煎剂好，每次1.5～3g。

【使用注意】 脾虚无积滞者慎用。

【药理研究】 本品能调节胃肠运动、消化液分泌，保护胃肠黏膜，调节血糖血脂，改善脂代谢紊乱和血液流变学，抗氧化，调节内分泌、生殖系统等，同时具有加强膀胱括约肌收缩、修复口腔黏膜等作用。

附　其他消食药

消食药除山楂、麦芽、莱菔子、鸡内金外，还有以下药物，见表9-1。

表9-1　消食药参考药

药名	药性	功效	主治	用法用量	使用注意
神曲	甘、辛，温。归脾、胃经	消食和胃	饮食积滞	煎服。6～15g，消食宜炒焦用	
稻芽	甘，温。归脾、胃经	消食和中，健脾开胃	米面薯芋食滞及脾虚食少消化不良	煎服。9～15g，生用长于和中；炒用偏于消食	

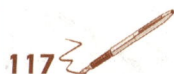

第十章　驱虫药

凡以驱除或杀灭人体内寄生虫为主要功效，常用于治疗虫证的药物，称为驱虫药。

本类药物入脾、胃、大肠经，部分药物具有一定的毒性，对人体内的寄生虫，特别是肠道寄生虫虫体有杀灭或麻痹作用，促使其排出体外。故可用治蛔虫病、蛲虫病、绦虫病、钩虫病、姜片虫病等多种肠道寄生虫病。此类寄生虫病多由湿热内蕴或饮食不洁，食入或感染寄生虫卵所致。症见不思饮食或多食善饥，嗜食异物，绕脐腹痛、时发时止，胃中嘈杂，呕吐清水，肛门瘙痒等；迁延日久，则见面色萎黄，肌肉消瘦，腹部膨大，青筋浮露，周身浮肿等症。部分病人症状较轻，无明显证候，只在检查大便时才被发现。凡此，均当服用驱虫药物，以达根治。对机体其他部位的寄生虫，如血吸虫、阴道滴虫等部分驱虫药物亦有驱杀作用。某些驱虫药物兼有行气、消积、润肠、止痒等作用，对食积气滞、小儿疳积、便秘、疥癣瘙痒等病证，亦有疗效。

应用驱虫药时，应根据寄生虫的种类及病人体质强弱、证情缓急，选用适宜的驱虫药物，并视病人的不同兼证进行相须用药及恰当配伍。多与泻下药同用，以利虫体排出。

驱虫药物对人体正气多有损伤，应控制剂量，防止用量过大中毒或损伤正气；对素体虚弱、年老体衰及孕妇，更当慎用。驱虫药一般应在空腹时服用，使药物充分作用于虫体而保证疗效。对发热或腹痛剧烈者，不宜急于驱虫，待症状缓解后，再行施用驱虫药物。

槟榔　**Binglang**

《名医别录》

【采制】为棕榈科植物槟榔 *Areca catechu* L. 的干燥成熟种子。春末至秋初采收成熟果实，取出种子，晒干。切片，生用、炒黄或炒焦用。

【药性】苦、辛，温。归胃、大肠经。

【功效】杀虫消积，行气，利水，截疟。

【临床应用】

1.肠道寄生虫病　本品驱虫谱广，对绦虫、蛔虫、蛲虫、钩虫、姜片虫等肠道寄生虫都有驱杀作用，并以泻下作用驱除虫体为其优点。用治绦虫证疗效最佳，可单用，亦可与木香同用，如圣功散；现代多与南瓜子同用，其杀绦虫疗效更佳；与使君子、苦楝皮同用，可治蛔虫病、蛲虫病；与乌梅、甘草配伍，可治姜片虫病。

2.食积气滞，泻痢后重　本品辛散苦泄，入胃肠经，善行胃肠之气，消积导滞，兼能缓泻通便。常与木香、青皮、大黄等同用，治疗食积气滞、腹胀便秘等证，如木香槟榔丸；与木香、黄连、芍药等同用，可治湿热泻痢，如芍药汤。

3.水肿，脚气肿痛　本品既能利水，又能行气，气行则助水行。常与商陆、泽泻、木通等同用，治疗水肿实证，二便不利，如疏凿饮子；与木瓜、吴茱萸、陈皮等配伍，用治寒湿脚气肿痛，如鸡鸣散。

4.疟疾　本品截疟，常与常山、草果等同用，如截疟七宝饮。

【用法用量】煎服，3～10g；驱绦虫、姜片虫30～60g。焦槟榔功能消食导滞。

【使用注意】脾虚便溏或气虚下陷者忌用；孕妇慎用。

【药理研究】本品具有促消化、抑菌、抑制病毒蛋白活性、抗炎、抗寄生虫、抗衰老、抗氧化、降血压、抗抑郁、减少动脉粥样硬化、降低胆固醇、抗血栓等作用。同时，本品具有致癌，致炎，遗传生殖毒性和致突变等毒理作用。

使君子　Shijunzi

《开宝本草》

【采制】为使君子科植物使君子 *Quisqualis indica* L. 的干燥成熟果实。9～10月果皮变紫黑时采收，晒干，取种仁。生用或炒香用。

【药性】甘，温。归脾、胃经。

【功效】杀虫消积。

【临床应用】

1.蛔虫病，蛲虫病　本品味甘气香而不苦，性温又入脾胃经，既有良好的驱杀蛔虫作用，又具缓慢的滑利通肠之性，故为驱蛔要药，尤宜于小儿。轻证单用本品炒香嚼服；重证可与苦楝皮、槟榔等同用，如使君子散；用治蛲虫，可与百部、槟榔、大黄等同用。

2.小儿疳积　本品甘温，既能驱虫，又能健脾消疳。常与槟榔、神曲、麦芽等配伍，用治小儿疳积，面色萎黄、形瘦腹大、腹痛有虫者，如肥儿丸；与厚朴、陈皮、川芎等同用，治疗小儿五疳，心腹膨胀，不进饮食，如使君子丸。

【用法用量】煎服，9～12g，捣碎；取仁炒香嚼服，6～9g。小儿每岁1～1.5粒，1日总量不超过20粒。空腹服用，每日1次，连用3天。

【使用注意】大量服用可致呃逆、眩晕、呕吐、腹泻等反应。若与热茶同服，亦能引起呃逆、腹泻，故服用时当忌饮茶。

【药理研究】本品具有杀虫，抑菌，抗炎，兴奋中枢神经，抗肿瘤血管生成等作用。

附　其他驱虫药

驱虫药除槟榔、使君子外，还有以下药物，见表10-1。

表 10-1　驱虫药参考药

药名	药性	功效	主治	用法用量	使用注意
苦楝皮	苦，寒。有毒。归肝、脾、胃经	杀虫，疗癣	蛔虫病，蛲虫病，钩虫病；疥癣，湿疮	煎服。3～6g。外用适量	不宜过量或久服；孕妇慎用；肝肾功能损害者禁用
绵马贯众	苦，微寒。有小毒。归肝、胃经	清热解毒，止血，驱虫	风热感冒，温毒发斑，血热出血，虫疾	煎服。4.5～9g。杀虫及清热解毒宜生用；止血宜炒炭用。外用适量	本品有小毒，用量不宜过大；服用本品时忌油腻；脾胃虚寒及孕妇慎用
雷丸	微苦，寒。归胃大肠经	杀虫消积	绦虫病，钩虫病，蛔虫病；小儿疳积	入丸散。15～21g	不入煎剂，本品含蛋白酶，加热60度左右即易于破坏失效
南瓜子	甘，平。归胃大肠经	杀虫	绦虫病	研粉。60～120g，冷开水调服	
鹤草芽	苦、涩，凉。归肝、小肠、大肠经	杀虫	绦虫病	研粉吞服。每日30～45g，小儿0.7～0.8g/kg，日1次，晨起空腹服	不入煎剂，有效成分不溶于水
榧子	甘，平。归肺、胃、大肠经	杀虫消积，润肠通便，润肺止咳	虫积腹痛，肠燥便秘，肺燥咳嗽	煎服。9～15g。炒熟嚼服，一次15g	不宜与绿豆同食；大便溏者不宜用

第十一章　止血药

凡以制止体内外出血为主要功效，常用于治疗各种出血的药物，称为止血药。

止血药均入血分，因心主血、肝藏血、脾统血，故本类药物以归心、肝、脾经为主，尤以归心、肝二者居多。因本类药物之药性具有寒、温、散、敛之异，故该类药物分别具有凉血止血、温经止血、化瘀止血、收敛止血等作用。主要适用于全身各部位出血，如咯血、吐血、衄血、尿血、便血、崩漏、紫癜以及外伤出血。出血之症，因病情有异、部位有别、病因不同，故在使用止血药时，应根据出血之症的病机和出血部位的不同，进行相应的选择和配伍，使药证相符，标本兼顾。如血热妄行之出血证，宜选用凉血止血药，如小蓟、地榆、白茅根，并配伍清热泻火、清热凉血药；阴虚火旺、阴虚阳亢之出血证，宜配伍滋阴降火、滋阴潜阳之药；瘀血内阻、血不循经之出血证，宜选用化瘀止血药，如茜草，并佐以行气活血药；虚寒出血，宜选用温经止血或收敛止血药，并配伍益气健脾、温阳药。另据"下血必升举，吐衄必降气"之论，故对于便血、崩漏等下部出血病证，应适当配伍升举之品；而对于衄血、吐血等上部出血病证，可适当配伍降气之品。

使用止血药始终要注意"止血不留瘀"的问题。凉血止血药和收敛止血药易于凉遏恋邪，有止血留瘀之弊，故出血兼有瘀滞者不宜单独使用。若出血过多而气随血脱者，则当急投大补元气之药，以挽救气脱危候。一般而言止血药多以炒炭用，止血药炒炭后其味变苦、涩，可增强止血之效，但并非所有止血药均宜炒炭用，有些止血药炒炭后止血作用反而降低，故仍当以生品或鲜用为佳。因此，止血药应以提高止血疗效为原则，不可一概而论。

小蓟　Xiaoji

《名医别录》

【采制】为菊科植物刺儿菜 *Cirsium setosum*（ Willd.）MB. 的干燥地上部分。夏、秋二季花开时采割，晒干。生用或炒炭用。

【药性】甘、苦，凉。归心、肝经。

【功效】凉血止血，散瘀解毒消痈。

【临床应用】

1. 血热出血　本品性寒凉，善清血分之热，有凉血止血之效，凡血热妄行之衄血、吐血、尿血、便血、崩漏或外伤出血等，用之皆效。各种出血证的临证治疗，则常与大蓟、侧柏叶、茅根等同用，如十灰散；本品可入心经而清心火，兼能利尿通淋，治尿血、血淋，既可单用，亦可伍生地、栀子、淡竹叶等，如小蓟饮子；如治疗九窍出血，可单用本品捣汁服用；本品捣烂外涂，则可治疗金疮出血。

2. 热毒疮痈　本品清热解毒、散瘀消痈之效，可治疗热毒疮痈初起之肿痛，内服、外敷皆有散瘀消肿的功效，也可与乳香、没药同用，如神效方。

【用法用量】煎服，5 ～ 12g。外用鲜品适量，捣敷患处。

【药理研究】本品有止血、抗菌、强心、降血脂、利尿、利胆等作用。

地榆　Diyu

《神农本草经》

【采制】为蔷薇科植物地榆 *Sanguisorba officinalis* L. 或长叶地榆 *Sanguisora. officinalis* L. var. *longifolia*（Bert.）Yu et Li 的干燥根。春季将发芽时或秋季植株枯萎后采挖，干燥。生用或炒炭用。

【药性】苦、酸、涩，微寒。归肝、大肠经。

【功效】凉血止血，解毒敛疮。

【临床应用】

1. 血热出血　本品苦寒，善凉血止血，且味兼酸涩，亦可收敛止血，故可

治疗多种血热出血之证。又因其性沉降，尤为下焦血热之便血、痔血、血痢及崩漏的临床常用之品。治疗血热之便血，常与生地、黄芩、槐花等配伍，如约营煎；治疗血热之痔疮出血，常与槐角、黄芩、防风等配伍，如槐角丸；治疗血痢，常与川芎、当归、白芍等配伍，如四物地榆汤；治疗血热之崩漏下血，常与茜草、黄芩、苎麻根等配伍。

2.**水火烫伤，疮痈肿毒，湿疹**　本品苦寒能泻火解毒，味兼酸涩可敛疮，为治疗烧伤烫伤之要药，可单味研极细末，调麻油敷于患处，亦可与紫草、冰片共用。热毒疮痈则以鲜品为佳，即可内服亦可外敷。治疗湿疹及皮肤溃烂，可单品浓煎外洗，亦可与土茯苓、白鲜皮等同用。

【用法用量】煎服，10～15g。外用适量，研末涂敷或煎汤外洗患处。止血多炒炭用，解毒敛疮多生用。

【使用注意】本品性寒酸涩，凡是虚寒出血或有瘀者慎用。大面积烧烫伤则不宜使用地榆制剂外涂，以防止其所含鞣质被大量吸收而引起中毒性肝炎。

【药理研究】本品有止血、抗菌、敛疮、抗感染等作用。

白茅根　Baimaogen
《神农本草经》

【采制】为禾本科植物白茅 *Imperata cylindrica* Beauv. var. *major*（Nees）C. E. Hubb. 的干燥根茎。春、秋二季采挖，切段。生用或炒炭用。

【药性】甘，寒。归肺、胃、膀胱经。

【功效】凉血止血，清热生津，利尿通淋。

【临床应用】

1.**血热出血**　本品甘寒入血分，善清血分之热，有凉血止血之效，故可治疗多种血热妄行之出血证。本品煎汁或鲜品捣汁服用，可治疗血热鼻衄、吐血。本品及藕的鲜品煮汁服用可治咯血，如二鲜饮。

2.**热病烦渴，肺热咳嗽，胃热呕吐**　本品甘寒，善清肺胃之热，降泄火逆，既能清胃热而止呕，又能清肺热而止咳。临床上与芦根、天花粉等配伍，可治疗热病烦渴；与麦冬、半夏同用，可治疗胃热呕吐，如茅根汤；与桑白皮同用，可治疗肺热咳喘，如如神汤。

3. **湿热黄疸，水肿尿少，热淋涩痛**　本品能清热利尿以除湿退黄、消退水肿、通淋。治湿热黄疸，常与茵陈、栀子等同用，如茅根汤。治热淋水肿、小便不利，均可单用本品煎服，也可与车前子、金钱草等具有清热利尿作用药物同用。

【用法用量】煎服，15～30g，止血多炒炭，清热利尿多生用。

【药理研究】本品有止血、抗炎、利尿、免疫调节、抗氧化、抗肿瘤等作用。

附　其他凉血止血药

凉血止血药除了小蓟、地榆、白茅根外，还有以下药物，见表 11–1。

表 11–1　凉血止血药参考药

药名	药性	功效	主治	用法用量	使用注意
大蓟	甘、苦，凉。归心、肝经	凉血止血，散瘀解毒消痈	体内外各部位出血证，痈肿疮毒	煎服，9～15g；鲜品 30～60g；外用适量，捣敷患处	
槐花	苦，微寒。归肝、大肠经	凉血止血，清肝泻火	血热妄行之出血证；肝热目赤，头痛眩晕	煎服。5～10g；外用适量	脾胃虚寒，阴虚发热
侧柏叶	苦、涩，寒。归肺、肝、脾经	凉血止血，化痰止咳，生发乌发	各种出血证；肺热咳嗽；血热脱发，须发早白	煎服。6～12g；外用适量	
苎麻根	甘，寒。归心、肝经	凉血止血，安胎，清热解毒	血热出血，胎动不安，胎漏下血	煎服。10～30g；外用适量，痈肿疮毒煎汤外洗，或捣敷	

白及　Baiji

《神农本草经》

【采制】为兰科植物白及 *Bletilla striata*（Thunb.）Reichb. f. 的干燥块茎，夏、秋二季采挖，晒干。切薄片，生用。

【药性】苦、甘、涩，微寒。归肺、胃、肝经。

【功效】收敛止血，消肿生肌。

【临床应用】

1. 咯血，吐血，外伤出血　本品味涩质黏，为收敛止血之要药，可用治体内外诸出血。本品单味研末，糯米汤调服，可治诸内出血证，如独圣散。因其主入肺、胃经，故尤多用于肺胃出血之证，用治咯血可配伍藕节、枇杷叶等，如白及枇杷丸；用治吐血，可与茜草、生地、牛膝等煎服，如白及汤；用治外伤或金创出血，可单味研末外掺或水调外敷，或与白蔹、黄芩、龙骨等研细末掺疮口上。

2. 疮疡肿毒，皮肤皲裂，烧烫伤　本品寒凉苦泄，能泄血中壅滞，味涩质黏，能敛疮生肌，为外疡消肿生肌的常用药。对于疮疡，无论未溃或已溃均可应用，若疮疡初起，可单用本品研末外敷，或与银花、皂刺、乳香等同用，如内消散；若疮痈已溃，久不收口者，以之与黄连、贝母、轻粉等为末外敷，如生肌干脓散；治手足皲裂，可以之研末，麻油调涂，能促进裂口愈合；治烧烫伤，可以本品研末，用油调敷，或用白及粉、凡士林调膏外用，能促进生肌结痂。

【用法用量】煎服，6～15g，研末吞服3～6g，外用适量。

【使用注意】不宜与乌头类同用。

【药理研究】本品有止血、促进伤口愈合、抗菌、促进胃肠道黏膜损伤的修复等作用。

仙鹤草　Xianhecao
《本草图经》

【采制】为蔷薇科植物龙芽草 *Agrimonia pilosa* Ledeb. 的干燥地上部分。夏、秋二季茎叶茂盛时采割，晒干。切段，生用或炒炭用。

【药性】苦、涩，平。归心、肝经。

【功效】收敛止血，截疟，止痢，解毒杀虫，补虚。

【临床应用】

1. 咯血，吐血，崩漏下血　本品味涩收敛，功能收敛止血，广泛用于全身各部位的出血。因其药性平和，大凡出血而无瘀滞者，无论寒热虚实，皆可应用。如治血热妄行之出血证，可与生地、栀子、牡丹皮等同用，若用于虚寒性

出血证，可与党参、炮姜、艾叶等同用。

2.**血痢，久泻久痢**　本品味涩收敛，能涩肠止泻痢。因其药性平和，兼能补虚，又能止血，故对于血痢及久病泻痢尤为适宜。单用本品水煎服，治疗赤白痢，也可配伍其他药物。

3.**疮痈肿毒**　本品能解毒消肿，可用治疗疮痈肿毒，单用或配伍其他清热解毒药。

4.**脱力劳伤**　本品有补虚强壮的作用，可用治疗劳力过度所致的脱力劳伤，证见神疲乏力，面色萎黄，而纳食正常者，常与大枣同煮，食枣饮汁。若气血亏虚，神疲乏力、头晕目眩者，可与党参、熟地、龙眼肉等同用。

5.**阴痒带下**　本品能解毒杀虫止痒，可用治阴痒带下，常与苦参、白鲜皮、黄柏等煎汤外洗。

6.**疟疾寒热**　本品有截疟之功，治疗疟疾寒热，可单以本品研末，于疟发前两小时吞服，或水煎服。

【**用法用量**】煎服，6～12g，外用适量。

【**药理研究**】本品有止血、抗炎、镇痛、抗肿瘤等作用。

附　收敛止血药

收敛止血药除了白及、仙鹤草外，还有以下药物，见表11-2。

表11-2　收敛止血药参考药

药名	药性	功效	主治	用法用量	使用注意
藕节	甘、涩、平。归肝、肺、胃经	收敛止血，化瘀	各种出血证	煎服。9～15g	
棕榈炭	苦、涩、平。归肝、肺、大肠经	收敛止血	各种出血证	煎服。3～9g	出血兼有瘀滞者不宜使用
血余炭	苦、平。归肝、胃经		体内外各种出血证，小便不利	煎服。5～10g。外用适量	
紫珠叶	苦、涩、凉。归肝、肺、胃经	凉血收敛止血，散瘀解毒消肿	体内外各种出血证；热毒疮疡，水火烫伤	煎服。3～15g；研末吞服，1.5～3g	
鸡冠花	甘、涩、凉。归肝、大肠经	收敛止血，止带止痢	吐血，崩漏，便血，痔血；赤白带下，久痢不止	煎服。6～12g	

三七 Sanqi

《本草纲目》

【采制】为五加科植物三七 *Panax notoginseng*（Burk.）F. H. Chen 的干燥根和根茎。秋季花开前采挖，洗净，晒干。切片，或捣碎，或碾细粉用。

【药性】甘、微苦，温。归肝、胃经。

【功效】散瘀止血，消肿定痛。

【临床应用】

1. 出血　本品味甘微苦性温，入肝经血分，功善止血，又能祛瘀，有止血不留瘀，化瘀不伤正的特点。对人体内外各种出血，无论有无瘀滞均可应用，尤以有瘀滞者为宜，单味内服外用均有效。单用本品，米汤调服，可治疗吐血、衄血、崩漏；本品与花蕊石、血余炭合用，则可治疗咯血、吐血、衄血、尿血、便血；若治疗外伤出血，可单用本品研末外掺，或与龙骨、血竭、象皮等同用，如七宝散。

2. 胸腹刺痛，跌仆肿痛　本品活血消肿，止痛力强，为治瘀血诸证之佳品，尤为伤科要药。凡跌打损伤，或筋骨折伤，瘀血肿痛，本品皆为首选药物。可单味应用，以三七为末，黄酒或白开水送服；若皮破者亦可用三七粉外敷。治疗胸腹刺痛，配伍延胡索、川芎、郁金等活血行气药，则活血定痛之功更著。用于治疗痈疽肿痛亦有良效，如治疗无名痈肿，疼痛不已，以本品研末，米醋调涂；或治疗痈疽溃烂，常与乳香、没药、儿茶等同用，如腐尽生肌散。

【用法用量】煎服，3～10g；研末吞服，每次1～3g。外用适量。

【使用注意】孕妇慎用。

【药理研究】本品有止血、促进造血、抗血栓、抗炎消肿、降压、减慢心率、降低心肌耗氧量、扩张脑血管、提高体液免疫功能的作用。此外，还有改善记忆、抗疲劳、抗衰老、抗肿瘤等作用。

茜草　Qiancao

《神农本草经》

【采制】为茜草科植物茜草 *Rubia cordifolia* L. 的干燥根和根茎。春、秋二季采挖，切厚片或段。生用或炒炭用。

【药性】苦，寒。归肝经。

【功效】凉血止血，祛瘀通经。

【临床应用】

1. 出血　本品味苦性寒，善走血分，既能凉血止血，又能化瘀止血，故可以用于血热妄行或血瘀脉络之出血证，对于血热夹瘀之出血尤为适宜，如治疗吐血不止，单用本品为末煎服；治衄血，可与黄芩、侧柏叶同用，如茜根散；治血热崩漏，常与生地、生蒲黄同用；治血热尿血，常与小蓟、白茅根等同用。若与黄芪、白术、山茱萸等同用，也可用于治疗气虚不摄的崩漏下血，如固冲汤。

2. 瘀阻经闭，风湿痹痛，跌仆肿痛　本品能活血通经，故可用治闭经、风湿痹痛、跌打损伤等血瘀经络痹阻之证，尤为妇科调经要药，如治血滞经闭，单用本品加酒煎服，亦可与桃仁、红花、当归等同用；治风湿痹证，可单用清酒服，或配伍鸡血藤、海风藤、延胡索等药；治跌打损伤，可单味泡酒服，或与三七、乳香、没药等同用。

【用法用量】煎服，6～10g。止血炒炭用，活血通经生用或酒炒用。外用适量。

【使用注意】孕妇慎用。

【药理研究】本品具有止血、抗肿瘤、抗炎、抗氧化、免疫调节、保护神经、抗感染等作用。

附　化瘀止血药

化瘀止血药除了茜草外，还有以下药物，见表11-3。

表 11-3 化瘀止血药参考药

药名	药性	功效	主治	用法用量	使用注意
蒲黄	甘，平。归肝、心包经	止血，化瘀，通淋	体内外各种出血症；经闭痛经；胸腹刺痛，跌仆肿痛；血淋涩痛	煎服，5～10g，包煎。外用适量，敷患处	

艾叶　Aiye

《名医别录》

【采制】为菊科植物艾 *Artemisia argyi* Levl. et Vant. 的干燥叶。夏季花未开时采摘，晒干。生用或炒炭用。若连枝割下，晒干捣绒，名艾绒，供作艾条。

【药性】辛、苦，温；有小毒。归肝、脾、肾经。

【功效】温经止血，散寒止痛，调经安胎；外用祛湿止痒。

【临床应用】

1. 虚寒性出血　本品用于吐血、衄血、崩漏、月经过多属于虚寒者。本品气香味辛，温可散寒，能暖气血而温经脉，为温经止血之要药，适用于虚寒性出血病症，尤适于崩漏。治疗下元虚冷，冲任不固所致的崩漏下血，可单用本品，水煎服，或与阿胶、芍药、干地黄等同用，如胶艾汤。若配伍生地、生荷叶、生柏叶等清热凉血药，可治血热妄行之出血证，如四生丸；艾叶之用，既可加强止血，又可防寒凉药物凉遏留瘀之弊。

2. 少腹冷痛，经寒不调，宫冷不孕　本品专入三阴经而直走下焦，能温经脉，暖宫散寒止痛，尤善调经，为治妇科下焦虚寒或寒客胞宫之要药。常用于下焦虚寒，月经不调，经行腹痛，宫冷不孕，带下清稀等症，每与香附、吴茱萸、当归等同用，如艾附暖宫丸。用治脾胃虚寒所致的脘腹冷痛，可以单味艾叶煎服，或以之炒热熨敷脐腹，或配伍温中散寒之品。

3. 胎动不安，胎漏下血　本品为妇科安胎之要药。以艾叶酒煎服，治疗妊娠胎动不安。临床上常与阿胶、桑寄生等同用，用治胎动不安，胎漏下血。

此外，本品煎汤外洗，可治疗皮肤湿疹瘙痒。

【用法用量】煎服，3～10g。外用适量，供灸治或熏洗用。温经止血宜炒用，余则生用。

【药理研究】本品有促凝血和抗凝血的双重作用，同时有镇痛、抗菌、抗过敏、镇咳、平喘、抗炎、降糖、降压、抗氧化等作用。

炮姜　Paojiang
《珍珠囊》

【采制】为姜科植物姜 *Zingiber officinale* Rosc. 的干燥根茎的炮制加工品。取干姜砂烫至鼓起，表面棕褐色或炒炭至外表色黑，内呈棕褐色入药。

【药性】苦、涩，温。归脾、胃、肾经。

【功效】温经止血，温中止痛。

【临床应用】

1. 阳虚失血，吐衄崩漏　本品性温主入脾经，能温经止血，主治脾胃虚寒，脾不统血之出血病证，本品为首选。可单味应用，以本品为末，米饮下，治血痢不止；亦可配伍收敛止血药物；治疗虚寒性吐血、便血，常与人参、黄芪、附子等同用；若治冲任虚寒，崩漏下血，可与乌梅、棕榈炭等同用，如如圣散。

2. 脾胃虚寒，腹痛吐泻　本品辛热，善暖脾胃，能温中止痛、止泻，为治虚寒性腹痛、腹泻之佳品。用以本品研末饮服，治中寒水泻；本品与厚朴、附子等同用，治脾虚冷泻不止。若治疗寒凝脘腹冷痛，常配高良姜，如二姜丸；治产后血虚寒凝，小腹疼痛者，可与当归、川芎、桃仁等同用，如生化汤。

【用法用量】煎服，3～9g。

【药理研究】本品有止血、抗溃疡、抗炎等作用。

第十二章　活血化瘀药

　　凡以通利血脉，促进血行，消散瘀血为主要功效，用于治疗瘀血证的药物，称活血化瘀药，或活血祛瘀药，简称活血药。其中活血作用较强者，又称破血药。

　　活血化瘀药，性味多为辛、温，主入心、肝经，均具有通畅血行、活血化瘀的功效，能达到止痛、调经、消肿、疗伤、消痈、消癥等效果，用于内、外、妇、儿、伤等临床各科瘀血阻滞之证。根据其作用特点和临床应用的不同，又分为活血止痛药、活血调经药、活血疗伤药、破血消癥药四类，分别主要用于气血瘀滞所致的痛证；血行不畅所致的月经不调、痛经、经闭及产后瘀滞腹痛、恶露不尽；跌打损伤、瘀肿疼痛、骨折筋损、金创出血等伤科疾患；瘀血时间长、程度重的癥瘕积聚。

　　本类药物行散力强，易耗血动血，不宜用于妇女月经过多以及其他出血证无瘀血现象者，对于孕妇尤当慎用或忌用。破血逐瘀之品，更易伤人正气，对体虚者慎用。

川芎　Chuanxiong
《神农本草经》

　　【采制】为伞形科植物川芎 *Ligusticum chuanxiong* Hort. 的干燥根茎。夏季采挖，晒后烘干，去须根，切片。生用或酒炙用。

　　【药性】辛，温。归肝、心包经。

　　【功效】活血行气，祛风止痛。

　　【临床应用】

　　1.血瘀气滞诸痛证　本品辛散温通，既能活血，又能行气止痛，为"血中

气药"，广泛用于血瘀气滞之胸胁、腹部诸痛。若治心脉瘀阻之胸痹心痛，常与丹参、桂枝、檀香等同用；若治肝郁气滞之胁痛，常配柴胡、白芍、香附，如柴胡疏肝散。川芎善"下调经水，中开郁结"，为妇科要药，能活血调经，可用治多种妇产科的疾病。如治血瘀经闭，痛经，常与红花、当归、桃仁等同用，如桃红四物汤；若属寒凝血瘀者，可配桂枝、当归等，如温经汤；若治产后恶露不下，瘀阻腹痛，可配当归、桃仁、炮姜等，如生化汤。此外，跌仆损伤，疮疡痈肿也可随症配伍。

2. 头痛，风湿痹痛 本品辛温升散，能"上行头目"，祛风止痛，为治头痛要药，无论风寒、风热、风湿、血虚、血瘀头痛均可随症配伍用之，故李东垣言"头痛须用川芎"。如治风寒头痛，配羌活、细辛、白芷，如川芎茶调散；若治风热头痛可配菊花、石膏、僵蚕，如川芎散；若治风湿头痛，可配羌活、独活、防风，如羌活胜湿汤。

本品辛散温通，能祛风通络止痛，又可治风湿痹痛，常与独活、秦艽、防风等药同用。

【用法用量】煎服，3～10g。

【使用注意】阴虚火旺者及孕妇慎用。

【药理研究】本品有扩张血管、抗血小板聚集、改善微循环、抗心脑缺血、镇痛、镇静、兴奋子宫平滑肌等作用。

延胡索 Yanhusuo
《雷公炮炙论》

【采制】为罂粟科植物延胡索 *Corydalis yanhusuo* W.T.Wang 的干燥块根。夏初茎叶枯萎时采挖，晒干，切片。生用或醋炙用。

【药性】辛、苦，温。归肝、脾经。

【功效】活血，行气，止痛。

【临床应用】

气血瘀滞诸痛证 本品辛散温通，为活血行气止痛之良药，《本草纲目》谓其能"行血中气滞，气中血滞，故专治一身上下诸痛"，为常用的止痛药，无论何种痛证，均可配伍应用。若治心血瘀阻之胸痹心痛，常与丹参、桂枝、薤白等药同用；若治热证胃痛，可配川楝子；治气滞胃痛，可配香附、木香、砂仁；若治肝郁气滞之胸胁痛，可伍柴胡、郁金；治肝郁化火之胸胁痛，配伍川楝子、山栀；治寒疝腹痛，可配小茴香、吴茱萸等药用；治气滞血瘀之痛经、月经不调、产后瘀滞腹痛，常配当归、红花、香附等药用；治跌打损伤、瘀肿疼痛，常与乳香、没药同用。

【用法用量】煎服，3～10g。研粉吞服，每次1.5～3g。

【药理研究】本品有显著的镇痛、镇静、催眠作用，能扩张冠脉、降低冠脉阻力、增加冠脉血流量，提高耐缺氧能力，还能抗溃疡、抑制胃酸分泌。

郁金 Yujin
《药性论》

【采制】为姜科植物温郁金 *Curcuma wenyujin* Y.H.Chen et C.Ling、姜黄 *Curcuma longa* L.、广西莪术 *C.kwangsiensis* S.G.Lee et C.F.Liang 或蓬莪术 *C. phaeocaulis* Val. 的块根。冬季茎叶枯萎后采挖，干燥，切薄片。生用或醋炙用。

【药性】辛、苦，寒。归肝、胆、心经。

【功效】活血止痛，行气解郁，清心凉血，利胆退黄。

【临床应用】

1.气滞血瘀诸痛证　本品味辛能行能散，既能活血，又能行气，故治气血瘀滞之痛证。因其性偏寒凉，对血瘀气滞而有郁热最为适宜。若治心血瘀阻之胸痹心痛，可配瓜蒌、薤白、丹参等药用；若治肝郁有热、气滞血瘀之痛经、乳房作胀，常配柴胡、栀子、当归等药，如宣郁通经汤；若治癥瘕痞块，可配鳖甲、莪术、丹参等。

2.热病神昏，癫痫痰闭　郁金辛散苦泄，能解郁开窍，且性寒入心经，能清心热，故可用于痰浊蒙蔽心窍、热陷心包之神昏，可配伍石菖蒲、栀子，如菖蒲郁金汤；治癫痫痰闭之证，可配伍白矾以化痰开窍。

3.血热出血证　郁金性寒清热，味苦能降泄，入肝经血分而能凉血降气止血，用于气火上逆之吐血、衄血、倒经，可配生地、丹皮、栀子等以清热凉血，解郁降火，如生地黄汤；用于热结下焦，伤及血络之尿血、血淋，可与生地、小蓟等药同用，如郁金散。

4. 湿热黄疸，胆石症 郁金性寒入肝胆经，能清利肝胆湿热，可治湿热黄疸，配茵陈蒿、栀子；配伍金钱草可治胆石症。

【用法用量】煎服，3～10g。

【使用注意】孕妇慎用。畏丁香。

【药理研究】本品有调节免疫功能、抗炎、保肝、利胆、调节血脂、抗动脉粥样硬化作用。同时还有一定的抗自由基损伤、镇痛等作用。

附　其他活血止痛药

活血止痛药除了川芎、延胡索、郁金外，还有以下药物，见表12-1。

表12-1　活血止痛药参考药

药名	药性	功效	主治	用法用量	使用注意
乳香	辛、苦，温。归心、肝、脾经	活血定痛，消肿生肌	血瘀气滞诸痛证，跌打损伤，痈肿疮疡	煎汤或入丸、散，3～5g；外用适量，研末调敷	孕妇及胃弱者慎用
没药	辛、苦，平。归心、肝、脾经	散瘀定痛，消肿生肌	血瘀气滞诸痛证，跌打损伤，痈肿疮疡	3～5g。炮制去油，多入丸散用	孕妇及胃弱者慎用
姜黄	辛、苦，温。归脾、肝经	破血行气，通经止痛	血瘀气滞诸痛证，风湿痹痛	3～10g。外用适量	
五灵脂	苦、甘，温。归肝经	化瘀止血，活血止痛	出血证，瘀血证	3～10g。包煎	孕妇慎用。畏人参

丹参　Danshen
《神农本草经》

【采制】为唇形科植物丹参 *Salvia miltiorrhiza* Bge. 的干燥根和根茎。春、秋两季采挖，干燥。切片，生用或酒炙用。

【药性】苦，微寒。归心、肝经。

【功效】活血调经，祛瘀止痛，凉血消痈，除烦安神。

【临床应用】

1. 月经不调，闭经痛经，产后瘀滞腹痛 丹参功善活血祛瘀，性微寒而缓，能祛瘀生新而不伤正，善调经水，为妇科调经要药，常用于月经不调，经

闭痛经及产后瘀滞腹痛。可单用研末酒调服，亦常配川芎、当归、益母草等药用。

2. **血瘀心痛，脘腹疼痛，跌打损伤**　本品善能通行血脉，祛瘀止痛，广泛应用于各种瘀血病证，因其性偏寒凉，尤宜于血热瘀滞。如治血脉瘀阻之胸痹心痛，脘腹疼痛，可配伍砂仁、檀香用，如丹参饮；治癥瘕积聚，可配伍三棱、莪术、鳖甲等药用；治跌打损伤，肢体瘀血作痛，常与当归、乳香、没药等同用，如活络效灵丹；治风湿痹证，可配伍防风、秦艽等祛风除湿药用。

3. **疮痈肿毒**　本品性寒，既能凉血活血，又能清热消痈，可用于热毒瘀阻引起的疮痈肿毒，常配伍清热解毒药用。

4. **热病烦躁神昏，心悸失眠**　本品入心经，既可清热凉血，又可除烦安神。用于热病邪入心营之烦躁不寐，甚或神昏，可配伍生地、玄参、黄连、竹叶等；用于血不养心之失眠、心悸，常与生地、酸枣仁、柏子仁等同用，如天王补心丹。

【**用法用量**】煎服，10～15g。活血化瘀宜酒炙用。

【**使用注意**】反藜芦。孕妇慎用。

【**药理研究**】丹参酮类脂溶性成分可抗凝血及抗血小板聚集、调血脂、抗炎、抗肿瘤；酚酸类水溶性成分能抗氧化、抗动脉粥样硬化、降血压；丹参多糖有明显的抗肿瘤和免疫调节作用。

益母草　Yimucao
《神农本草经》

【**采制**】为唇形科植物益母草 *Leonurus japonicus* Houtt. 的干燥地上部分。夏季花未开或初开时采割，切段晒干。生用或熬膏用。

【**药性**】辛、苦，微寒。归心、肝、膀胱经。

【**功效**】活血调经，利水消肿，清热解毒。

【**临床应用**】

1. **血滞经闭，痛经，产后瘀滞腹痛**　本品苦泄辛散，主入血分，善活血调经，祛瘀通经，为妇产科要药，故名益母。治血滞经闭、痛经、月经不调、产后恶露不尽、瘀滞腹痛。可单用熬膏服，如益母草流浸膏；亦可配当归、丹参、川芎等药用。配伍川芎、当归，也可用于跌打损伤瘀痛。

2. 水肿，小便不利　本品既能利水消肿，又能活血化瘀，尤宜用于水瘀互阻的水肿。可单用，亦可与白茅根、泽兰等同用。用于血热及瘀滞之血淋尿血，可与车前子、石韦、木通同用。

3. 疮痈肿毒　本品有清热解毒、活血化瘀之效，宜于瘀热阻滞之热毒疮肿。

【用法用量】煎服，10～30g。外用适量捣敷或煎汤外洗。

【使用注意】孕妇慎用。

【药理研究】本品有抗血小板聚集、降低血液黏度、肾脏保护、兴奋子宫平滑肌、抗炎镇痛、调节免疫等作用。

桃仁　Taoren
《神农本草经》

【采制】为蔷薇科植物桃 *Prunus persica*(L.)Batsch 或山桃 *P.davidiana*(Carr.)Franch. 的干燥成熟种子。果实成熟时采摘，取出种子，晒干。生用或炒用。

【药性】苦、甘，平。归心、肝、大肠经。

【功效】活血祛瘀，润肠通便，止咳平喘。

【临床应用】

1. 血瘀证　本品味苦，入心肝血分，善泄血滞，为治疗多种瘀血阻滞病证的常用药。治瘀血经闭、痛经，常与红花相须为用，并配当归、川芎、赤芍等，如桃红四物汤；治产后瘀滞腹痛，常配伍炮姜、川芎等，如生化汤；治跌打损伤，瘀肿疼痛，常配当归、红花、大黄等药用，如复元活血汤。取本品活血祛瘀以消痈，配清热解毒药，亦常用治肺痈、肠痈等证。治肺痈可配苇茎、冬瓜仁等药用，如千金苇茎汤；治肠痈配大黄、丹皮等药用，如大黄牡丹皮汤。

2. 肠燥便秘　本品富含油脂，能润燥滑肠，故可用于肠燥便秘证。常配伍当归、火麻仁、瓜蒌仁等，如润肠丸。

3. 咳嗽气喘　本品味苦，能降肺气，有止咳平喘之功。治咳嗽气喘，常与杏仁同用。

【用法用量】煎服，5～10g，捣碎用。

【使用注意】孕妇忌用。便溏者慎用。

【药理研究】本品有抗凝血、抗血栓、镇咳平喘、预防肝纤维化、增强免疫力等作用，所含脂肪油还可润滑肠道，利于排便。

红花　**Honghua**
《新修本草》

【采制】为菊科植物红花 *Carthamus tinctorius* L. 的干燥花。夏季花色由黄转为鲜红时采摘，阴干或晒干。生用。

【药性】辛，温。归心、肝经。

【功效】活血通经，祛瘀止痛。

【临床应用】

1. 血滞经闭，痛经，产后瘀滞腹痛　红花辛散温通，为活血祛瘀、通经止痛之要药，是妇产科血瘀病证的常用药，常与当归、川芎、桃仁等相须为用。治痛经，单用奏效，亦可配伍赤芍、延胡索、香附等以理气活血止痛。

2. 癥瘕积聚，心腹瘀痛，跌打损伤　本品能活血通经，祛瘀消癥，可治疗癥瘕积聚，常配伍三棱、莪术、香附等药；若治胸痹心痛，常配桂枝、瓜蒌、丹参等药用；又为治跌打损伤，瘀滞肿痛之要药，常配木香、苏木、乳香、没药等药用。

【用法用量】煎服，3～10g。外用适量。

【使用注意】孕妇忌用。有出血倾向者慎用。

【药理研究】本品不仅具有抑制血小板聚集、抗氧化、抗血栓、改善血液微循环等作用，还有抗炎镇痛、抗肿瘤、抗氧化等多种药理活性。

牛膝　Niuxi

《神农本草经》

【采制】为苋科植物牛膝 *Achyranthes bidentata* Bl. 的干燥根。冬季苗枯时采挖，晒干，切段。生用或酒炙用。

【药性】苦、甘、酸，平。归肝、肾经。

【功效】活血通经，补肝肾，强筋骨，利水通淋，引火（血）下行。

【临床应用】

1. 瘀血阻滞之经闭、痛经、经行腹痛及跌仆伤痛　本品性善下行，长于活血通经，多用于妇科经产诸疾以及跌打伤痛。治瘀阻经闭、痛经、月经不调、产后腹痛，常配当归、桃仁、红花等药，如血府逐瘀汤；治跌打损伤、腰膝瘀痛，与续断、当归、乳香、没药等同用，如舒筋活血汤。

2. 腰膝酸痛，下肢痿软　牛膝能补益肝肾，强筋健骨，既可用于肝肾亏虚之腰痛、腰膝酸软，可配伍杜仲、续断、补骨脂等同用，如续断丸；又可用于痹痛日久，腰膝酸痛，常配伍独活、桑寄生等，如独活寄生汤。若与苍术、黄柏同用，可治湿热成痿，足膝痿软，如三妙丸。

3. 淋证，水肿，小便不利　本品性善下行，既能利水通淋，又能活血祛瘀。治热淋、血淋、砂淋，常配冬葵子、瞿麦、车前子、滑石用，如牛膝汤。

4. 上部火热证　本品味苦善泄降，能引上亢之阳下潜，引上炎之火下降，引上逆之血下行。治肝阳上亢之头痛眩晕，可与代赭石、生牡蛎、生龟板等配伍，如镇肝熄风汤；治胃火上炎之齿龈肿痛、口舌生疮，可配地黄、石膏、知母等同用，如玉女煎；治气火上逆，迫血妄行之吐血、衄血，可配白茅根、栀子、代赭石以引血下行，降火止血。

【用法用量】煎服，5～12g。活血通经、利水通淋、引火（血）下行宜生用；补肝肾、强筋骨宜酒炙用。

【使用注意】孕妇及月经过多者忌用。

【药理研究】本品可兴奋子宫平滑肌，有抗生育、抗着床、抗早孕的作用，还有调节血液黏稠度、改善微循环、延缓衰老、抗肿瘤和增强免疫能力等作用。

附 其他活血调经药

活血调经药除丹参、益母草、桃仁、红花、牛膝外，还有以下药物，见表12-2。

表 12-2 活血调经药参考药

药名	药性	功效	主治	用法用量	使用注意
鸡血藤	苦、甘，温。归肝肾经	活血补血，调经止痛。舒筋活络	月经不调，痛经，经闭，风湿痹痛，麻木瘫痪，血虚萎黄。	煎服。9～15g	
川牛膝	甘、苦，平。归肝、肾经	逐瘀通经，通利关节，利尿通淋	经闭癥瘕，胞衣不下，跌仆损伤，风湿痹痛，足痿筋挛，尿血之血淋	煎服。5～10g	孕妇慎用
西红花	甘，平。归心、肝经	活血化瘀，凉血解毒，解郁安神	经闭癥瘕，产后瘀阻，温毒发斑，忧郁痞闷，惊悸发狂	1～3g，煎服或沸水泡服	孕妇慎用
王不留行	苦，平。归肝、胃经	活血通经，下乳消肿，利尿通淋	经闭，痛经，乳汁不下，乳痈肿痛，淋证涩痛	煎服。5～10g	孕妇慎用
月季花	甘，温。归肝经	活血调经，疏肝解郁	气滞血瘀，月经不调，痛经，闭经，胸胁胀痛	煎服。3～6g	

土鳖虫 **Tubiechong**

《神农本草经》

【采制】为鳖蠊科昆虫地鳖 *Eupolyphaga sinensis* Walk. 或冀地鳖 *Steleophaga plancyi*（Boleny）雌虫的干燥全体。野生者，夏季捕捉；饲养者全年可捕捉。置沸水中烫死，晒干或烘干。生用或炒用。

【药性】咸，寒；有小毒。归肝经。

【功效】破血逐瘀，续筋接骨。

【临床应用】

1. 跌打损伤，筋伤骨折，瘀肿疼痛 本品咸寒入血，主入肝经，性善走窜，能活血消肿止痛，续筋接骨疗伤，为伤科常用药。可单用研末调敷，或研末黄酒冲服；临床常与自然铜、骨碎补、乳香等同用；骨折筋伤后期，筋骨软弱，常配续断、杜仲等药用。

2. 血瘀经闭，积聚痞块　本品能破血逐瘀而消积通经，常用于经产瘀滞之证及积聚痞块。治血瘀经闭，产后瘀滞腹痛，常与大黄、桃仁等同用，如下瘀血汤；治干血成劳，经闭腹满，肌肤甲错者，则配伍大黄、水蛭、虻虫等，如大黄蟅虫丸；治癥积痞块，常配伍柴胡、桃仁、鳖甲等，如鳖甲煎丸。

【用法用量】煎服，3～10g；研末服，1～1.5g，黄酒送服。外用适量。

【使用注意】孕妇禁用。

【药理研究】本品有抗肿瘤、抗突变、抗血栓、抗缺血缺氧、调节血脂、保肝和增强免疫功能等作用。

附　其他活血疗伤药

活血疗伤药除了土鳖虫外，还有以下药物，见表12-3。

表12-3　活血疗伤药参考药

药名	药性	功效	主治	用法用量	使用注意
血竭	甘咸，平。归心肝经	祛瘀定痛，止血生肌	跌仆折损，内伤瘀痛；外伤出血	入丸散，1～2g	孕妇及月经期忌用
自然铜	辛，平。归肝经	散瘀，接骨，止痛	跌仆肿痛，筋骨折伤	煎服，3～9g，宜先煎。多入丸散服，每次0.3g	不宜久服，孕妇忌用
刘寄奴	苦，温。归心肝、脾经	破血疗伤，通经，止痛，止血	跌打损伤，肿痛出血，血瘀经闭，产后瘀滞腹痛	煎服。6～9g	孕妇忌用
穿山甲	咸，微寒。归肝、胃经	活血消癥，通经下乳，消肿排脓，搜风通络	经闭癥瘕，乳汁不通，痈肿疮毒，风湿痹痛，中风瘫痪，麻木拘挛	5～10g，一般炮制后用	孕妇慎用
苏木	甘咸，平。归心、肝、脾经	活血祛瘀，消肿止痛	跌打损伤，骨折筋伤，瘀滞肿痛，经闭痛经，产后瘀阻，痈疽肿痛	煎服。3～9g	孕妇慎用

莪术　Ezhu

《药性论》

【采制】为姜科植物蓬莪术 *Curcuma phaeocaulis* Val. 或温郁金 *Curcuma wenyujin* Y.H.Chen et C.Ling、广西莪术 *C.kwangsiensis* S.G.lee et C.F.Liang 的干燥根茎。秋、冬两季茎叶枯萎后采挖，晒干，切厚片。生用或醋炙用。

【药性】辛、苦，温。归肝、脾经。

【功效】破血行气，消积止痛。

【临床应用】

1. 癥瘕积聚，经闭及心腹瘀痛　莪术苦泄辛散温通，既入血分，又入气分，适用于气滞血瘀日久而成的癥瘕积聚以及气滞、血瘀、寒凝所致的诸般痛证，常与三棱相须为用。此外，本品既破血祛瘀，又消肿止痛，可用于跌打损伤，瘀肿疼痛，常与其他祛瘀疗伤药同用。

2. 食积脘腹胀痛　本品能行气止痛，消食化积，用于食积不化之脘腹胀痛，可配伍青皮、槟榔用，如莪术丸；若治脾虚食积之脘腹胀痛，可配伍党参、茯苓、白术等补气健脾药。

【用法用量】煎服，6～9g。醋制后可加强祛瘀止痛作用。

【使用注意】月经过多者忌用，孕妇禁用。

【药理研究】本品有抗肿瘤、抗血小板聚集、抗血栓、调血脂、抗动脉粥样硬化、抗组织纤维化、抗炎镇痛、抗菌抗病毒、降血糖、抗氧化等作用。

附　其他破血消癥药

破血消癥药除了莪术外，还有以下破血消癥药，见表12-4。

表12-4　破血消癥药参考药

药名	药性	功效	主治	用法用量	使用注意
三棱	辛、苦，平。归肝脾经	破血行气，消积止痛	癥瘕痞块，瘀血经闭，食积胀痛	煎服。5～10g	孕妇禁用
水蛭	咸、苦，平。有小毒。归肝经	破血，逐瘀，通经	癥瘕痞块，血瘀经闭，跌仆损伤	煎服。1～3g	孕妇及无瘀血者禁用

药名	药性	功效	主治	用法用量	使用注意
斑蝥	辛，热。 有大毒。 归肝、胃、肾经	破血消癥，攻毒蚀疮，引赤发泡	癥瘕肿块，积年顽癣，瘰疬，赘疣，痈疽不溃，恶疮死肌	多入丸散，0.03 ～ 0.06g	孕妇禁用
干漆	辛，温。 有毒。 归肝、脾经	破瘀血，消积，杀虫	妇女闭经，瘀血癥瘕，虫积腹痛	煎服。2 ～ 5g	孕妇及体虚无瘀者慎用

第十三章　化痰药

凡以祛痰或消痰为主要功效，常用于治疗痰证的药物，称为化痰药。

化痰药味多苦、辛，苦能泄能燥，辛能散能行。药性寒凉或温燥，其中温燥者，可温化寒痰、燥化湿痰；寒凉者，能清热化痰。若兼味甘质润者，能润燥化痰，兼味咸者，可化痰软坚散结。部分化痰药还兼有止咳平喘、散结消肿的功效。主归肺经，兼归脾、胃、大肠经。主治各种痰证，如：痰阻于肺之咳喘痰多；痰蒙心窍之昏厥、癫痫；痰蒙清阳之眩晕；痰扰心神之睡眠不安；肝风夹痰之中风、惊厥；痰阻经络之肢体麻木、半身不遂、口眼㖞斜；痰火互结之瘰疬、瘿瘤；痰凝肌肉，流注骨节之阴疽、流注等。

痰证有寒痰证与热痰证之别。前者多见咳嗽气喘、痰多色白、苔腻，以及由寒痰、湿痰所致的眩晕、肢体麻木、阴疽流注，以及疮痈肿毒之症，宜选用温化寒痰药。后者多见咳嗽气喘，痰黄质稠，以及由热痰所致的癫痫、中风惊厥、瘿瘤、痰火瘰疬之症，宜选用清热化痰药。若痰稠难咯，唇舌干燥之燥痰证，宜选用润燥化痰药。

某些温燥之性强烈的刺激性化痰药，凡痰中带血等有出血倾向者，宜慎用。

半夏　Banxia
《神农本草经》

【采制】为天南星科植物半夏 *Pinellia ternata*（Thunb.）Breit. 的干燥块茎。夏、秋二季采挖，晒干。生用，或姜汁、白矾制成姜半夏，或白矾制成清半夏，或生石灰、甘草制成法半夏用。

【药性】辛，温；有毒。归脾、胃、肺经。

【功效】燥湿化痰，降逆止呕，消痞散结。

【临床应用】

1. 湿痰，寒痰证　本品辛温而燥，为燥湿化痰、温化寒痰之要药，尤善治脏腑之湿痰。治痰湿壅肺之咳嗽声重，痰白质稀，常与陈皮、茯苓等同用，如二陈汤；治湿痰上犯清阳之头痛、眩晕，甚则呕吐痰涎，痰厥头痛，可配天麻、白术等，如半夏白术天麻汤；治痰饮内盛，胃气失和之夜寐不安，可配秫米，如半夏秫米汤。

2. 呕吐　本品味苦降逆和胃，为止呕要药，各种原因的呕吐，皆可随症配伍用之。治痰饮或胃寒所致的胃逆呕吐尤宜，常配生姜，如小半夏汤；胃热呕吐，可配黄连；胃阴虚呕吐，可配石斛、麦冬；胃气虚呕吐，可配人参、白蜜，如大半夏汤。

3. 心下痞，结胸，梅核气　本品辛开散结，化痰消痞。治寒热互结所致心下痞满，常配干姜、黄连、黄芩等，如半夏泻心汤；治痰热结胸，痞满疼痛，可配黄连、瓜蒌，如小陷胸汤；治气滞痰凝，喉中如有炙脔之梅核气，可配紫苏、厚朴、茯苓等，如半夏厚朴汤。

4. 瘰疬痰核，痈疽肿毒及毒蛇咬伤　本品内服能消痰散结，外用能消肿止痛。治瘿瘤痰核，常配昆布、海藻、贝母、香附等；治痈疽发背、无名肿毒初起或毒蛇咬伤，可生品研末调敷或鲜品捣敷。

【用法用量】煎服，3～9g，一般炮制后使用。外用适量，磨汁涂或研末以酒调敷患处。姜半夏长于温中化痰，降逆止呕；法半夏、清半夏长于燥湿化痰。

【使用注意】不宜与乌头类同用。生品内服宜慎。阴虚燥咳、血证、热痰、燥痰应慎用。

【药理研究】本品可抑制呕吐中枢而止呕，能显著抑制胃液分泌，对胃溃疡有显著的预防和治疗作用。各种炮制品对实验动物有止咳、祛痰作用。尚有镇静催眠、抗肿瘤、对抗实验性室性心律失常和室性早搏等作用。

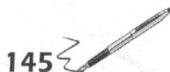

旋覆花　Xuanfuhua

《神农本草经》

【采制】为菊科植物旋覆花 *Inula japonica* Thunb. 或欧亚旋覆花 *Inula britannica* L. 的干燥头状花序。夏、秋二季花开时采收，阴干或晒干。生用或蜜炙用。

【性味】苦、辛、咸，微温。归肺、脾、胃、大肠经。

【功效】降气，消痰，行水，止呕。

【临床应用】

1.咳喘痰多，痰饮蓄结，胸膈痞满　本品苦降辛开，能降气化痰而平喘咳，消痰行水而除痞满。治寒痰咳喘，常配苏子、半夏、麻黄；治痰热咳喘，则须配瓜蒌、黄芩、贝母；若顽痰胶结，胸中满闷，可配海浮石、海蛤壳等。

2.噫气，呕吐　本品又善降胃气而止呕噫。治痰浊中阻，胃气上逆而噫气呕吐，胃脘痞鞕，常配代赭石、半夏、生姜等，如旋覆代赭汤；治胃热呕逆，可与黄连、竹茹等同用。

此外，本品与香附等同用，还可用治气血不和之胸胁痛，如香附旋覆花汤。

【用法用量】煎服，3～9g，包煎。

【使用注意】阴虚劳嗽、津伤燥咳者慎用。

【药理研究】本品有明显的镇咳、祛痰作用，所含黄酮类成分对组胺引起的支气管痉挛有明显的对抗作用，并有较弱的利尿作用。还有抑菌、抗炎、增加胃酸分泌、提高胃肠平滑肌张力等作用。

附　其他温化寒痰药

温化寒痰药除了半夏、旋覆花外，还有以下药物，见表 13-1。

表 13-1　温化寒痰药参考药

药名	药性	功效	主治	用法用量	使用注意
天南星	苦、辛，温；有毒。归肺、肝、脾经	燥湿化痰，祛风解痉。外用散结消肿	顽痰，寒痰证。风痰眩晕、中风、癫痫、破伤风。痈肿，瘰疬，痰核	煎服，3～9g。多制用。外用适量	孕妇慎用

药名	药性	功效	主治	用法用量	使用注意
芥子	辛，温。归肺经	温肺化痰，利气散结	寒痰喘咳，悬饮，阴疽流注，肢体麻木，关节肿痛	煎服。3～9g。外用适量	久咳肺虚及阴虚火旺者忌用。不宜久煎
白附子	辛，温；有毒。归胃、肝经	祛风痰，止痉，止痛，解毒散结	中风痰壅，口眼㖞斜、惊风癫痫。破伤风。痰厥头痛。瘰疬痰核，毒蛇咬伤	煎服。3～6g。多制用。外用适量	孕妇慎用
白前	辛、苦，微温。归肺经	降气、化痰、止咳	咳嗽痰多，气喘	煎服。3～10g	

桔梗　Jiegeng

《神农本草经》

【采制】为桔梗科植物桔梗 *Platycodon grandiflorum*（Jacq.）A. DC. 的干燥根。春、秋二季采挖，干燥，切厚片。生用。

【药性】苦、辛，平。归肺经。

【功效】宣肺，祛痰，利咽，排脓。

【临床应用】

1. 咳嗽痰多，胸闷不畅　本品辛散苦泄，宣开肺气，祛痰，治疗咳嗽痰多，无论寒热皆可应用。属风寒者，常配紫苏、杏仁，如杏苏散；属风热者，常配桑叶、菊花、杏仁，如桑菊饮。治肺中有寒，痰多质稀，可配半夏、干姜、款冬花等；治肺热痰黄质稠，可配瓜蒌、浙贝母等。治痰滞胸痞，常配枳壳用。

2. 咽痛，音哑　本品能宣肺泄邪以利咽开音。治疗外邪犯肺，咽痛失音，常配甘草、牛蒡子等用，如桔梗汤及加味甘桔汤；治咽喉肿痛，热毒盛，可配射干、马勃、板蓝根等清热解毒利咽。

3. 肺痈吐脓　本品性散上行，能利肺气以排壅肺之脓痰。治肺痈咳嗽胸痛，咯痰腥臭，可配甘草，如桔梗汤；可再配鱼腥草、冬瓜仁等以加强清肺排脓之效。

此外，本品又可开宣肺气而通利二便，用治癃闭、便秘。

【用法用量】煎服，3～10g。

【使用注意】凡气机上逆之呕吐、呛咳、眩晕及阴虚火旺咯血等不宜用。用量过大易致恶心呕吐。

【药理研究】本品具有良好止咳作用，又可抗菌、抗炎、增强免疫。所含的桔梗皂苷对口腔、咽喉、胃黏膜直接刺激，反射性增加支气管黏膜分泌从而使痰液稀释，易于排出。

瓜蒌 Gualou
《神农本草经》

【采制】为葫芦科植物栝楼 *Trichosanthes kirilowii* Maxim. 和双边栝楼 *Trichosanthes rosthornii* Harms 的干燥成熟果实。秋季果实成熟时，连果梗剪下，置通风处阴干。生用。

【药性】甘、微苦，寒。归肺、胃、大肠经。

【功效】清热化痰，宽胸散结，润肠通便。

【临床应用】

1.痰热咳喘　本品甘寒而润，善清肺热、润肺燥而化热痰、燥痰。治痰热阻肺，咳嗽痰黄，质稠难咯，胸膈痞满，可配黄芩、胆南星、枳实等，如清气化痰丸。治燥热伤肺，干咳无痰或痰少质黏，咯吐不利，可配川贝母、天花粉、桔梗等。

2.胸痹，结胸　本品能利气开郁，导痰浊下行而奏宽胸散结之效。治痰气互结，胸阳不通之胸痹疼痛，喘息不得卧者，常配薤白、半夏同用，如栝楼薤白白酒汤、栝楼薤白半夏汤。治痰热结胸，胸膈痞满，按之则痛者，常配黄连、半夏，如小陷胸汤。

3.肺痈，肠痈，乳痈　本品能清热散结消肿，常配清热解毒药以治痈证，如治肺痈咳吐脓血，可配鱼腥草、芦根等；治肠痈，可配败酱草、红藤等；治乳痈初起，红肿热痛，配当归、乳香、没药，如神效瓜蒌散。

4.肠燥便秘　瓜蒌仁质润多脂，能润燥滑肠，适用于肠燥便秘，常配火麻仁、郁李仁、生地等同用。

【用法用量】煎服，9～15g。本品入药又有全瓜蒌、瓜蒌皮、瓜蒌仁之分。

瓜蒌皮，功能清热化痰，利气宽胸；瓜蒌仁，功能润肺化痰，滑肠通便；全瓜蒌，则兼有瓜蒌皮、瓜蒌仁之功效。

【使用注意】不宜与乌头类同用。

【药理研究】本品有祛痰、减轻炎症、抑菌、促进细胞免疫等作用。

川贝母　Chuanbeimu
《神农本草经》

【采制】为百合科植物川贝母 *Fritillaria cirrhosa* D.Don、暗紫贝母 *Fritillaria unibracteata* Hsiao et K.C.Hsia、甘肃贝母 *Fritillaria przewalskii* Maxim.、梭砂贝母 *Fritillaria delavayi* Franch.、太白贝母 *Fritillaria taipaiensis* P.Y.Li 或瓦布贝母 *Fritillaria unibracteata* Hsiao et K.C.Hsia var. *wabuensis*（S.Y.Tang et S.C.Yue）Z.D.Liu, S.Wang et S.C.Chen 的干燥鳞茎。夏、秋二季或积雪融化后采挖，晒干或低温干燥。生用。

【药性】苦、甘，微寒。归肺、心经。

【功效】清热化痰，润肺止咳，散结消肿。

【临床应用】

1.肺热燥咳，虚劳咳嗽　本品性微寒味苦，能清肺化痰，又味甘质润能润肺止咳，尤宜于燥痰、热痰之内伤久咳。治阴虚劳嗽，久咳有痰，常配沙参、麦冬等；治肺热、肺燥咳嗽，常配知母，如二母散。

2.瘰疬，乳痈，肺痈　本品能清热化痰，散结消痈。治痰火郁结之瘰疬，常配玄参、牡蛎等，如消瘰丸；治热毒壅结之乳痈、肺痈，常配蒲公英、连翘、鱼腥草等。

【用法用量】煎服，3～10g；研末服，1次1～2g。

【使用注意】不宜与乌头类同用。

【药理研究】本品对支气管平滑肌有明显松弛作用。所含生物碱、总皂苷部分具有明显祛痰作用，总生物碱及非生物碱部分均有镇咳作用。

浙贝母　Zhebeimu

《轩岐救正论》

【采制】为百合科植物浙贝母 *Fritillaria thunbergii* Miq. 的干燥鳞茎。初夏植株枯萎时采挖，拌以煅过的贝壳粉，吸去擦出的浆汁，干燥；或取鳞茎，除去芯芽，趁鲜切成厚片，洗净，干燥。生用。

【药性】苦，寒。归肺、心经。

【功效】清热化痰，散结消痈。

【临床应用】

1. 风热、痰热咳嗽　本品功似川贝母，而偏苦泄，长于清化热痰，降泄肺气。多用治风热咳嗽及痰热郁肺之咳嗽，前者常配桑叶、牛蒡子等，后者多配瓜蒌、知母等。

2. 瘰疬，瘿瘤，疮毒，乳痈，肺痈　本品苦泄清解热毒，化痰散结消痈，治痰火瘰疬结核，可配玄参、牡蛎等，如消瘰丸；治瘿瘤，配海藻、昆布；治疮毒乳痈，多配连翘、蒲公英等；治肺痈咳吐脓血，常配鱼腥草，金荞麦、桃仁等。

【用法用量】煎服，5～10g。

【使用注意】不宜与乌头类同用。

【药理研究】本品所含生物碱对支气管平滑肌具有明显扩张作用，有明显镇咳作用。还有镇静、镇痛作用。

竹茹　Zhuru

《本草经集注》

【采制】为禾本科植物青秆竹 *Bambusa tuldoides* Munro、大头典竹 *Sinocalamus beecheyanus*（Munro）McClure var. *pubescens* P.F.Li 或淡竹 *PhylLostachys nigra* (Lodd.) Munro var. *Henonis* (Mitf.) Stapf ex Rendle 的茎秆的干燥中间层。全年均可采制，取新鲜茎，除去外皮，将稍带绿色的中间层刮成丝条，或削成薄片，捆扎成束，阴干。生用或姜汁炙用。

【**药性**】甘，微寒。归肺、胃、心、胆经。

【**功效**】清热化痰，除烦，止呕。

【**临床应用**】

1.痰热咳嗽，心烦不寐，中风痰迷 本品甘寒性润，善清化热痰。治肺热咳嗽，痰黄稠，常配瓜蒌、桑白皮、黄芩等；治痰火内扰，胸闷痰多，心烦不寐或惊悸不宁，常配枳实、半夏、茯苓等，如温胆汤；治中风痰迷，舌强不语，可与胆南星、牛黄等同用。

2.胃热呕吐，妊娠恶阻，胎动不安 本品能清胃热，降逆止呕，为治胃热呕逆之要药，常配黄连、黄芩、生姜等，如竹茹饮；治胃虚有热之呕吐，可配人参、陈皮、生姜等，如橘皮竹茹汤；治胎热之恶阻呕逆，胎动不安，可与黄芩、枇杷叶、苎麻根等同用。

此外，本品还有凉血止血作用，可治血热吐血、衄血、尿血、崩漏等。

【**用法用量**】煎服，5～10g。生用偏于清化痰热，姜汁炙用偏于和胃止呕。

【**药理研究**】本品体外对白色葡萄球菌、枯草杆菌、大肠杆菌、伤寒杆菌均有较强的抑菌作用。

附　其他清热化痰药

清热化痰药除了桔梗、瓜蒌、川贝母、竹茹外，还有以下药物，见表13-2。

表13-2　清热化痰药参考药

药名	药性	功效	主治	用法用量	使用注意
竹沥	甘，寒。归心肺、肝经	清热豁痰，定惊利窍	痰热咳喘；中风痰迷，惊痫癫狂	冲服。30～50mL	寒痰及便溏者忌用
天竺黄	甘，寒。归心、肝经	清热豁痰，清心定惊	热病神昏，中风痰迷，小儿痰热惊痫、抽搐、夜啼	煎服。3～9g	
前胡	苦、辛，微寒。归肺经	降气化痰，散风清热	痰热喘满，咯痰黄，风热咳嗽痰多	煎服。3～10g	
昆布	咸，寒。归肝、胃、肾经	消痰软坚散结，利水消肿	瘿瘤，瘰疬，睾丸肿痛，痰饮水肿	煎服，6～12g	
海藻	苦咸，寒。归肝、胃、肾经	消痰软坚散结，利水消肿	瘿瘤，瘰疬，睾丸肿痛，痰饮水肿	煎服。6～12g	不宜与甘草同用

药名	药性	功效	主治	用法用量	使用注意
黄药子	苦，寒；有毒。归肺、肝经	化痰散结消瘿，清热凉血解毒	瘿瘤；疮疡肿毒，咽喉肿痛，毒蛇咬伤	煎服。5～15g；研末服，1～2g；外用适量	有毒，不宜过量、久服
瓦楞子	咸，平。归肺、胃、肝经	消痰化瘀，软坚散结，制酸止痛	顽痰胶结，瘿瘤瘰疬，癥瘕痞块，胃痛泛酸	先煎。9～15g	
海蛤壳	苦咸，寒。归肺、肾、胃经	清肺化痰，软坚散结，制酸止痛，收湿敛疮	痰热咳嗽，胸胁疼痛，痰中带血；瘿瘤，瘰疬，痰核。胃痛吞酸。湿疹，烧烫伤	先煎。6～15g；蛤粉包煎。外用适量	
海浮石	咸，寒。归肺、肾经	清肺化痰，软坚散结，利尿通淋	痰热咳喘。瘰疬，瘿瘤。血淋、石淋	打碎先煎。10～15g	
礞石	甘咸，平。归肺、心、肝经	坠痰下气，平肝镇惊	顽痰胶结，气逆喘咳。癫狂，惊痫	多入丸散，3～6g；煎服，10～15g，布包先煎	非痰热胶结之实证不宜用。脾胃虚弱、小儿慢惊忌用。孕妇慎用

第十四章　止咳平喘药

凡以制止或减轻咳嗽和喘息为主要功效，常用以治疗咳嗽气喘的药物，称止咳平喘药。

止咳平喘药主归肺经，药性有寒热之分，苦味居多，亦兼辛、甘之味。主治咳嗽喘息。其中有的药物偏于止咳，有的偏于平喘，或兼而有之。部分止咳平喘药物兼润肠通便、利水消肿、解痉止痛等功效，亦可用治肠燥便秘、水肿、胸腹积水、湿热黄疸、心腹疼痛、癫痫等病证。

对麻疹初期的咳嗽应以宣肺祛邪为主，勿用敛肺止咳药；对痰盛咳喘要以祛痰为先，或选用有祛痰止咳平喘作用的药物；喘息要分清虚实，对肾虚喘息要注意补肾治本。

苦杏仁　Kuxingren
《神农本草经》

【采制】为蔷薇科植物山杏 *Prunus armeniaca* L.var.*ansu* Maxim.、西伯利亚杏 *Prunus sibirica* L.、东北杏 *Prunus mandshurica*（Maxim.）Koehne 或杏 *Prunus armeniaca* L. 的干燥成熟种子。夏季采收成熟果实，取出种子，晒干。生用，或炒用。

【药性】苦，微温；有小毒。归肺、大肠经。

【功效】降气止咳平喘，润肠通便。

【临床应用】

1. 咳嗽气喘，胸满痰多　本品功能降气止咳平喘，主要用于咳嗽、气喘等症，无论寒热、新久均可使用。治感冒咳嗽痰多者，常与桔梗同用，如杏苏散；治风热感冒，咳嗽痰黄，常与桑叶、菊花同用，如桑菊饮；治风寒感冒，咳嗽痰白，常与麻黄、甘草同用，如麻黄汤；治燥热咳嗽，痰少难咯，常与桑

叶、沙参同用，如桑杏汤；治肺炎喘嗽，常与麻黄、生石膏同用，如麻杏石甘汤；治疗肺痈，咳吐脓血样痰，常与薏苡仁配伍；治肺虚咳嗽及痰热咳嗽，常配伍川贝母。

2.肠燥便秘　本品质润，能润肠通便。治津枯肠燥便秘，常配伍柏子仁、郁李仁、桃仁等，如五仁丸；治疗血虚便秘，常与火麻仁、当归等配伍，如润肠丸。

此外，取其宣发疏通肺气之功，治湿温初起及暑温夹湿之湿重于热者，常配伍白蔻仁、薏苡仁等药，共奏宣上、畅中、渗下之效，如三仁汤。

【用法用量】煎服，5～10g。生品入煎剂宜后下。

【使用注意】有小毒，勿过量及久服。阴虚咳嗽、大便溏泄者忌用。婴儿慎用。

【药理研究】本品有抑制呼吸中枢而起到镇咳、平喘作用。可抑制胃蛋白酶活性影响消化功能。此外，还有抗炎、镇痛、增强机体细胞免疫、抗消化性溃疡、抗肿瘤、抗脑缺血、降血糖等作用。

紫苏子　Zisuzi
《本草经集注》

【采制】为唇形科植物紫苏 *Perilla frutescens* (L.) Britt 的干燥成熟果实。秋季果实成熟时采收，晒干。生用或炒用。

【药性】辛，温。归肺、大肠经。

【功效】降气化痰，止咳平喘，润肠通便。

【临床应用】

1.咳嗽气喘痰多　本品止咳平喘而又善降气消痰，对咳喘痰多伴胸膈满闷之症尤为适宜。治痰壅气滞之喘咳、痰多，食少胸痞，常与白芥子、莱菔子配伍，如三子养亲汤；治上实下虚之久咳痰喘，常与半夏、厚朴、肉桂配伍，如苏子降气汤；治风寒外束、痰热内蕴之咳喘，痰多色黄，常与麻黄、杏仁、桑白皮等配伍，如定喘汤。

2.肠燥便秘　本品含脂能润，故有宽肠通便之功效。治肠燥便秘，常与火麻仁配伍。

【用法用量】煎服，3 ～ 10g。

【使用注意】脾虚便溏者慎用。

【药理研究】本品及其炮制品多种提取物有不同程度镇咳、祛痰、平喘作用。此外，还有抗氧化、改善记忆、抗肝损伤、抑制肿瘤、抗炎、抗过敏、增强免疫力、降血脂等作用。

百部　Baibu
《名医别录》

【采制】为百部科植物直立百部 *Stemona sessilifolia* (Miq.) Miq.、蔓生百部 *Stemona japonica*(Bl.)Miq. 或对叶百部 *Stemona tuberosa* Lour. 的干燥块根。春、秋二季采挖，沸水略烫或蒸至无白心，晒干。生用或蜜炙用。

【药性】甘、苦，微温。归肺经。

【功效】润肺下气止咳，杀虫灭虱。

【临床应用】

1. 新久咳嗽，肺痨咳嗽，顿咳　本品甘润苦降，无偏寒偏热之性，既有较好的润肺下气止咳作用，又有良好的杀虫作用，为治肺痨咳嗽之要药，无论新久、寒热咳嗽均可使用，尤以治久嗽虚嗽为良，临床常用于百日咳、肺结核之咳嗽及慢性支气管炎之久咳不愈者。治新咳，常与荆芥、桔梗、甘草配伍；治久咳，常与五味子、诃子配伍；治寒咳，常与干姜、半夏配伍；治热咳，常与黄芩、竹茹配伍；治百日咳，常与白前、川贝母、沙参配伍。

2. 头虱，体虱，疥癣，蛲虫病，阴痒　本品有杀虫灭虱作用。治头虱、体虱及疥癣，可制成20% 乙醇液或50% 水煎剂外搽患处。治蛲虫病，可单味浓煎，睡前保留灌肠。治阴道滴虫病外阴瘙痒，常与蛇床子、苦参、龙胆等同用，煎汤坐浴外洗。

【用法用量】煎服，3 ～ 9g。外用适量。

【药理研究】本品有显著的镇咳、驱虫作用。对多种病菌、皮肤真菌均有不同程度的抑制作用。此外，还有抗结核、镇静、镇痛作用。

桑白皮　Sangbaipi
《神农本草经》

【采制】为桑科植物桑 *Morus alba* L. 的干燥根皮。秋末叶落时至次春发芽前采挖，剥取根皮，晒干。生用或蜜炙用。

【药性】甘，寒。归肺经。

【功效】泻肺平喘，利水消肿。

【临床应用】

1.肺热咳喘　本品性寒，能清泻肺火，兼泻肺中水气而平喘咳。治肺热咳嗽、气逆作喘、吐痰黏稠、身热口渴，常与地骨皮配伍，如泻白散；治肺虚有热咳喘，可与人参、五味子、熟地同用，如补肺汤；治肺气肿合并感染及急性支气管炎之咳喘，常与枇杷叶、黄芩配伍。

2.水肿胀满尿少，面目肌肤浮肿　本品能肃降肺气，通调水道而利水消肿。治肺气不宣、水气不行之水肿、小便不利，常与大腹皮、茯苓皮、生姜皮配伍，如五皮饮。

此外，本品还有清肝降压、止血之功，可治肝阳肝火偏旺之高血压病及衄血、咯血。

【用法用量】煎服，6～12g。蜜炙用于肺虚咳嗽，生用泻肺行水。

【药理研究】本品有不同程度的镇咳、祛痰、平喘作用。此外，还有利尿、抗炎、镇痛、降血糖、降血压、抗病毒、抗肿瘤、抗氧化、抗缺氧、延缓衰老、调节免疫等作用。

葶苈子　Tinglizi
《神农本草经》

【采制】为十字花科植物播娘蒿 *Descurainia Sophia*（L.）Webb. ex Prantl. 或独行菜 *Lepidium apetalum* Willd. 的干燥成熟种子。夏季果实成熟时采割植株，晒干，搓出种子。生用或炒用。

【药性】辛、苦，大寒。归肺、膀胱经。

【功效】泻肺平喘，行水消肿。

【临床应用】

1.痰涎壅肺，喘咳痰多，胸胁胀满，不得平卧　本品既能泻肺平喘，又能利水消肿，尤适宜于咳逆痰多，喘息不得卧，一身面目浮肿之症。常与大枣配伍，如葶苈大枣泻肺汤。还常与紫苏子、苦杏仁等同用，以增强降气、止咳平喘之效。

2.水肿，胸腹积水，小便不利　本品能泻肺气之壅闭，而通调水道，行水消肿。治疗肺气壅闭，水饮停聚之水肿胀满，小便不利，常与牵牛子、茯苓皮、大腹皮等配伍。治疗痰热结胸，饮停胸胁，常与苦杏仁、大黄、芒硝等配伍，如大陷胸丸。治疗湿热蕴阻之腹水肿满，常与防己、椒目、大黄等配伍，如己椒苈黄丸。

【用法用量】煎服，3～10g，包煎。

【药理研究】本品有镇咳的作用，炒用效果更好。此外，还有强心、利尿、增加心输出量、降低静脉压、降血脂、抗抑郁、抗血小板聚集、抗肿瘤、抗菌等作用。

附　其他止咳平喘药

止咳平喘药除了苦杏仁、紫苏子、百部、桑白皮、葶苈子外，还有以下药物，见表14-1。

表14-1　止咳平喘药参考药

药名	药性	功效	主治	用法用量	使用注意
紫菀	辛、苦，温。归肺经	润肺下气，化痰止咳	痰多喘咳，新久咳嗽，劳嗽咯血	煎服。5～10g	
款冬花	辛、微苦，温。归肺经	润肺下气，止咳化痰	新久咳嗽，喘咳痰多，劳嗽咯血	煎服。5～10g	
枇杷叶	苦，微寒。归肺、胃经	清肺止咳，降逆止呕	肺热咳嗽，气逆喘急；胃热呕吐，哕逆，烦热口渴	煎服。6～10g	

药名	药性	功效	主治	用法用量	使用注意
马兜铃	苦，微寒。归肺、大肠经	清肺降气，止咳平喘，清肠消痔	肺热咳喘，痰中带血；肠热痔血，痔疮肿痛	煎服。3～9g。外用适量，煎汤熏洗	本品含马兜铃酸，长期、大剂量服用可引起肾脏损害；儿童及老年人慎用；孕妇、婴幼儿及肾功能不全者禁用
白果	甘、苦、涩，平；有毒。归肺、肾经	敛肺定喘，收涩止带，缩尿	喘咳气逆，痰多；带下，白浊，遗尿尿频	煎服。5～10g	本品生食有毒。不可多用，小儿尤当注意
胖大海	甘，寒。归肺、大肠经	清热润肺，利咽开音，润肠通便	肺热声哑，咽喉干痛，干咳无痰；热结便秘，头痛目赤	2～3枚。沸水泡服或煎服	
洋金花	辛，温；有毒。归肺、肝经	平喘止咳，解痉定痛	哮喘咳嗽；小儿慢惊风，癫痫；脘腹冷痛，风湿痹痛；外科麻醉	内服。0.3～0.6g，宜入丸、散；亦可作卷烟分次燃吸（1日用量不超过1.5g）。外用适量	孕妇、外感及痰热咳喘、青光眼、高血压、心动过速者禁用。

第十五章　安神药

凡以安定神志为主要功效，常用以治疗心神不宁证的药物，称安神药。

本类药主入心、肝经，具有镇惊安神或养心安神的功效。主要用治心悸、怔忡、失眠、多梦、健忘之心神不宁证，亦可用治惊风，癫痫、癫狂等心神失常。部分安神药还兼能平肝潜阳、纳气平喘、清热解毒、活血等。尚可用治肝阳上亢、肾虚气喘、疮疡肿毒、血瘀等病证。

根据安神药的药性及功效主治差异，可分为重镇安神药及养心安神药两类。重镇安神药有重镇安神、平惊定志、平肝潜阳之功；主治心火炽盛、阳气躁动、痰火扰心、肝郁化火及惊吓所致的心悸、失眠、多梦等心神不宁实证，惊风、癫痫、癫狂、肝阳上亢等亦可选用本类药物。养心安神药以养心安神为主要功效；主治阴血不足，心脾两虚，心失所养之心悸怔忡、虚烦不眠、健忘多梦等心神不宁虚证。

使用矿石类安神药及有毒药物时，只宜暂用，不可久服，中病即止。矿石类安神药，如作丸散剂服时，须配伍养胃健脾之品，以免耗伤胃气。

朱砂　Zhusha
《神农本草经》

【采制】为硫化物类矿物辰砂族辰砂，主含硫化汞（HgS）。采挖后，选取纯净者，用磁铁吸净含铁的杂质和铁屑，再用水淘去杂石和泥沙。

【药性】甘，微寒；有毒。归心经。

【功效】清心镇惊，安神，明目，解毒。

【临床应用】

1. 心神不宁证　本品甘微寒，质重，寒能降火，重可镇怯，专归心经，既能清心经实火，又能镇惊安神。尤宜于心火亢盛，内扰神明之心神不宁、惊悸怔忡、烦躁不眠者，常与黄连、生甘草等药同用，如黄连安神丸；若治心火亢盛，阴血不足之失眠多梦、心中烦热，可配伍当归、地黄等，如朱砂安神丸。

2. 癫痫发狂，小儿惊风　本品可治疗温热病热入心包或痰热内闭，高热烦躁，神昏谵语，惊厥抽搐，常与牛黄、麝香同用，如安宫牛黄丸；治癫痫，常与磁石、神曲同用，如磁朱丸；治小儿惊风，配伍牛黄、全蝎等，如牛黄散。

3. 视物昏花　本品可清心降火，明目，治疗心肾不交之视物昏花、耳鸣耳聋、心悸失眠，常与磁石、神曲同用，如磁朱丸。

4. 疮疡肿毒、喉痹　本品内服、外用均可清热解毒。治疗热毒疮疡肿毒，可与雄黄、山慈菇同用，如太乙紫金锭；若咽喉肿痛，口舌生疮，配伍冰片、硼砂等外用，如冰硼散；若治喉痹，可配牛黄、珍珠等吹喉，如万应吹喉散。

【用法用量】0.1～0.5g，多入丸散服，不宜入煎剂。外用适量。

【使用注意】本品有毒，不宜大量服用，也不宜少量久服；孕妇及肝肾功能不全者禁用；忌火煅，宜水飞入药。

【药理研究】本品能降低中枢神经的兴奋性，还有镇静、催眠、抗惊厥、抗心律失常、抑制或杀灭皮肤细菌和寄生虫等作用。

磁石　Cishi
《神农本草经》

【采制】为氧化物类矿物尖晶石族磁铁矿，主含四氧化三铁采挖后，除去杂石和杂质，砸碎。生用或煅用。

【药性】咸，寒。归肝、心、肾经。

【功效】镇惊安神，平肝潜阳，聪耳明目，纳气平喘。

【临床应用】

1. 心神不宁，惊悸失眠　本品质重沉降，入心经，能镇惊安神；味咸入肾，又兼有益肾之功；性寒清热，清泻心肝之火，故能固护真阴，镇摄浮阳，安定神志。肾虚肝旺，肝火上炎，扰动心神或惊恐气乱，神不守舍所致的心神不宁、惊悸、失眠、癫痫者，常与朱砂、神曲同用，如磁朱丸。

2. 肝阳上亢证　本品既能平肝阳，又能益肾阴。治疗肝阳上亢之头晕目眩、急躁易怒等症，常配石决明、牡蛎等；若阴虚甚者可加熟地黄、白芍，若热甚者又可与钩藤、菊花等同用。

3. 视物昏花，耳鸣耳聋 本品入肝、肾经，能益肾阴，有聪耳明目之效。肾虚耳鸣、耳聋，配伍熟地黄、山茱萸等，如耳聋左慈丸；治肝肾不足，视物昏花，宜与枸杞子、女贞子等同用。

4. 肾虚气喘 本品入肾经，质重沉降，有益肾纳气平喘之功。肾气不足，摄纳无权之虚喘，可与五味子、蛤蚧等药配伍。

【用法用量】煎服，9～30g，先煎。镇惊安神、平肝潜阳宜生用，聪耳明目，纳气平喘宜醋淬后用。

【使用注意】如入丸散，不可多服。脾胃虚弱者慎用。

【药理研究】本品有抑制中枢神经、镇静、催眠、抗惊厥等作用，且炮制后作用显著增强。

附 其他重镇安神药

重镇安神药除朱砂、磁石外，还有以下药物，见表15-1。

表15-1 重镇安神药参考药

药名	药性	功效	主治	用法用量	使用注意
龙骨	甘、涩，平。归心、肝、肾经	镇惊安神，平肝潜阳，收敛固涩	心神不宁，惊痫癫狂；肝阳上亢，正虚滑脱证；湿疮痒疹	煎服。15～30g，先煎。外用适量。安神、平肝生用，收敛固涩宜煅用	湿热积滞者不宜
琥珀	甘，平。归心、肝、膀胱经	镇惊安神，活血散瘀，利尿通淋	心神不宁，惊风癫痫；血瘀诸证；淋证，癃闭	研末冲服或入丸散，1.5～3g；不入煎剂。外用适量	
珍珠	甘、咸，寒。归心、肝经	安神定惊，明目消翳，解毒生肌，润肤祛斑	惊悸失眠，惊风癫痫；目赤翳障，口舌生疮，疮疡不敛；皮肤色斑	入丸散，0.1～0.3g。外用适量	

酸枣仁　Suanzaoren

《神农本草经》

【采制】为鼠李科植物酸枣 *Ziziphus jujuba* Mill. var. *spinosa*（Bunge）Hu ex H.F. Chou 的干燥成熟种子。秋末冬初采收成熟果实，收集种子，晒干。生用或炒用，用时捣碎。

【药性】甘、酸，平。归肝、胆、心经。

【功效】养心补肝，宁心安神，敛汗，生津。

【临床应用】

1. 虚烦不眠，惊悸多梦　本品味甘，入心、肝经，能养心阴、益肝血而宁心安神，为养心安神之要药。心肝阴血亏虚，心失所养之虚烦不眠，惊悸多梦，常与知母、茯苓等同用，如酸枣仁汤；治心脾气血亏虚，体倦失眠者，常与黄芪、当归等配伍，如归脾汤；治阴虚血少，虚烦神疲，梦遗健忘，手足心热，口舌生疮，舌红少苔，脉细而数者，常与生地黄、五味子等药配伍，如天王补心丹。

2. 体虚多汗　本品味酸能敛，有收敛止汗之效。常用治体虚自汗、盗汗，每与五味子、山茱萸等药同用。

3. 津伤口渴　本品味甘酸，有敛阴生津止渴之功。治津伤口渴者，常与生地黄、麦冬等同用。

【用法用量】煎服，10～15g。

【药理研究】本品有催眠、镇静、镇痛、降体温、改善心肌缺血、提高抗缺氧能力、降压、增强免疫功能等作用。

远志　Yuanzhi

《神农本草经》

【采制】为远志科植物远志 *Polygala tenuifolia* Willd. 或卵叶远志 *Polygala sibirica* L. 的干燥根。春、秋二季采挖，晒干，切段。生用或炙用。

【药性】苦、辛，温。归心、肾、肺经。

【功效】安神益智，交通心肾，祛痰开窍，消散痈肿。

【临床应用】

1. **失眠，健忘，惊悸** 本品苦辛温，性善宣泄通达，既能开心气而宁心安神，又能通肾气而强志不忘，为交通心肾、安定神志、益智强志之佳品。适宜于心肾不交之心神不宁，失眠多梦，健忘惊悸，神志恍惚，常与茯神、龙齿等药同用；治健忘证，配伍人参、石菖蒲，如开心散，若方中再加茯神，即不忘散。

2. **癫痫惊狂** 本品味辛通利，能利心窍，逐痰涎，故可用治痰阻心窍所致之癫痫抽搐，惊风发狂等症。癫痫昏仆、痉挛抽搐者，可配伍半夏、全蝎等；治惊风发狂，常与菖蒲、郁金同用。

3. **咳嗽痰多** 本品苦温性燥，入肺经，能祛痰止咳，故可用治痰多黏稠、咳吐不爽，常与苦杏仁、桔梗等药同用。

4. **疮疡肿毒，乳房肿痛** 本品辛行苦泄温通，可疏通气血之壅滞而消散痈肿，内服、外用均可。内服可单用为末，黄酒送服；外用可隔水蒸软，加少量黄酒捣烂敷患处。

【用法用量】煎服，3～10g。

【使用注意】胃溃疡及胃炎者慎用。

【药理研究】本品有镇静、催眠、抗惊厥、祛痰、镇咳、降压、止痛、抗氧化、抗衰老、增强免疫、降低心肌收缩力、减慢心率、抗菌、抗病毒等作用。

附　其他养心安神药

养心安神药除了酸枣仁、远志外，还有以下药物，见表15-2。

表15-2　养心安神药参考药

药名	药性	功效	主治	用法用量	使用注意
柏子仁	甘，平。归心、肾、大肠经	养心安神，润肠通便止汗	虚烦失眠，心悸怔忡；肠燥便秘；阴虚盗汗	煎服。3～10g。便溏痰多者慎	
首乌藤	甘，平。归心、肝经	养血安神，祛风通络	失眠多梦；血虚身痛；风湿痹痛；皮肤瘙痒	煎服。9～15g。外用适量，煎水外洗	
合欢皮	甘，平。归心、肝、肺经。	解郁安神，活血消肿	心神不宁，忿怒忧郁；肺痈疮肿，跌仆伤痛	煎服。6～12g。外用适量，研末调敷	孕妇慎用

第十六章　平肝息风药

凡以平肝潜阳或息风止痉为主要功效，常用以治疗肝阳上亢或肝风内动证的药物，称平肝息风药。

平肝息风药均入肝经，多为动物药及矿石类药物，具有平肝潜阳、息风止痉的功效，主治肝阳上亢证及肝风内动证。肝阳上亢多由肝肾阴虚，阴不制阳，肝阳亢扰于上所致眩晕耳鸣、头目胀痛、急躁易怒、腰膝酸软、脉弦等症；肝风内动多由肝阳化风、热极生风、阴虚动风或血虚生风等所致，症见眩晕欲仆、痉挛抽搐、项强肢颤等。

根据平肝息风药的功效及主治的差异，可分为平抑肝阳药及息风止痉药二类。平抑肝阳药有平肝潜阳之功效，主治肝阳上亢证。息风止痉药以平息肝风、制止痉挛抽搐为主要功效，主治各种原因所致之眩晕欲仆、项强肢颤、癫痫、惊风抽搐，破伤风等。

本类药物有性偏寒凉或性偏温燥的不同，故应区别使用。若脾虚慢惊者，不宜寒凉之品；阴虚血亏者，当忌温燥之药。由于介类、矿石类药材质地坚硬，故入汤剂应打碎先煎。个别有毒性的药物用量不宜过大，孕妇慎用。

石决明　Shijueming

《名医别录》

【采制】为鲍科动物杂色鲍 *Haliotis diversicolor* Reeve、皱纹盘鲍 *Haliotis discus hannai* Ino、羊鲍 *Haliotis ovina* Gmelin、澳洲鲍 *Haliotis ruber*（Leach）、耳鲍 *Haliotis asinina* Linnaeus 或白鲍 *Haliots Iaevigata*（Donovan）的干燥贝壳。夏、秋二季捕捞，去肉，洗净，干燥。生用或煅用，用时打碎。

【药性】咸，寒。归肝经。

【功效】平肝潜阳，清肝明目。

【临床应用】

1. 肝阳上亢证　本品咸寒质重，专入肝经，长于潜降肝阳，清泄肝热，兼益肝阴，为平肝凉肝之要药。治疗肝阳上亢之头痛眩晕，常配伍珍珠母、牡蛎；治邪热灼阴所致筋脉拘急、手足蠕动、头晕目眩之症，常与白芍、阿胶等配伍，如阿胶鸡子黄汤；治肝阳上亢兼肝火亢盛之头晕头痛、烦躁易怒，常配伍羚羊角、夏枯草等同用。

2. 目赤翳障，视物昏花　本品长于清肝火、益肝阴，有明目退翳之功，为治目疾常用药，凡目赤肿痛、翳膜遮睛、视物昏花、青盲雀目等目疾，不论虚实，均可应用。治肝火上炎，目赤肿痛，可与黄连、龙胆草同用；治肝血亏虚、目涩昏暗、雀盲眼花者，与熟地黄、枸杞子配伍；治风热目赤、翳膜遮睛，配伍蝉蜕、菊花；治目生翳障，可与木贼、决明子同用。

此外，本品煅用有收敛、制酸、止血之功，用于疮疡久溃不敛，胃痛泛酸，外伤出血等。

【用法用量】煎服，6～20g。先煎。平肝、清肝宜生用，外用点眼宜煅用、水飞。

【使用注意】脾胃虚寒，食少便溏者慎用。

【药理研究】本品有镇静、解痉、降血压、止痛、止血、解热、消炎、抗菌、抗凝、保肝、降脂等作用。

牡蛎　Muli
《神农本草经》

【采制】为牡蛎科动物长牡蛎 Ostrea gigags Thunberg、大连湾牡蛎 Ostrea talienwhanensis Crosse 或近江牡蛎 Ostrea rivularis Gould 的干燥贝壳。全年均可捕捞，去肉，晒干。生用或煅用，用时打碎。

【药性】咸，微寒。归肝、胆、肾经。

【功效】潜阳补阴，重镇安神，软坚散结，收敛固涩，制酸止痛。

【临床应用】

1. 肝阳上亢证　本品咸寒质重，入肝经，并能益阴，用治水不涵木，阴虚阳亢，眩晕耳鸣之证，常与龟甲、龙骨等同用，如镇肝熄风汤。治疗热病日久，灼烁真阴，虚风内动，四肢抽搐之症，与龟甲、鳖甲、生地黄等同用，如大定风珠。

2.心神不宁　本品质重能镇，有重镇安神之功，用治心神不安，惊悸怔忡，失眠多梦等症，常与龙骨相须为用，如桂枝甘草龙骨牡蛎汤。亦可配伍朱砂、琥珀等安神之品。

3.瘰疬痰核，癥瘕痞块　本品味咸，能软坚散结，治疗痰火郁结之痰核、瘰疬、瘿瘤等，配伍浙贝母、玄参等，如消瘰丸。治血瘀气滞之癥瘕痞块，常与鳖甲、莪术等同用。

4.滑脱诸证　本品煅后有与煅龙骨相似的收敛固涩作用，可用于多种滑脱不禁之证。如治自汗、盗汗，常与麻黄根、浮小麦等同用，如牡蛎散；治肾虚遗精、滑精，配伍沙苑子、龙骨等，如金锁固精丸；治尿频、遗尿，可与桑螵蛸、金樱子等同用；治崩漏、带下，又常与山茱萸、山药等配伍。

5.胃痛吞酸　煅牡蛎有制酸止痛作用，用治胃痛泛酸，可与海螵蛸、瓦楞子、海蛤壳等药同用。

【用法用量】煎服，9～30g，先煎。潜阳补阴、重镇安神、软坚散结生用，收敛固涩、制酸止痛煅用。

【药理研究】本品有镇静、抗惊厥、抗癫痫、镇痛、抗胃溃疡、抗肝损伤、增强免疫力、抗肿瘤、抗氧化、抗衰老等作用。

赭石　Zheshi
《神农本草经》

【采制】为氧化物类矿物刚玉族赤铁矿，主含三氧化二铁（Fe_2O_3）。采挖后，砸碎，生用，或煅后醋淬、研成粗粉用。

【药性】苦，寒。归肝、心、肺、胃经。

【功效】平肝潜阳，重镇降逆，凉血止血。

【临床应用】

1.肝阳上亢证　本品性味苦寒，质重沉降，长于镇潜肝阳，清降肝火，为重镇潜阳常用之品。治疗疗肝肾阴虚，肝阳上亢所致的头痛眩晕、耳鸣目胀等，每与生牡蛎、白芍等配伍，如镇肝熄风汤；治肝阳上亢，肝火上升所致的头晕头痛、心烦难寐，配伍珍珠母、猪胆汁等，如脑立清胶囊。此外，取其重镇平肝之功，亦可用治小儿急慢惊风，吊眼撮口，搐搦不定，单用本品醋煅，细研水飞，白汤调下。

2. **胃气上逆证** 本品质重性降，为重镇降逆之要药，尤善降上逆之胃气。用治呕吐、呃逆、噫气不止，常与旋覆花、半夏、生姜等同用，如旋覆代赭汤。

3. **气逆咳喘** 本品重镇降逆，亦能降上逆之肺气而平喘。用治哮喘有声，卧睡不得者，可单味研末，米醋调服；治肺肾不足，阴阳两虚之虚喘，则须与党参、山茱萸等同用，如参赭镇气汤。治疗肺热咳喘者，可配伍桑白皮、苏子等。

4. **血热出血** 本品苦寒，入心肝血分，有凉血止血之效；质重又善于降气、降火，故尤适宜于气火上逆，迫血妄行之出血证。治吐血衄血，可单用本品煅烧醋淬，研细调服，或与白芍、竹茹等药同用；治血热崩漏下血，可配伍赤石脂、五灵脂等。

【用法用量】煎服，9～30g，先煎。平肝潜阳、重镇降逆宜生用，止血宜煅用。

【使用注意】脾胃虚寒，食少便溏者慎用。孕妇慎用。

【药理研究】本品有镇静、抗惊厥、抗炎、止血、促进血细胞新生等作用。

附 其他平抑肝阳药

平抑肝阳药除了石决明、牡蛎、赭石外，还有以下药物，见表16-1。

表16-1 平抑肝阳药参考药

药名	药性	功效	主治	用法用量	使用注意
蒺藜	辛、苦，微温；有小毒。归肝经	平肝解郁，活血祛风；明目，止痒	肝阳上亢；肝郁气滞；风热目疾，风疹瘙痒	煎服。6～10g	孕妇慎用
珍珠母	咸，寒。归肝、心经	平肝潜阳，安神定惊，明目退翳	肝阳上亢；心神不宁；目赤翳障，视物昏花	煎服。10～25g，先煎	脾胃虚寒及孕妇慎用
罗布麻叶	甘、苦，凉。归肝经	平肝安神，清热利水	肝阳眩晕，心悸失眠；浮肿尿少	煎服或开水泡服。6～12g	

羚羊角　Lingyangjiao

《神农本草经》

【采制】为牛科动物赛加羚羊 *Saiga tatarica* Linnaeus 的角。全年均可捕捉，猎取后锯取其角，晒干。镑片或粉碎成细粉用。

【药性】咸，寒。归肝、心经。

【功效】平肝息风，清肝明目，清热解毒。

【临床应用】

1.肝风内动证　本品性寒，主入肝经，长于清肝热，息肝风，止痉搐，为治肝风内动，惊痫抽搐之要药。其清热力强，尤宜于温热病热邪炽盛之高热神昏、痉厥抽搐，常与钩藤、菊花等药同用，如羚角钩藤汤。治癫痫发狂，可配伍钩藤、天竺黄等。

2.肝阳上亢证　本品质重沉降，可平抑肝阳。肝阳上亢所致之头晕目眩，烦躁失眠，头痛如劈等症，常与石决明、龟甲等同用。

3.肝热目疾　本品善于清泻肝火而明目，治肝火上炎之目赤肿痛，羞明流泪，目生翳障，常配伍决明子、夏枯草等药。

4.壮热神昏，温毒发斑　本品性寒清热，主入心、肝经，有清心凉肝，泻火解毒之功。用于温热病壮热神昏，谵语躁狂，甚或痉厥抽搐，常与生石膏、麝香等配伍，如紫雪丹；治温毒发斑，多配伍生地黄、赤芍等。

5.痈肿疮毒　本品性寒，能清热解毒，用治热毒炽盛，疮疡肿痛，可与黄连、栀子、金银花等药同用。

此外，本品尚有清肺热之效，临证配伍也可用于肺热咳喘。

【用法用量】煎服，1～3g，宜另煎2小时以上；磨汁或研粉服，每次0.3～0.6g。

【使用注意】脾虚慢惊者忌用。

【药理研究】本品对中枢神经系统有抑制作用，能镇静、抗惊厥、降血压，并有增强动物耐缺氧能力、解热、镇痛等作用。

牛黄　Niuhuang

《神农本草经》

【采制】为牛科动物牛 *Bos taurus domesticus* Gmelin 的干燥胆结石。研极细粉末用。

【药性】甘，凉。归肝、心经。

【功效】凉肝息风，清心豁痰，开窍醒神，清热解毒。

【临床应用】

1. 肝风内动证　本品性寒凉，入心、肝经。有清心凉肝、息风止痉之功。用治小儿急惊风，壮热神昏，惊厥抽搐，每与胆南星、天竺黄等同用，如牛黄抱龙丸；治疗痰蒙清窍之癫痫发作，症见突然仆倒、口吐涎沫、四肢抽搐者，可与全蝎、胆南星等配伍。

2. 窍闭神昏　本品性凉，气味芳香，入心经，既能清心热，又能豁痰开窍而苏醒神志。用治温热病热入心包及痰热阻闭心窍的中风、惊风、癫痫，症见神昏谵语，高热烦躁，口噤舌謇，痰涎壅盛等，常配麝香、冰片，如安宫牛黄丸；亦可单用本品为末，竹沥水送服。

3. 热毒疮痈，咽喉肿痛　本品性凉，为清热解毒之良药，用治火热内盛之咽喉肿痛、牙龈肿痛、口舌生疮、目赤肿痛，常与黄芩、冰片、大黄等同用，如牛黄解毒丸；咽喉肿痛，溃烂，还可与珍珠为末吹喉，如珠黄散；用治痈肿疔疮、瘰疬，配伍麝香、乳香等，如西黄丸。

【用法用量】入丸、散用，每次 0.15 ～ 0.35g。外用适量，研末敷患处。

【使用注意】非实热证不宜使用。孕妇慎用。

【药理研究】本品有镇静、抗惊厥、强心、解热、抗炎、镇痛、抗心律失常、扩张血管、降压、抗病原微生物、利胆、保肝等作用。

钩藤　Gouteng

《名医别录》

【采制】为茜草科植物钩藤 *Uncaria rhynchophylla*（Miq.）Miq.ex Havil.、大叶钩藤 *Uncaria macroghylla* Wall.、毛钩藤 *Uncaria hirsuta* Havil.、华钩藤

Uncaria sinensis（Oliv.）Havil. 或无柄果钩藤 *Uncaria sessilifructus* Roxb. 的干燥带钩茎枝。秋、冬二季采收，切段，晒干。生用。

【药性】甘，凉。归肝、心包经。

【功效】息风定惊，清热平肝。

【临床应用】

1.肝风内动证 本品味甘性凉，入肝、心包二经，长于清心包之火，泻肝经之热，有息风止痉作用，为治肝风内动，惊痫抽搐之常用药，尤宜于热极生风证。治疗小儿急惊风，壮热神昏、牙关紧闭、手足抽搐，可配伍天麻、全蝎等，如钩藤饮子；治温热病热极生风，痉挛抽搐，多与羚羊角、白芍等同用，如羚角钩藤汤；治疗妊娠子痫，配伍龟甲、鳖甲等。

2.头痛眩晕 本品可清肝热，平肝阳，故可用治肝火上攻或肝阳上亢之头胀头痛、眩晕等症。属肝火上攻者，常与夏枯草、栀子等配伍；属肝阳上亢者，常与天麻、石决明等药同用，如天麻钩藤饮。

3.小儿惊啼 本品有轻清疏泄之性，能清透热邪、定惊止搐，可用于感冒夹惊，风热头痛等；又能凉肝止惊，用治小儿惊哭夜啼，配伍蝉蜕、薄荷等。

【用法用量】煎服，3～12g，后下。

【药理研究】本品具有镇静、抗惊厥、抗苯丙胺依赖、抗脑缺血、保护脑组织、降压、扩张血管、抗心律失常等作用。

天麻　Tianma
《神农本草经》

【采制】为兰科植物天麻 *Gastrodia elata* Bl. 的干燥块茎。立冬后至次年清明前采挖。蒸透，切薄片。生用。

【药性】甘，平。归肝经。

【功效】息风止痉，平抑肝阳，祛风通络。

【临床应用】

1.肝风内动证 本品主入肝经，功擅息风止痉，且味甘质润，药性平和，故治疗肝风内动，惊痫抽搐，不论寒热虚实，皆可配伍应用。治疗小儿急惊风，可配伍钩藤、全蝎等，如钩藤饮子；治小儿脾虚慢惊风，则与人参、白术

等同用；治疗破伤风，痉挛抽搐，角弓反张，可与天南星、白附子等药配伍，如玉真散。

2. 肝阳上亢证　本品既息肝风，又平肝阳，善治多种原因之眩晕、头痛，为止眩晕之良药。治疗肝阳上亢之眩晕、头痛，常与钩藤、石决明等同用，如天麻钩藤饮；治疗风痰上扰之眩晕、头痛，痰多胸闷者，配伍半夏、白术等，如半夏白术天麻汤；治疗头风头痛，头晕欲倒者，配伍等量川芎为丸，如天麻丸。

3. 中风不遂，风湿痹痛　本品既息内风，又祛外风，并能通经络，止痛。用治中风手足不遂、筋骨疼痛等，可与没药、制乌头等药配伍。治疗风湿痹痛、肢体麻木、关节屈伸不利者，多与秦艽、羌活等同用。

【用法用量】煎服，3～10g。

【药理研究】本品有镇静催眠、抗惊厥、改善记忆、保护神经元、抗焦虑、抗抑郁、降血压、扩张血管、保护心肌细胞、抗凝血、抗血栓、抗血小板聚集、抗炎、镇痛等作用。

全蝎　Quanxie
《蜀本草》

【采制】为钳蝎科动物东亚钳蝎 *Buthus martensii* Karsch 的干燥体。春末至秋初捕捉，除去泥沙，置沸水或沸盐水中，煮至全身僵硬，阴干。

【药性】辛，平；有毒。归肝经。

【功效】息风镇痉，通络止痛，攻毒散结。

【临床应用】

1. 肝风内动证　本品专入肝经，性善走窜，既平息肝风，又搜风通络，有良好的息风止痉之功，为治痉挛抽搐之要药。用治各种原因之惊风、痉挛抽搐，常与蜈蚣同用；治小儿急惊风高热、神昏、抽搐，配伍羚羊角、钩藤等；治小儿慢惊风抽搐，可配伍党参、白术；治疗痰迷癫痫抽搐，可配伍郁金、白矾；治破伤风痉挛抽搐、角弓反张，配伍蜈蚣、钩藤等；治疗风中经络，口眼喝斜，可与僵蚕、白附子同用，如牵正散。

2. 风湿顽痹，偏正头痛　本品为虫类药，善于搜风、通络止痛，对风寒湿痹日久不愈，筋脉拘挛，甚则关节变形之顽痹，常配伍川乌、蕲蛇等。治疗顽固性偏正头痛，可单用或配伍天麻、蜈蚣等同用。

3.疮疡，瘰疬 本品味辛有毒，能以毒攻毒、解毒而散结消肿。诸疮肿毒，可用全蝎、栀子各 7 个，麻油煎黑去渣，入黄蜡为膏，外敷；若以本品 10 枚，焙焦，分二次黄酒下，可治疗颌下肿硬；用治瘰疬、瘿瘤，可配伍马钱子、半夏。

【用法用量】煎服，3 ～ 6g。外用适量。

【使用注意】本品有毒，用量不宜过大。孕妇禁用。

【药理研究】本品具有抗癫痫、抗惊厥、镇痛、抗凝血、抗血栓形成、抗肿瘤等作用。

附　其他息风止痉药

息风止痉药除了羚羊角、牛黄、钩藤、天麻、全蝎外，还有以下药物，见表 16-2。

表 16-2　息风止痉药参考药

药名	药性	功效	主治	用法用量	使用注意
蜈蚣	辛，温；有毒。归肝经	息风镇痉，通络止痛，攻毒散结	痉挛抽搐；风湿顽痹，疮疡肿毒，瘰疬痰核	煎服。3 ～ 5g。外用适量	用量不宜大。孕妇禁用
地龙	咸，寒。归肝、脾、膀胱经	清热定惊，通络，平喘，利尿	高热神昏，惊痫抽搐；中风偏瘫，风湿痹证；肺热咳喘，小便不利	煎服。5 ～ 10g	
僵蚕	咸、辛，平。归肝、肺、胃经	息风止痉，祛风止痛，化痰散结	肝风夹痰，惊痫抽搐；中风，口眼㖞斜；风热上攻证；瘰疬痰核	煎服。5 ～ 10g。散风热生用，其余多制用	

第十七章 开窍药

凡具辛香走窜之性，以开窍醒神为主要功效，常用于治疗闭证神昏的药物，称为开窍药。

开窍药辛香走窜，入心经，具开窍启闭、醒神回苏之功。主治邪阻心窍，神志昏迷者。如温病热入心包、痰浊蒙蔽清窍之闭证神昏，以及中风、惊风、癫痫等卒然昏厥、痉挛抽搐等症。闭证有热闭与寒闭之别，前者伴见面红、身热、脉数、苔黄，当用"辛凉开窍"之法；后者伴见面青、身凉、脉迟、苔白，当用"辛温开窍"之法。

开窍药多为救急、治标之品，且能耗气伤阴，故只宜暂服，不可久用；因本类药物气多辛香，易于挥发，内服多入丸散，不宜入煎剂。

麝香　Shexiang
《神农本草经》

【采制】为鹿科动物林麝 *Moschus berezovskii* Flerov、马麝 *M. sifanicus* Przewalski 或原麝 *M. moschiferus* Linnaeus 成熟雄体香囊中的干燥分泌物，研细粉用。中成药制剂中，现多用人工合成品。

【药性】辛，温。归心、脾经。

【功效】开窍醒神，活血通经，消肿止痛。

【临床应用】

1. 闭证神昏　本品走窜之性甚烈，有较强的开窍启闭作用，为醒神回苏之要药，无论寒闭、热闭，用之皆效。治疗热陷心包证、痰热蒙蔽心窍、小儿惊风等热闭证，常与牛黄、冰片等配伍，如安宫牛黄丸、紫雪丹、至宝丹等；用治痰湿闭阻心窍之寒闭神昏，常配伍苏合香、檀香、安息香等药，如苏合

香丸。

2. 血瘀证　本品辛行入血，善行血脉之瘀滞，有活血通经、止痛、疗伤、消癥作用，广泛用治瘀血诸证。治癥瘕痞块，可伍水蛭、三棱等药，如化癥回生丹；治胸痹心痛，与苏合香、冰片等同用，如麝香保心丸；治瘀血头痛，日久不愈者，如通窍活血汤；治跌仆肿痛、骨折扭挫，不论内服、外用均有良效，常与乳香、没药、红花等配伍，如七厘散。

3. 疮疡肿毒，咽喉肿痛　本品能消肿止痛，内服、外用均效。治疮疡肿毒，常与雄黄、乳香、没药同用，如醒消丸；治咽喉肿痛，可与牛黄、蟾酥、珍珠粉等配伍，如六神丸。

【用法用量】不宜入煎剂。入丸散，每次 0.03 ～ 0.1g。外用适量。

【使用注意】孕妇禁用。

【药理研究】本品对中枢神经系统有与剂量相关的兴奋与抑制双向性影响，有强心、兴奋呼吸、抗炎、抗早孕等作用。

冰片　Bingpian

《新修本草》

【采制】为龙脑香科植物龙脑香 *Dryobalanops aromatica* Gaertn. f. 树脂加工品，或龙脑香树的树干、树枝切碎，经蒸馏冷却而得的结晶，称"龙脑冰片。现多用松节油、樟脑等化学成品，称"机制冰片"。研粉用。

【药性】辛、苦，微寒。归心、脾、肺经。

【功效】开窍醒神，清热止痛。

【临床应用】

1. 闭证神昏　本品开窍醒神功似麝香但力较弱，二者常相须为用。无论寒闭、热闭，皆可使用，然冰片性偏寒凉，更宜用于热病神昏。治疗痰热内闭、暑热卒厥、小儿惊风等热闭证，常与牛黄、麝香、黄连等配伍，如安宫牛黄丸；若闭证属寒，常与苏合香、安息香、丁香等温开药配伍，如苏合香丸。

2. 疮疡及五官热毒证　本品外用，有清热止痛、消肿生肌之功，为五官科及外科常用药。治疗目赤肿痛，单用点眼即效，也可与炉甘石、硼砂、熊胆等制成点眼药水，如八宝眼药水；治疗咽喉肿痛、口舌生疮，常与硼砂、朱砂、玄明粉共研细末，吹敷患处，如冰硼散；治疮疡溃后日久不敛，可与象皮、血竭、乳香等同用，如生肌散。

此外，本品用治冠心病心绞痛及齿痛，有一定疗效。

【用法用量】不宜入煎剂。入丸散，每次 0.15 ～ 0.3g。外用适量。

【使用注意】孕妇慎用。

【药理研究】本品对中枢神经系统有双向调节作用，并能改善缺血性心脑组织的血氧供应，促进药物透过血脑屏障。此外，又有抗炎、抗菌、镇静等作用。

石菖蒲　Shichangpu
《神农本草经》

【采制】为天南星科植物石菖蒲 *Acorus tatarinowii* Schott. 的干燥根茎。秋、冬二季采挖。生用。

【药性】辛、苦，温。归心、胃经。

【功效】开窍醒神，化湿和胃，宁心安神。

【临床应用】

1.痰蒙清窍，神志昏迷　本品辛开苦燥温通，芳香走窜，不但有开窍醒神之功，且兼具化湿、豁痰、辟秽之效，故擅长治痰湿秽浊之邪蒙蔽清窍所致之神志昏乱。治中风痰迷心窍，神志昏乱、舌强不能语，常与半夏、天南星、橘红等燥湿化痰药合用，如涤痰汤；若治痰热蒙蔽，高热、神昏谵语者，常与郁金、半夏、竹沥等配伍，如菖蒲郁金汤。

2.湿阻中焦，湿热泻痢　本品辛温芳香，善化湿浊、醒脾胃、行气滞、消胀满。用治湿浊中阻，脘闷腹胀、痞塞疼痛，常与砂仁、苍术、厚朴同用；治疗湿浊、热毒蕴结肠中所致之水谷不纳，湿热泻痢等，可与黄连、茯苓、石莲子等配伍，如开噤散。

3.健忘，失眠，耳鸣，耳聋　本品入心经，有开心窍、益心智、安心神、聪耳明目之效。治健忘证，常与人参、茯苓等配伍，如不忘散、开心散；治劳心过度、心神失养引发的失眠、多梦、心悸怔忡，常与人参、白术、酸枣仁等配伍，如安神定志丸；治心肾两虚、耳鸣耳聋、头昏、心悸，常与菟丝子、女

贞子、旱莲草等配伍，如安神补心丸。

【用法用量】煎服，3～10g。鲜品加倍。

【药理研究】本品对中枢神经系统有双向调节作用，并能改善记忆。此外，还有缓解胃肠平滑肌痉挛、促进胆汁分泌、松弛气管平滑肌、抗心律失常等作用。

附　其他开窍药

开窍药除了麝香、冰片、石菖蒲外，还有以下药物，见表17-1。

表17-1　开窍药参考药

药名	药性	功效	主治	用法用量	使用注意
苏合香	辛，温。归心脾经	开窍醒神，辟秽，止痛	寒闭神昏，胸痹心痛，脘腹冷痛	入丸散。0.3～1g；不入煎剂	
安息香	辛、苦，平。归心、脾经	开窍醒神，行气活血，止痛	闭证神昏，中暑，中风及小儿惊风；产后血晕，心腹疼痛，风湿痹痛	入丸散。0.6～1.5g	
蟾酥	辛，温；有毒。归心经	开窍醒神，解毒消肿，止痛	闭证，痈疽疔疮，咽喉肿痛	入丸散。0.015～0.03g；外用适量	

第十八章　补虚药

凡以补虚扶弱，纠正人体气血阴阳的不足为主要功效，常用于治疗各种虚证的药物，称为补虚药。

补虚药多具甘味，具补益虚损、扶助正气之功。根据补虚药的药性特点及主治病证不同，可分为补气药、补血药、补阴药和补阳药，分别主治气虚证、血虚证、阴虚证和阳虚证。

补气药性味以甘温或甘平为主，主归脾、肺经，部分药又入心、肾经。能补脾气、补肺气、补心气、补肾气及补元气。

补血药大多甘温质润，主入心、肝经，广泛用于心、肝血虚证。

补阴药性味甘寒，能补肺、胃、肝、肾、心之阴，主治肺阴虚、胃阴虚、肝阴虚、肾阴虚及心阴虚证。

补阳药味多甘辛咸，药性多温热，主入肾经。能补助一身之元阳，肾阳之虚得补，其他脏腑得以温煦，从而消除或改善全身阳虚诸证。

使用补虚药还应注意：一要避免盲目使用，防止不当补而误补。若邪实而正不虚者，误用补虚药有"误补益疾"之弊；二是避免当补而补之不当，如不分气血，不别阴阳，不辨脏腑，盲目使用补虚药，可能导致不良后果；三是补虚药用于扶正祛邪，要处理好扶正与祛邪的关系，使祛邪而不伤正，补虚而不留邪。四是注意补而兼行，使补而不滞。部分补虚药药性滋腻，不易消化，应掌握用药分寸，或配伍理气健脾消食药以顾护脾胃；五是补虚药如作汤剂，宜适当久煎。因虚证病程较长，宜采用丸剂、膏剂、口服液等中成药制剂。

人参　Renshen
《神农本草经》

【采制】为五加科植物人参 *Panax ginseng* C.A. Mey. 的干燥根和根茎。秋季采挖，切薄片或粉碎用。生用。

【**药性**】甘、微苦，微温。归脾、肺、心、肾经。

【**功效**】大补元气，复脉固脱，补脾益肺，生津养血，安神益智。

【**临床应用**】

1.气虚欲脱，肢冷脉微 本品大补元气，复脉固脱，为拯危救脱之要药。凡大汗、大吐、大泻、大失血或大病、久病所致元气虚极欲脱，汗出不止、脉微欲绝的危重证候，单用人参大量浓煎服，如独参汤；若气虚欲脱兼见四肢逆冷等亡阳征象，与附子同用，如参附汤；若气虚欲脱兼见舌红干燥等亡阴征象，与麦冬、五味子同用，如生脉散。

2.脾虚食少，肺虚喘咳，肾虚喘促，阳痿宫冷 本品甘温补气，为补脾、肺、肾气之常用药。凡脾气虚弱，倦怠乏力，食少便溏，常与白术、茯苓、甘草配伍，如四君子汤；治肺气虚弱，咳嗽无力，气短喘促，自汗脉微，可与黄芪、五味子等同用，如补肺汤；治肾不纳气之短气喘促者，可配伍蛤蚧、核桃仁等，如人参蛤蚧散；又益肾气，助肾阳，治肾阳虚衰之阳痿宫冷，常与鹿茸、肉苁蓉等配伍。

3.气虚津伤口渴，内热消渴 本品既能补气，又能生津。治热病气津两伤，身热烦渴，口干舌燥，常与石膏、知母同用，如白虎加人参汤；治消渴病，气阴两伤，可与黄芪、天花粉、葛根等配伍。

4.气血亏虚，久病虚羸 本品补气以生血、养血。治脾气虚衰，不能生血之气血两虚，久病虚羸，常与白术、当归、熟地黄等配伍，如八珍汤。

5.心气不足，惊悸失眠 本品补益心气而安神益智。治心脾两虚，气血不足，心悸失眠，体倦食少，常与黄芪、当归配伍，如归脾汤；治心肾不交，阴亏血少，虚烦不眠，心悸健忘，配伍生地黄、酸枣仁等，如天王补心丹。

此外，本品还常与解表药、攻下药等祛邪药配伍，用于气虚外感或里实热结而正气亏虚之证，有扶正祛邪之效，如治气虚外感之人参败毒散；治气阴不足，热结便秘之新加黄龙汤。

【**用法用量**】煎服，3～9g；挽救虚脱可用15～30g，文火另煎兑服。也可研粉吞服，1次2g，1日2次。

【**使用注意**】不宜与藜芦、五灵脂同用。

【**药理研究**】本品具有抗休克作用，能增强消化、吸收功能，调节中枢神经系统兴奋与抑制过程的平衡，增强免疫功能、促进造血功能、抗疲劳等作用。

党参　Dangshen
《增订本草备要》

【采制】为桔梗科植物党参 *Codonopsis pilosula*（Franch.）Nannf.、素花党参 *Codonopsis pilosula* Nannf. var. *modesta*（Nannf.）L. T. Shen 或川党参 *Codonopsis tangshen* Oliv. 的干燥根。秋季采挖，切厚片。生用或米炒用。

【药性】甘，平。归脾、肺经。

【功效】补脾益肺，养血生津。

【临床应用】

1. 脾肺气虚，食少倦怠，咳嗽虚喘　本品味甘性平，有类似于人参补益脾肺之气的作用，而药力较弱，现代临床可代替人参使用。治脾气虚弱，倦怠乏力，食少便溏，常与白术、茯苓等配伍；治肺气亏虚，咳嗽气短，声低懒言，可与黄芪等同用。

2. 气血两虚证　本品有气血双补之功，用于气血两虚之面色萎黄，头晕乏力，心悸气短，常与黄芪、当归、熟地黄等配伍。

3. 气津两伤，气短口渴，内热消渴　本品补气生津，用于气津两伤，气短口渴，内热消渴，常与麦冬、五味子、黄芪等配伍。

【用法用量】煎服，9～30g。

【使用注意】不宜与藜芦同用。

【药理研究】本品具有调节胃肠运动、促进造血功能、增强免疫、兴奋呼吸中枢等作用。

黄芪　Huangqi
《神农本草经》

【采制】为豆科植物蒙古黄芪 *Astragalus membranaceus*（Fisch.）Bge. var. *Mongholicus*（Bge.）Hsiao 或膜荚黄芪 *Astragalus membranaceus*（Fisch.）Bge.

的干燥根。春、秋二季采挖，切片。生用或蜜炙用。

【药性】甘，微温。归脾、肺经。

【功效】补气升阳，益卫固表，利水消肿，生津养血，行滞通痹，托毒排脓，敛疮生肌。

【临床应用】

1.脾气虚弱，中气下陷　本品甘温，为补中益气要药。治脾气虚弱，倦怠乏力，食少便溏，脾不统血之出血者，均可与人参、白术等配伍。又因其能升阳举陷，故长于治疗中气下陷之久泻脱肛，内脏下垂，可与人参、升麻、柴胡等同用，如补中益气汤。

2.肺气虚弱，咳喘气短　本品入肺经，又能补益肺气，治肺气虚弱，咳喘日久，气短神疲者，常与人参、紫菀、五味子等配伍，如补肺汤。

3.表虚自汗　本品补脾肺之气，益卫固表以止汗。治卫气不固，表虚自汗，常与牡蛎、麻黄根等同用，如牡蛎散。治卫气不固，表虚自汗而易感风邪者，宜与白术、防风同用，如玉屏风散。

4.水肿尿少　本品既能补脾益气，又能利水消肿，标本兼治，为治脾虚水湿失运，水肿尿少之要药，常与白术、茯苓等配伍。

5.内热消渴　治气虚津亏，内热消渴，与天花粉、葛根等同用，如玉液汤。

6.气血两虚证　本品通过补气又有助于生血，治血虚或气血两虚，面色萎黄，与当归配伍，如当归补血汤。

7.气虚血滞，半身不遂，痹痛麻木　本品补气以行血，补气以通痹。治卒中后遗症，半身不遂，配伍当归、川芎、地龙等，如补阳还五汤。治气虚血滞之痹痛，肌肤麻木，可与桂枝、芍药配伍，如黄芪桂枝五物汤。现代临床治疗气虚血滞的胸痹心痛。

8.气血亏虚，疮疡难溃，久溃不敛　本品以其补气养血之功，使正气旺盛，托毒排脓，生肌敛疮。治疮疡中期，正虚毒盛不能托毒外达，疮形平塌，根盘散漫，难溃难腐者，常与人参、当归、升麻、白芷等同用，如托里透脓散。溃疡后期，脓水清稀，疮口难敛者，可与人参、当归、肉桂等品同用，如十全大补汤。

【用法用量】煎服，9～30g。益气补中宜蜜炙用，其他多生用。

【使用注意】凡表实邪盛，内有积滞，阴虚阳亢，疮疡初起或溃后热毒尚盛等证，均不宜用。

【药理研究】本品能抗疲劳、降血糖、降血压、增强和调节机体免疫功能；有保护肾脏、消除尿蛋白和利尿作用。

白术　Baizhu

《神农本草经》

【采制】为菊科植物白术 *Atractylodes macrocephala* Koidz. 的根茎。冬季采挖，切厚片。生用或麸炒用。

【药性】甘、苦，温。归脾、胃经。

【功效】补气健脾，燥湿利水，止汗，安胎。

【临床应用】

1. 脾气虚证　本品甘温补气，苦温燥湿，被誉为"脾脏补气健脾第一要药"。治疗脾胃气虚，食少便溏，倦怠神疲，常与人参、茯苓、甘草配伍，如四君子汤；用治脾虚气滞，脘腹胀满，不思饮食，常与枳实配伍，如枳术丸。

2. 痰饮眩悸，水肿尿少　治脾失健运，痰饮内停之眩晕心悸者，可与桂枝、茯苓等，如苓桂术甘汤；治脾虚不运，水肿尿少，常与黄芪、茯苓等配伍。

3. 气虚自汗　治脾气虚弱，卫气不固，表虚自汗者，宜与黄芪、防风等配伍，如玉屏风散。

4. 脾虚胎动不安　治脾虚气血不足，胎儿失养者，宜与人参、阿胶等配伍；治疗脾虚失运，湿浊中阻之妊娠恶阻，呕恶不食，四肢沉重者，与人参、茯苓、陈皮等配伍。

【用法用量】煎服，6～12g。燥湿利水宜生用，补气健脾宜炒用，健脾止泻宜炒焦用。

【使用注意】本品性偏温燥，阴虚有热及津液亏耗者不宜使用。

【药理研究】本品有抗消化道溃疡、促进胃肠运动、增强机体免疫功能及利尿等作用。

甘草 Gancao

《神农本草经》

【采制】为豆科植物甘草 *Glycyrrhiza uralensis* Fisch.、胀果甘草 *Glycyrrhiza inflate* Bat. 或光果甘草 *Glycyrrhiza glabra* L. 的干燥根和根茎。春、秋二季采挖，切厚片。生用或蜜炙用。

【药性】甘，平。归心、肺、脾、胃经。

【功效】补脾益气，清热解毒，祛痰止咳，缓急止痛，调和诸药。

【临床应用】

1.脾胃虚弱，倦怠乏力 本品味甘，善入中焦，具有补益脾气之力。因其作用缓和，多作为辅助药用，能"助参芪成气虚之功"，常与人参、白术、茯苓配伍，如四君子汤。

2.心气不足，心悸气短，脉结代 本品能补益心气，益气复脉。治阴血阳气虚弱，心脉失养之脉结代，心动悸，虚羸少气，舌光少苔，与人参、阿胶、生地黄等配伍，如炙甘草汤。

3.热毒疮疡，咽喉肿痛 本品生用药性偏凉，可清解热毒，用于多种热毒证。用治热毒疮疡，常与金银花、连翘等配伍；用治热毒咽喉肿痛，宜与板蓝根、桔梗、牛蒡子等配伍。

4.咳嗽痰多 本品甘润平和，能祛痰止咳，可用于寒热虚实多种咳喘，有痰无痰均宜。治风寒咳嗽，配伍麻黄、苦杏仁，如三拗汤；治肺热咳喘，配伍石膏、麻黄等，如麻杏甘石汤；治湿痰咳嗽，配伍半夏、茯苓等，如二陈汤；治肺虚咳嗽，配伍黄芪、人参等。

5.脘腹、四肢挛急疼痛 本品味甘能缓，善于缓急止痛。治脾虚肝旺的脘腹挛急作痛或阴血不足之四肢挛急作痛，与白芍同用，如芍药甘草汤。临床常以芍药甘草汤为基础，随症配伍用于血虚、血瘀、寒凝等多种原因所致的脘腹、四肢挛急作痛。

6.缓解药物毒性、烈性 本品甘平，与寒热补泻各类药物同用，能缓和烈性或减轻毒副作用，有调和百药之功，故有"国老"之称。如与石膏、知母配伍，以防寒凉伤胃；与附子、干姜配伍，以防温燥伤阴，并降低附子毒性；与人参、熟地等配伍，使补虚药效缓慢而持久；与黄芩、黄连、干姜、半夏等同用，又能协调寒热、平调升降。

对于药物或食物中毒的患者，在积极送医院抢救的同时，可用本品辅助解毒救急。

【用法用量】煎服，2～10g。清热解毒宜生用，补中缓急、益气复脉宜蜜炙用。

【使用注意】不宜与海藻、京大戟、甘遂、芫花同用。本品有助湿壅气之弊，湿盛胀满、水肿者不宜用。大剂量久服可导致水钠潴留，引起浮肿。

【药理研究】本品有抗心律失常、缓解胃肠平滑肌痉挛、镇痛作用，有类似肾上腺皮质激素样作用，还有保肝等作用。

附　其他补气药

补气药除了人参、党参、黄芪、白术、甘草外，还有以下药物，见表18-1。

表18-1　补气药参考药

药名	药性	功效	主治	用法用量	使用注意
山药	甘，平。归脾、肺、肾经	益气养阴，补脾肺肾，涩精止带	脾虚食少，便溏，白带过多；肺虚喘咳；肾虚遗精；虚热消渴	煎服。15～30g	湿盛中满或有积滞者不宜使用
西洋参	甘、微苦，凉。归心、肺、肾经	补气养阴，清热生津	气阴两脱证；气虚阴亏，虚热烦倦，咳喘痰血；津伤口渴及消渴	另煎兑服，3～6g。入丸散剂，每次0.5～1g	中阳衰微，胃有寒湿者不宜服用。不宜与藜芦同用
太子参	甘、微苦，平。归脾、肺经	益气健脾，生津润肺	脾虚食少；病后虚弱，气阴不足；肺燥干咳	煎服。9～30g	
刺五加	甘、微苦，温。归脾、肺、肾、心经	益气健脾，补肾安神	脾肺气虚证；肺肾两虚，久咳虚喘；肾虚腰膝酸痛；心脾不足	煎服。9～27g	
大枣	甘，温。归脾、胃、心经	补中益气，养血安神	脾虚食少；妇人脏躁，失眠；缓和药物毒烈药性	煎服。6～15g	湿盛中满或有积滞、痰热者不宜服
白扁豆	甘，微温。归脾、胃经	健脾化湿，和中消暑	脾胃虚弱，大便溏泻，白带过多；暑湿吐泻，胸闷腹胀	煎服。9～15g	

药名	药性	功效	主治	用法用量	使用注意
蜂蜜	甘，平。归肺、脾、大肠经	补中，润燥，止痛，解毒；外用生肌敛疮	脾气虚弱，脘腹挛急疼痛；肺燥干咳；肠燥便秘；解乌头类药毒；外治疮疡不敛，水火烫伤	冲服。15～30g。外用适量	湿阻中满，湿热痰滞，便溏泄泻者慎用
饴糖	甘，温。归脾、胃、肺经	补中益气，缓急止痛，润肺止咳	脾胃虚寒，脘腹疼痛。肺虚燥咳	烊化。15～20g	湿热内郁、中满吐逆、痰热咳嗽、小儿疳积者不宜服
红景天	甘苦，平。归肺、脾、心经	益气活血，通脉平喘	气虚血瘀，胸痹心痛，中风偏瘫；脾肺气虚，倦怠气喘	煎服。3～6g	
绞股蓝	甘苦，寒。归脾、肺经	益气健脾，化痰止咳，清热解毒	脾虚证；肺虚咳嗽；肿瘤而有热毒证	煎服。10～20g；亦可泡服	

当归　Danggui

《神农本草经》

【采制】为伞形科植物当归 *Angelica sinensis*（Oliv.）Diels 的干燥根。秋末采挖，切薄片。生用或酒炙用。

【药性】甘、辛，温。归肝、心、脾经。

【功效】补血活血，调经止痛，润肠通便。

【临床应用】

1.血虚萎黄，眩晕心悸 本品甘温质润，为补血圣药。常与熟地黄、白芍、川芎配伍，如四物汤。

2.血虚、血瘀、血寒之月经不调，经闭痛经 《景岳全书·本草正》中曰："诚血中之气药，亦血中之圣药也。"本品味甘补血，辛行活血，为妇科补血活血、调经止痛要药。

又性温散寒，故血虚、血瘀、血寒者尤为适宜。治血虚之月经不调、经闭、痛经，与熟地黄、白芍、川芎配伍，如四物汤；兼血瘀者，加桃仁、红花，如桃红四物汤；若冲任虚寒，瘀血阻滞者，配伍白芍、桂枝、吴茱萸等，如温经汤。

3.虚寒腹痛，风湿痹痛，跌打伤痛，痈疽肿痛　本品补血活血，散寒止痛。治血虚血瘀寒凝之腹痛，宜与桂枝、白芍、生姜配伍，如当归建中汤；治风湿痹痛，与羌活、防风配伍，如蠲痹汤；治跌打损伤，瘀血肿痛，配伍乳香、没药、桃仁等，如复元活血汤；若痈疽初起，肿胀疼痛，与金银花、赤芍等同用，如仙方活命饮；若气血不足，痈疽溃后不敛，与黄芪、人参、肉桂等配伍，如十全大补汤。

4.血虚肠燥便秘　本品补血以润肠通便，与肉苁蓉、牛膝、升麻等配伍，治血虚肠燥便秘，如济川煎。

【用法用量】煎服，6～12g。生当归长于补血，调经，润肠通便；酒当归长于活血调经。

【使用注意】湿盛中满、大便溏泻者忌服。

【药理研究】本品可增加冠脉血流量，使心肌氧耗量显著下降；并有抗血栓，增强机体免疫、促进血红蛋白及红细胞生成的作用。

熟地黄　Shudihuang
《本草拾遗》

【采制】为玄参科植物地黄 *Rehmannia glutinosa* Libosch. 的块根，经炮制加工品制成。秋末采挖，酒炖法或酒蒸法制成，切厚片或块。

【药性】甘，微温。归肝、肾经。

【功效】补血滋阴，益精填髓。

【临床应用】

1.血虚证　本品甘温质润，"大补血虚不足"，为治疗血虚证要药。治血虚萎黄，眩晕，心悸失眠，月经不调，崩漏下血，常与当归、白芍、川芎配伍，如四物汤。

2.肝肾阴虚证　本品味甘质润，"大补五脏真阴"，为治疗肝肾阴虚证要药。治肝肾阴虚之腰膝酸软、遗精、盗汗、耳鸣、耳聋等，常与山药、山茱萸等同用，如六味地黄丸。

3. 肝肾精血亏虚证　本品补益肝肾，益精填髓，可治疗眩晕耳鸣、须发早白，常与何首乌、牛膝、菟丝子等同用，如七宝美髯丹。

【用法用量】煎服，9～15g。

【使用注意】本品性质黏腻，有碍消化，凡气滞痰多、湿盛中满、食少便溏者忌服。若重用久服，宜与陈皮、砂仁等同用，防止黏腻碍胃。

【药理研究】本品具有促进红细胞的恢复、增强免疫功能、降血糖、防治骨质疏松、调节免疫功能、抗衰老、改善学习记忆等作用。

白芍　BaiShao
《神农本草经》

【采制】为毛茛科植物芍药 *Paeonia lactiflora* Pall. 的根。夏、秋二季采挖，切薄片。生用、清炒或酒炙用。

【药性】苦、酸，微寒。归肝、脾经。

【功效】养血调经，敛阴止汗，柔肝止痛，平抑肝阳。

【临床应用】

1. 血虚萎黄，月经不调，崩漏　本品味酸，偏益肝之阴血，常与熟地黄、当归等同用，如四物汤。

2. 自汗，盗汗　本品有敛阴止汗之功。若外感风寒，营卫不和之汗出恶风，可配伍桂枝等，如桂枝汤；若阴虚盗汗，可配伍龙骨、牡蛎、浮小麦。

3. 胸胁脘腹疼痛，四肢挛急疼痛　本品酸敛肝阴，养血柔肝而止痛，治阴血亏虚，筋脉失养而致手足挛急作痛，配伍甘草，如芍药甘草汤。

4. 肝阳上亢，头痛眩晕　本品养血敛阴、平抑肝阳，常配牛膝、赭石、龙骨等，如镇肝熄风汤。

【用法用量】煎服，6～15g。平抑肝阳、敛阴止汗多生用，养血调经、柔肝止痛多炒用或酒炒用。

【使用注意】不宜与藜芦同用。阳衰虚寒之证不宜使用。

【药理研究】本品具有镇静、抗抑郁、调节胃肠功能，并有明显镇痛、解痉的作用。

何首乌 Heshouwu

《日华子本草》

【采制】为蓼科植物何首乌 *Polygonum multiflorum* Thunb. 的块根。秋后茎叶枯萎时或次年未萌芽前采挖。切厚片，生用或蒸制用。

【药性】苦、甘、涩，微温。归肝、心、肾经。

【功效】制何首乌：补肝肾，益精血，乌须发，强筋骨，化浊降脂。生何首乌：解毒，截疟，润肠通便。

【临床应用】

1. *血虚证*　本品制用，治疗血虚，面色萎黄，可与补血药配伍。

2. *精血亏虚证*　制首乌善补肝肾、益精血、乌须发、强筋骨，治肝肾精血亏虚，头晕眼花，须发早白，腰膝酸软，可单用泡酒。

3. *高脂血症*　宜与山楂、泽泻等配伍。

4. *疮痈，瘰疬，风疹瘙痒*　治痈疽疮疡，可配伍清热解毒药；治瘰疬，与夏枯草配伍；治血虚生风化燥，肌肤失养所致的皮肤瘙痒，可与防风、薄荷等同用，煎汤外洗。

5. *久疟体虚*　生首乌截疟，治疟疾日久，气血虚弱，与人参、当归等同用，如何人饮。

6. *肠燥便秘*　年老体弱、久病、产后、血虚津亏之肠燥便秘，可肉苁蓉、当归、火麻仁等同用。

【用法用量】生何首乌，煎服，3～6g；制何首乌，煎服，6～12g。

【使用注意】本品制用补益力强，湿盛中满者不宜用。生用滑肠，大便溏泄者不宜用。何首乌可能引起肝损伤，故不宜长期、大量服用。

【药理研究】本品有促进造血功能、提高免疫功能、降血脂、抗动脉粥样硬化、保肝、延缓衰老等作用。

阿胶　Ejiao

《神农本草经》

【采制】为马科动物驴 E *quus asinus* L. 的皮经煎煮、浓缩制成的固体胶。捣成碎块用，或用蛤粉，或用蒲黄炒成阿胶珠用。

【药性】甘，平。归肺、肝、肾经。

【功效】补血，止血，滋阴润燥。

【临床应用】

1. 血虚萎黄，眩晕心悸　本品为血肉有情之品，既能补血，又能止血，多用治血虚证，尤以治疗出血而致血虚为佳。可单用本品即效，亦可与熟地黄、当归、白芍配伍。

2. 出血　本品味甘质黏，为止血要药。治疗吐血尿血、便血崩漏、妊娠胎漏，对于出血而兼阴血、血热者尤为适宜，可单用，也可配伍生地黄、白茅根等。

3. 肺燥咳嗽，劳嗽咯血　本品滋阴润肺，治疗肺热阴虚，燥咳痰少，咽喉干燥，痰中带血，常配马兜铃、牛蒡子、苦杏仁等，如补肺阿胶汤；治燥邪伤肺，干咳无痰，鼻燥咽干等，与桑叶、苦杏仁、麦冬等同用，如清燥救肺汤；治肺肾阴虚，劳嗽咯血，与天冬、麦冬等配伍，如月华丸。

4. 热病伤阴，心烦失眠及阴虚风动，手足瘛疭　本品养阴以滋肾水，治疗热病伤阴，肾水亏而心火亢，心烦不得眠，与黄连、白芍等同用，如黄连阿胶汤；治温病后期，真阴欲竭，阴虚风动，手足瘛疭，与龟甲、鳖甲、牡蛎等同用，如大、小定风珠。

【用法用量】煎服，3 ～ 9g，烊化兑服。润肺宜蛤粉炒，止血宜蒲黄炒。

【使用注意】本品性质黏腻，有碍消化，脾胃虚弱者慎用。

【药理研究】本品有促进造血、降低血黏度、抗肺损伤、增强免疫等作用。

附　其他补血药

补血药除了当归、熟地黄、白芍、何首乌、阿胶外，还有以下药物，见表18-2。

表 18-2 补血药参考药

药名	药性	功效	主治	用法用量	使用注意
龙眼肉	甘，温。归心、脾经	补益心脾，养血安神	心脾气血两虚之心悸怔忡，失眠健忘	煎服。9～15g	湿盛中满或有停饮、痰、火者忌服

北沙参 Beishashen

《本草汇言》

【采制】为伞形科植物珊瑚菜 *Glehnia littoralis* Fr.Schmidt ex Miq. 的根。夏、秋两季采挖。切段，生用。

【药性】甘、微苦，微寒。归肺、胃经。

【功效】养阴清肺，益胃生津。

【临床应用】

1. 肺热燥咳，阴虚劳嗽 本品甘润微寒，能补肺阴，兼能清肺热。治阴虚肺燥有热之干咳少痰、久咳劳嗽或咽干音哑，可与麦冬、桑叶等同用，如沙参麦冬汤；治阴虚劳热，咳嗽痰血，与知母、川贝母等配伍。

2. 胃阴不足，热病津伤，咽干口渴 本品甘寒能养胃阴，苦寒能清胃热。适用于胃阴虚有热之口干多饮、饥不欲食、大便干结、舌苔光剥或热病津伤，咽干口渴，常与石斛、玉竹、乌梅等养阴生津之品同用。

【用法用量】煎服，5～12g。

【使用注意】不宜与藜芦同用。

【药理研究】本品有抑制体液免疫、细胞免疫、降血糖及抗肿瘤等作用。

麦冬 Maidong

《神农本草经》

【采制】为百合科植物麦冬 *Ophiopogon japonicus*（L.f）KerGawl. 的块根。夏季采挖。生用。

【药性】甘、微苦，微寒。归心、肺、胃经。

【功效】养阴润肺，益胃生津，清心除烦。

【临床应用】

1. 肺燥干咳，阴虚劳嗽，喉痹咽痛　本品善养肺阴，清肺热，适用于阴虚肺燥有热的鼻燥咽干，干咳痰少、咯血，咽痛音哑，常与阿胶、桑叶等同用，如清燥救肺汤；肺肾阴虚之劳嗽咯血，与天冬配伍，如二冬丸；治喉痹咽痛，配伍玄参、甘草、桔梗，如玄麦甘桔颗粒。

2. 胃阴不足，津伤口渴，内热消渴，肠燥便秘　本品味甘柔润，长于滋养胃阴，生津止渴。治热病伤阴，口干舌燥，配伍玉竹、北沙参等，如益胃汤；治内热消渴，可与天花粉、乌梅等同用；治热邪伤津之便秘，与生地黄、玄参同用，如增液汤。

3. 心阴虚证　本品还能养心阴，清心热，并略具除烦安神作用。治心阴虚有热之心烦、失眠多梦，与生地黄、酸枣仁等配伍，如天王补心丹；热伤心营，心烦少寐者，与黄连、生地黄、玄参等配伍，如清营汤。

【用法用量】煎服，6～12g。

【使用注意】脾胃虚寒、食少便溏，以及外感风寒、痰湿咳嗽者忌服。

【药理研究】本品可以促进体液免疫和细胞免疫，还有降血糖、镇静、催眠、改善血液流变学和抗凝血作用。

石斛　Shihu
《神农本草经》

【采制】为兰科植物金钗石斛 *Dendrobium nobile* Lindl.、鼓槌石斛 *Dendrobium chrysotoxum* Lindl. 或流苏石斛 *Dendrobium fimbriatum* Hook. 的栽培品及其同属植物近似种的茎。全年均可采收。切段，生用或鲜用。

【药性】甘，微寒。归胃、肾经。

【功效】益胃生津，滋阴清热。

【临床应用】

1. 热病津伤，胃阴不足，食少干呕　本品长于滋养胃阴，生津止渴，兼能清胃热。治热病伤津，烦渴，舌干苔黑者，常与天花粉、生地黄、麦冬等配伍；治胃热阴虚之胃脘隐痛，食少干呕，可与麦冬、竹茹等同用。

2. 肾阴虚证　本品又能滋肾阴，兼能降虚火，用于肾阴虚证。治肾阴亏虚，目暗不明者，常与枸杞子、熟地黄、菟丝子等同用，如石斛夜光丸；肾阴亏虚，筋骨痿软者，常与杜仲、牛膝等补肝肾、强筋骨之品同用；若肾阴虚火旺，骨蒸劳热者，宜配伍枸杞子、黄柏、胡黄连等滋肾阴、退虚热之品。

【用法用量】煎服，6～12g；鲜品15～30g。

【使用注意】本品敛邪，故温热病不宜早用；又能助湿，若湿温病尚未化燥伤津者忌服。

【药理研究】本品能促进胃酸的分泌和胃蛋白酶排出量，兴奋肠管，调节胃肠功能；降低白内障晶状体的浑浊度；降血糖、抗氧化。

龟甲　Guijia

《神农本草经》

【采制】为龟科动物乌龟 *Chinemys reevesii*（Gray）的背甲及腹甲。全年均可捕捉。生用或以砂烫后醋淬用，用时捣碎。

【药性】咸、甘，微寒。归肝、肾、心经。

【功效】滋阴潜阳，益肾健骨，养血补心，固经止崩。

【临床应用】

1. 肝肾阴虚所致的阴虚阳亢、阴虚内热、阴虚风动证　本品为血肉有情之品，既能滋补肝肾之阴以退虚热，又能潜降肝阳以息内风，故可用于肝肾阴虚而引起的上述诸证。治阴虚内热，骨蒸潮热，盗汗遗精者，常与熟地黄、知母、黄柏等品同用，如大补阴丸；治阴虚阳亢，头目眩晕者，与天冬、白芍、牡蛎等同用，如镇肝熄风汤；治阴虚风动，手足瘛疭者，宜与阿胶、鳖甲、生地黄等同用，如大定风珠。

2. 肾虚筋骨痿软，囟门不合　本品长于滋肾养肝，又能强筋健骨。治肾虚之筋骨不健，腰膝酸软及囟门不合、行迟、齿迟，常与熟地黄、锁阳等同用，如虎潜丸。

3. 阴血亏虚之惊悸、失眠、健忘　本品入心肾经，有养血补心，安神定志之效，治阴血不足，心肾失养之惊悸、失眠、健忘，常与石菖蒲、远志、龙骨等品同用，如孔圣枕中丹。

4.阴虚血热，崩漏经多　本品滋养肝肾而固冲任，性偏寒凉而清热止血，治阴虚血热，冲任不固之崩漏、月经过多，常与生地黄、黄芩等配伍。

【用法用量】煎服，9～24g，先煎。本品经砂烫醋淬后，更容易煎出有效成分，并除去腥气，便于服用。

【使用注意】脾胃虚寒者忌服，孕妇慎用。

【药理研究】本品能促进生殖腺发育，还有抗骨质疏松和抗脊髓损伤、提高免疫功能及补血、镇静等作用。

鳖甲　**Biejia**
《神农本草经》

【采制】为鳖科动物鳖 *Trionyx sinensis* Wiegmann 的背甲。全年均可捕捉，生用或以砂烫后醋淬用，用时捣碎。

【药性】咸，微寒。归肝、肾经。

【功效】滋阴潜阳，退热除蒸，软坚散结。

【临床应用】

1.肝肾阴虚所致阴虚内热、阴虚风动、阴虚阳亢证　本品滋养之力不及龟甲，但长于退虚热、除骨蒸，故对阴虚内热证尤为多用。治温病后期，阴液耗伤，邪伏阴分，夜热早凉，热退无汗者，常与牡丹皮、生地黄、青蒿等同用，如青蒿鳖甲汤；治阴虚发热，骨蒸劳热者，配伍银柴胡、胡黄连、秦艽等；治阴虚阳亢，头晕目眩及阴虚风动，手足瘛疭者，常与滋阴潜阳药同用。

2.癥瘕，经闭，久疟疟块　本品味咸，还长于软坚散结，适宜于癥瘕或经闭，常与破血消癥药配伍；治久疟，胁下痞块，可与土鳖虫、桃仁、大黄等配伍。

【用法用量】煎服，9～24g，先煎。本品砂烫醋淬后，更容易煎出有效成分，并除去腥气，便于服用。

【使用注意】脾胃虚寒者忌服，孕妇慎用。

【药理研究】本品有促进造血功能、增强免疫功能、镇静、抗结缔组织增生及抗肝纤维化等作用。

附 其他补阴药

补阴药除了北沙参、麦冬、石斛、龟甲、鳖甲外，还有以下药物，见表18-3。

表18-3 补阴药参考药

药名	药性	功效	主治	用法用量	使用注意
南沙参	甘，微寒。归肺、胃经	养阴清肺，益胃生津，益气，化痰	肺热燥咳，阴虚劳嗽，干咳痰黏；胃气阴不足，烦热口干	煎服。9～15g	不宜与藜芦同用
百合	甘，微寒。归心、肺经	养阴润肺，清心安神	肺阴虚证，心神不宁证	煎服。6～12g	
天冬	甘苦，寒。归肺、肾经	养阴润燥，清肺生津	肺阴虚证；肾阴虚证；内热消渴，热病伤津，咽干口渴，肠燥便秘	煎服。6～12g	脾胃虚寒，食少便溏，痰湿内盛者忌用
玉竹	甘，微寒。归肺、胃经	养阴润肺，生津止渴	肺阴虚证，胃阴虚证，阴虚外感	煎服。6～12g	
黄精	甘，平。归脾、肺、肾经	补气养阴，健脾，润肺，益肾	脾胃气阴虚证，肺气阴两虚证，肾精亏虚证	煎服。9～15g	痰湿壅滞，脾虚便溏，气滞腹胀者慎用
枸杞子	甘，平。归肝、肾经	滋补肝肾，益精明目	肝肾阴虚证	煎服。6～12g	
墨旱莲	甘酸，寒。归肝、肾经	滋补肝肾，凉血止血	肝肾阴虚证，血热出血	煎服。6～12g	
女贞子	甘苦，凉。归肝、肾经	滋补肝肾，明目乌发	肝肾阴虚，须发早白，目暗不明	煎服。6～12g	
桑椹	甘酸，寒。归心、肝、肾经	滋阴补血，生津润燥	肝肾阴虚证；津伤口渴，肠燥便秘	煎服。9～15g	
哈蟆油	甘咸，平。归肺、肾经	补肾益精，养阴润肺	病后体虚，神疲，盗汗；痨嗽咯血	5～15g。用水浸泡，炖服，或作丸剂服	外有表邪，内有痰湿者慎用
楮实子	甘，寒。归肝、肾经	滋肾，清肝明目，利尿	肝肾不足之腰膝酸软，目赤翳障，水肿胀满	煎服。6～12g	虚寒证患者慎用

鹿茸　Lurong

《神农本草经》

【采制】为鹿科动物梅花鹿 *Cervus nippon* Temminck 或马鹿 *Cervus. elaphus* Linnaeus 的雄鹿头上尚未骨化而密生茸毛的幼角。夏、秋两季雄鹿长出的新角尚未骨化时，将角锯下或用刀砍下。切薄片，或研细粉用。

【药性】甘、咸，温。归肾、肝经。

【功效】补肾阳，益精血，强筋骨，调冲任，托疮毒。

【临床应用】

1. 肾阳不足，精血亏虚证　本品甘温补阳，甘咸滋肾，峻补元阳，益精血。治肾阳虚，精血亏虚之畏寒肢冷、阳痿遗精、宫冷不孕、小便频数、腰膝酸痛，可单用或配伍人参、黄芪、当归等，如参茸固本丸。

2. 肾虚骨弱，腰膝无力或小儿五迟　本品既补肾阳，又强筋骨，用于肾虚筋骨不健之腰脊冷痛或小儿发育不良，五迟五软，多与五加皮、熟地黄等同用，如加味地黄丸；亦可与骨碎补、续断、自然铜等同用，治骨折后期，愈合不良。

3. 冲任虚寒，崩漏带下　本品补肾阳，益精血而兼能固冲任，止带下。用于冲任虚寒、带脉不固之崩漏不止，带下量多清稀，与桑螵蛸、龙骨等同用。

4. 阴疽内陷不起，疮疡久溃不敛　本品补阳气、益精血而托疮毒。治疗阴疽内陷不起，疮疡久溃不敛，脓水清稀者，常与熟地黄、肉桂、芥子等配伍。

【用法用量】研末冲服，1～2 g。

【使用注意】服用本品宜从小量开始，缓缓增加，不可骤用大量，以免阳升风动，头晕目赤，或伤阴动血。凡热证、阴虚阳亢者均当忌服。

【药理研究】本品具性激素样作用。能促进性腺发育、促进骨髓造血功能，有抗疲劳、延缓衰老、增强免疫功能、促进物质代谢等作用。

淫羊藿　Yinyanghuo

《神农本草经》

【采制】为小檗科植物淫羊藿 *Epimedium brevicornum* Maxim.、箭叶淫羊藿 *Epimedium sagittatum*（Sieb.et Zucc.）Maxim.、柔毛淫羊藿 *Epimedium pubescens* Maxim. 或朝鲜淫羊藿 *Epimedium koreanum* Maxim. 的叶。夏、秋二季茎叶茂盛时采收。生用或羊脂油炙用。

【药性】辛、甘，温。归肝、肾经。

【功效】补肾阳，强筋骨，祛风湿。

【临床应用】

1. 肾阳虚证　本品辛甘性温燥烈，有较强的补肾壮阳作用，适用于肾阳虚衰之阳痿遗精，宫寒不孕，单用有效，亦可与肉苁蓉、巴戟天、杜仲等配伍。

2. 风寒湿痹　本品既补肾强筋骨，又辛温祛风湿，用于风湿久痹，累及肝肾，筋骨痿软，麻木拘挛，常与威灵仙、桑寄生、附子等配伍。

【用法用量】煎服，6～10g。

【使用注意】阴虚火旺者不宜使用。

【药理研究】本品具有雄激素样及植物雌激素样活性，能增强动物的性机能；还具有影响心血管系统、骨髓和造血系统功能，抗骨质疏松，改善学习记忆力等作用。

杜仲　Duzhong

《神农本草经》

【采制】为杜仲科植物杜仲 *Eucommia ulmoides* Oliv. 的树皮。4～6月剥取。生用或盐水炙用。

【药性】甘，温。归肝、肾经。

【功效】补肝肾，强筋骨，安胎。

【临床应用】

1. 肝肾不足，腰膝酸痛，筋骨无力　本品能补肝肾，强筋骨而长于强腰，为治肾虚腰痛及各种腰痛要药。治肾虚腰痛，腰膝酸软，与补骨脂等同用，如

青娥丸；治风湿久痹，腰痛冷重，与独活、桑寄生等同用，如独活寄生汤；治外伤腰痛，与川芎、丹参等同用；治妇女经期腰痛，与当归、川芎等同用；治疗肾虚阳痿，精冷不固，小便频数，与鹿茸、山茱萸、菟丝子等同用。

2. 妊娠漏血，胎动不安 本品补肝肾，固冲任以安胎，尤宜于肝肾亏虚之胎动不安，胎漏下血，可与桑寄生、续断、菟丝子等配伍。

【用法用量】煎服，6～10g。

【使用注意】本品为温补之品，阴虚火旺者慎用。

【药理研究】本品能促进骨髓基质细胞增殖及向成骨细胞分化，利于骨折愈合，对骨质疏松症有预防或延缓发生的作用；还有镇痛、降血压、延缓衰老等作用。

补骨脂 Buguzhi
《药性论》

【采制】为豆科植物补骨脂 *Psoralea corylifolia* L. 的成熟果实。秋季果实成熟时采收。生用，或盐水炙用。

【药性】辛、苦，温。归肾、脾经。

【功效】补肾壮阳，益精缩尿，纳气平喘，温脾止泻；外用消风祛斑。

【临床应用】

1. 肾虚阳痿，腰膝冷痛 本品苦辛温燥，补肾助阳。治肾虚阳痿，与菟丝子等配伍；治肾阳亏虚，腰膝冷痛，与杜仲、核桃仁等配伍，如青娥丸。

2. 肾虚遗精滑精，遗尿尿频 本品补肾助阳，又长于固精缩尿。治肾阳不足，固涩无力之遗精滑精，遗尿尿频，可与桑螵蛸、五味子等配伍。

3. 肾虚作喘 本品补肾助阳，纳气平喘，治肾阳虚衰，肾不纳气之虚喘，多配伍人参、蛤蚧等。

4. 脾肾阳虚，五更泄泻 本品能补肾温脾而止泻，治脾肾阳虚的五更泄泻，与吴茱萸、五味子、肉豆蔻配伍，如四神丸。

5. 白癜风、斑秃 将本品研末用酒浸制成酊剂，外涂患处，治白癜风、斑秃。

【用法用量】煎服，6～10g。外用20%～30%酊剂涂患处。

【使用注意】本品性质温燥，易伤阴助火，故阴虚火旺及大便秘结者忌服。

【药理研究】本品能延缓衰老、增强免疫、促进骨髓造血、调节神经和血液系统、扩张气管、致光敏及雌激素样作用。

菟丝子　Tusizi
《神农本草经》

【采制】为旋花科植物南方菟丝子 *Cuscuta australis* R. Br. 或菟丝子 *Cuscuta chinensis* Lam. 的成熟种子。秋末采收。生用或盐水炙用。

【药性】辛、甘，平。归肝、肾、脾经。

【功效】补益肝肾，固精缩尿，安胎，明目，止泻；外用消风祛斑。

【临床应用】

1.肝肾不足，腰膝酸软，阳痿遗精，尿频遗尿 本品辛润甘补，平补阴阳，固精缩尿。治肾虚腰膝酸软，与杜仲、续断等配伍；治肾阳虚之阳痿遗精，与枸杞子、覆盆子、车前子同用，如五子衍宗丸；治下元虚冷之尿频遗尿，与桑螵蛸、五味子等配伍。

2. 肾虚胎动不安 本品能补肝肾安胎，治肾虚胎元不固，胎动不安、滑胎，与续断、桑寄生、阿胶同用，如寿胎丸。

3. 肝肾不足，目暗不明 本品补肝肾，益精血而明目，治肝肾亏虚之目暗不明，视物昏花，常与熟地黄、车前子同用，如驻景丸。

4. 脾肾阳虚，便溏泄泻 本品能补肾益脾而止泻，治脾肾阳虚的便溏泄泻，与补骨脂、益智仁、肉豆蔻等配伍。

5. 白癜风 本品酒浸外涂，能消风祛斑，治白癜风。

【用法用量】煎服，6～12g。外用适量。

【使用注意】本品为平补之中偏于补阳，故阴虚火旺，大便燥结、小便短赤者不宜服用。

【药理研究】本品有增强免疫功能、延缓衰老及雌激素样作用；能增强心肌收缩力、降低胆固醇、降血压、促进造血功能、抑制肠运动等。

附　其他补阳药

补阳药除鹿茸、淫羊藿、杜仲、补骨脂、菟丝子外，还有以下药物，见表18-4。

表 18-4 补阳药参考药

药名	药性	功效	主治	用法用量	使用注意
巴戟天	甘、辛，微温。归肾、肝经	补肾阳，强筋骨，祛风湿	肾阳虚证；腰膝冷痛，筋骨痿软	煎服。3～10g	阴虚火旺者不宜服
锁阳	甘，温。归肝、肾、大肠经	补肾阳，益精血，润肠通便	肾阳不足，精血亏虚证；肠燥便秘	煎服。5～10g	阴虚火旺、大便溏泻、热结便秘均忌服
仙茅	辛，热。有毒。归肾、肝、脾经	补肾阳，强筋骨，祛寒湿	肾阳虚证；腰膝冷痛，筋骨痿软；阳虚冷泻	煎服。3～10g	不宜过量久服。阴虚火旺者忌服
骨碎补	苦，温。归肝、肾经	活血疗伤止痛，补肾强骨。外用消风祛斑	跌打损伤；肾虚诸证；斑秃，白癜风	煎服。3～9g	孕妇及阴虚火旺、血虚风燥者慎用
续断	苦辛，微温。归肝、肾经	补肝肾，强筋骨，续折伤，止崩漏	肝肾亏虚证；跌打损伤；胎漏，胎动不安	煎服。9～15g	
肉苁蓉	甘、咸，温。归肾、大肠经	补肾阳，益精血，润肠通便	肾阳不足，精血亏虚证；肠燥便秘	煎服。6～10g	阴虚火旺、热结便秘及大便泄泻者不宜服用
紫河车	甘、咸，温。归肺、肝、肾经	温肾补精，益气养血	肾精亏虚证，肺肾两虚之咳喘，气血不足诸证	研末吞服。2～3g	阴虚火旺者不宜单用
益智	辛，温。归脾、肾经	暖肾固精缩尿，温脾止泻摄唾	肾虚遗精遗尿；脾寒泄泻，口多涎唾	煎服。3～10g	
沙苑子	甘，温。归肝、肾经	补肾助阳，固精缩尿，养肝明目	肾虚遗精遗尿；目暗昏花，头晕目眩	煎服。9～15g	阴虚火旺、小便不利者不宜服用
蛤蚧	咸，平。归肺、肾经	补肺益肾，纳气定喘，助阳益精	肺肾两虚之喘咳；阳痿，遗精	煎服。3～6g，多入丸散或酒剂	喘咳实证不宜使用
冬虫夏草	甘，平。归肺、肾经	补肾益肺，止血化痰	肾精亏虚证，肺肾两虚之喘咳	煎服。3～9g	有表邪者不宜用
核桃仁	甘，温。归肾、肺、大肠经	补肾，温肺，润肠	肾阳虚证，虚寒喘嗽，肠燥便秘	煎服。6～9g	阴虚火旺，痰热咳嗽及便溏者不宜服用
海马	甘、咸，温。归肝、肾经	温肾壮阳，散结消肿	肾阳虚证，癥瘕积聚，痈肿疔疮	煎服。3～9g	孕妇及阴虚火旺者忌服

第十九章　收涩药

凡以收敛固涩为主要功效，用于治疗各种滑脱病证的药物称为收涩药，又称固涩药。

收涩药能收能涩，故味多酸涩。部分药物兼有补益作用，具有甘味。收涩药多用于虚寒证，药性多具温性或平性。个别药物兼能除骨蒸劳热或清热降火，具寒凉药性。滑脱不禁证的病势趋向向外，故本类药均具沉降之性。收涩药根据其药性及临床应用的不同，可分为固表止汗药、敛肺涩肠药、固精缩尿止带药三类。固表止汗药多归肺、心经；涩肠止泻药多归大肠经；涩精缩尿止带药多归肾、脾经。

本类药物分别具有固表止汗、敛肺止咳、涩肠止泻、固精缩尿、收敛止血、固崩止带等收敛固脱作用。主要用治久病体虚、正气虚损、固涩无权、脏腑功能衰退所致的自汗盗汗、久咳虚喘、久痢不止、久泻脱肛、遗精滑精、遗尿尿频、带下日久、失血崩漏等滑脱不禁的病证。

收涩药误用有"闭门留寇"之弊，故表邪未解，湿热所致之泻痢、带下，血热出血以及郁热未清者，均不宜单用。但某些收涩药兼有清湿热、解毒等功效，则又当区别对待。

麻黄根　Mahuanggen
《本草经集注》

【采制】为麻黄科植物草麻黄 *Ephedra sinica* stapf 或中麻黄 *Ephedra intermedia* Schrenk et C.A.Mey. 的干燥根和根茎。秋末采挖，干燥，切厚片。生用。

【药性】甘、涩，平。归心、肺经。

【功效】固表止汗。

【临床应用】

自汗、盗汗 本品甘平性涩，入肺经而能行肌表、实卫气、固腠理、闭毛窍，为敛肺固表止汗之要药。治气虚自汗，常与黄芪、牡蛎同用，如牡蛎散。治阴虚盗汗，常与熟地黄、当归等同用，如当归六黄汤。治产后虚汗不止，常与当归、黄芪等配伍，如麻黄根散。此外，本品与牡蛎共研细末，扑于身上，可治各种虚汗证。

【用法用量】煎服，3～9g。外用适量，研粉撒扑。

【使用注意】有表邪者忌用。

【药理研究】本品有抑制发汗，降低血压，收缩肠管、子宫平滑肌等作用。

附　其他固汗止表药

固汗止表药除了麻黄根，还有以下药物，见表 19-1。

表 19-1　固汗止表药参考药

药名	药性	功效	主治	用法用量	使用注意
糯稻根	甘，平。归心、肝经	固表止汗，益胃生津，退虚热	自汗，盗汗；阴虚发热，骨蒸潮热	煎服。15～30g	
浮小麦	涩、甘，凉。归心经	固表止汗	自汗，盗汗	煎服。15～30g；研末服，3～5g	表邪汗出者忌用

五味子　Wuweizi

《神农本草经》

【采制】为木兰科植物五味子 *Schisandra chinesis*（Turcz.）Baill 或华中五味子 *Schisandra. sphenanthera* Rehd. et Wils. 的干燥成熟果实。前者习称"北五味子"，后者习称"南五味子"。秋季果实成熟时采摘，晒干。生用或酒蒸用。

【药性】酸、甘，温。归肺、心、肾经。

【功效】收敛固涩，益气生津，补肾宁心。

【临床应用】

1. 久咳虚喘 本品味酸收敛，甘温而润，能上敛肺气，下滋肾阴，为治疗

久咳虚喘之要药。治肺虚久咳，可与罂粟壳同用，如五味子丸；治肺肾两虚喘咳，常与山茱萸、熟地、山药等同用，如都气丸；本品长于敛肺止咳，配伍麻黄、细辛、干姜等，可用于寒饮咳喘证，如小青龙汤。

2. 自汗，盗汗　本品五味俱全，以酸为主，善敛肺止汗。治自汗、盗汗者，可与麻黄根、牡蛎等同用。

3. 遗精滑精，遗尿尿频　本品甘温而涩，入肾，能补肾涩精止遗，为治肾虚精关不固遗精、滑精之常用药。治滑精，可与桑螵蛸、附子、龙骨等同用，如桑螵蛸丸；治梦遗，常与麦冬、山茱萸、熟地等同用，如麦味地黄丸。

4. 久泻不止　本品味酸涩性收敛，能涩肠止泻。治脾肾虚寒久泻不止，可与吴茱萸同炒香研末，米汤送服，如五味子散；或与补骨脂、肉豆蔻、吴茱萸同用，如四神丸。

5. 津伤口渴，消渴　本品甘以益气，酸能生津，益气生津止渴功良。治热伤气阴，汗多口渴者，常与人参、麦冬同用，如生脉散；治阴虚内热，口渴多饮之消渴证，多与山药、知母、天花粉、黄芪等同用，如玉液汤。

6. 心悸，失眠　本品既能补益心肾，又能宁心安神。治阴血亏损，心神失养，或心肾不交之虚烦心悸、失眠多梦，常与麦冬、丹参、生地、酸枣仁等同用，如天王补心丹。

【用法用量】煎服，2～6g。

【使用注意】表邪未解，内有实热，咳嗽初起，麻疹初起，均不宜用。

【药理研究】本品对神经系统、呼吸系统有兴奋作用，增强机体对非特异性刺激的防御能力。有镇咳、祛痰、降压、利胆、降低血清转氨酶、保护肝细胞、提高免疫力、抗氧化、抗衰老、抑菌等作用。

乌梅　Wumei
《神农本草经》

【采制】为蔷薇科植物梅 *Prunus mume*（Sieb.）Sieb.et Zucc. 的干燥近成熟果实。夏季果实近成熟时采收，低温烘干后闷至色变黑。生用或炒炭用。

【药性】酸、涩，平。归肝、脾、肺、大肠经。

【功效】敛肺，涩肠，生津，安蛔。

【临床应用】

1. 肺虚久咳　本品味酸而涩，其性收敛，入肺经能敛肺气，止咳嗽。适用于肺虚久咳少痰或干咳无痰之证。可与罂粟壳、杏仁等同用，如一服散。

2. 久泻，久痢　本品酸涩入大肠经，有良好的涩肠止泻痢作用，为治疗久泻、久痢之常用药。可与罂粟壳、诃子等同用，如固肠丸。取其涩肠止痢之功，配伍解毒止痢之黄连，亦可用于湿热泻痢，便脓血者，如乌梅丸。

3. 虚热消渴　本品至酸性平，善能生津液，止烦渴。治虚热消渴，可单用煎服，或与天花粉、麦冬、人参等同用，如玉泉散。

4. 蛔厥腹痛呕吐　蛔得酸则静，本品极酸，具有安蛔止痛，和胃止呕的功效，为安蛔之良药。适用于蛔虫所致腹痛、呕吐、四肢厥冷的蛔厥病证，常配伍细辛、川椒、黄连、附子等同用，如乌梅丸。

此外，本品炒炭后，涩重于酸，收敛力强，能固冲止漏，可用于崩漏不止，便血等；外敷能消疮毒，可治胬肉外突，头疮等。

【用法用量】煎服，6～12g。外用适量，捣烂或炒炭研末外敷。

【使用注意】外有表证或内有实热积滞者不宜用。

【药理研究】本品有抑菌、抑制离体兔肠管运动、增强机体免疫、促进胆汁分泌、抑制体外蛔虫活动等作用。

肉豆蔻　Roudoukou
《药性论》

【采制】为肉豆蔻科植物肉豆蔻 *Myristica fragrans* Houtt. 的干燥成熟种仁。冬、春二季果实成熟时采收，干燥。生用或煨用。

【药性】辛，温。归脾、胃、大肠经。

【功效】温中行气，涩肠止泻。

【临床应用】

1. 虚泻，冷痢　本品辛温而涩，入中焦，能暖脾胃，固大肠，止泻痢，为治疗虚寒性泻痢之要药。治脾胃虚寒之久泻、久痢者，常与肉桂、干姜、党参、白术等同用；若配补骨脂、五味子、吴茱萸，可治脾肾阳虚，五更泄泻者，如四神丸。

2.胃寒胀痛，食少呕吐 本品辛香温燥，能温中理脾、行气止痛。治胃寒气滞、脘腹胀痛、食少呕吐等证，常与木香、干姜、半夏等同用。

【用法用量】煎服，3～10g；入丸散服，每次0.5～1g。

【使用注意】湿热泻痢者忌用。

【药理研究】本品有抑制胃肠蠕动、抑菌、抑瘤等作用，肉豆蔻醚对正常人有致幻、抗炎作用。

附 其他敛肺涩肠药

敛肺涩肠药除了乌梅、肉豆蔻外，还有以下药物，见表19-2。

表19-2 敛肺涩肠药参考药

药名	药性	功效	主治	用法用量	使用注意
五倍子	涩，寒。归肺、大肠、肾经	止泻，止血，止咳，敛汗，涩精，敛疮	久泻，久痢；崩漏、便血、痔血；咳嗽、咯血；自汗、盗汗；遗精、滑精；湿疮肿毒	煎服。3～6g；入丸散服，每次1～1.5g。外用适量。研末外敷或煎汤熏洗	湿热泻痢者忌用
椿皮	苦、涩，寒。归大肠、肝经	清热燥湿，止带，止泻，止血	赤白带下；久泻久痢，湿热泻痢；崩漏经多，便血痔血；杀虫	煎服。6～9g；外用适量	脾胃虚寒者慎用
赤石脂	涩，温。归大肠、胃经	止泻，止血，止带，敛疮生肌	止泻，久痢；崩漏、便血；带下'疮疡久溃'	煎服。9～12g；外用适量。研细末敷患处或调敷	湿热积滞邪痢忌用。不宜与肉桂同用。孕妇慎用
诃子	苦、酸、涩，平。归肺、大肠经	止泻，止咳，利咽开音	久泻，久痢；久咳，失音	煎服。3～10g。涩肠止泻宜煨用，清热利咽开音宜生用	凡外有表邪、内有湿热积滞者忌用
罂粟壳	涩，平。有毒。归肺、大肠、肾经	止泻，敛肺，止咳，止痛	久咳，久泻；肺虚久咳；胃痛、腹痛、筋骨疼痛	煎服。3～6g。止咳蜜炙用，止血止痛醋炒用	本品易成瘾，不宜过量或持续用。孕妇儿童禁用。运动员慎用。咳嗽或泻痢初起忌用
石榴皮	涩，温。归大肠经	止泻，止血	久泻，久痢；便血，崩漏	煎服。3～9g。止血多炒炭用	

山茱萸　Shanzhuyu

《神农本草经》

【采制】为山茱萸科植物山茱萸 *Cornus officinalis* Sieb.et Zucc. 的干燥成熟果肉。秋末冬初果实变红时采收果实，文火烘或沸水略烫，挤出果核，干燥。生用或酒蒸用。

【药性】酸、涩，微温。归肝、肾经。

【功效】补益肝肾，收涩固脱。

【临床应用】

1. *腰膝酸软，头晕耳鸣，阳痿*　本品酸微温质润，其性温而不燥，补而不峻，补益肝肾，既能益精，又可助阳，为平补阴阳之要药。治肝肾阴虚，头晕目眩、腰酸耳鸣者，常与熟地、山药等配伍，如六味地黄丸；治命门火衰，腰膝冷痛、小便不利者，常与肉桂、附子等同用，如肾气丸；治肾阳虚阳痿者，多与鹿茸、补骨脂、巴戟天、淫羊藿等配伍，以补肾助阳。

2. *遗精滑精，遗尿尿频*　本品既能补肾益精，又能固精缩尿，于补益之中又具封藏之功，为固精止遗之要药。治肾虚精关不固之遗精、滑精者，常与熟地、山药等同用，如六味地黄丸、肾气丸；治肾虚膀胱失约之遗尿、尿频者，常与覆盆子、金樱子、沙苑子、桑螵蛸等同用。

3. *崩漏，月经过多*　本品入下焦，能补肝肾、固冲任以止血。治妇女肝肾亏损、冲任不固之崩漏及月经过多者，常与熟地黄、白芍药、当归等同用，如加味四物汤；若脾气虚弱、冲任不固而漏下不止者，常与龙骨、黄芪、白术、五味子等同用，如固冲汤。

4. *大汗不止，体虚欲脱*　本品酸涩性温，能收敛止汗，固涩滑脱，为防止元气虚脱之要药。治大汗欲脱或久病虚脱者，常与人参、附子、龙骨等同用，如来复汤。

【用法用量】煎服，6 ～ 12g，急救固脱可用 20 ～ 30g。

【使用注意】素有湿热而致小便淋涩者不宜。

【药理研究】本品有抑菌、抗炎、强心、升压、抗休克、抗氧化、降血糖、抗实验性肝损害、升高白细胞等作用，所含鞣质有收敛作用。

海螵蛸　Haipiaoxiao

《神农本草经》

【采制】为乌贼科动物无针乌贼 *Sepiella maindroni* de Rochebrune 或金乌贼 *Sepia esculenta* Hoyle 的干燥内壳。收集其骨状内壳洗净，干燥。生用。

【药性】咸、涩，温。归脾、肾经。

【功效】收敛止血，涩精止带，制酸止痛，收湿敛疮。

【临床应用】

1. 出血　本品能收敛止血。治崩漏，常与茜草、棕榈炭、五倍子等同用，如固冲汤；治吐血、便血者，常与白及等份为末服；治外伤出血，可单用研末外敷。

2. 遗精滑精，带下　本品温涩收敛，有固精止带之功。治肾失固藏之遗精、滑精，常与山茱萸、菟丝子、沙苑子等药同用；治肾虚带脉不固之带下清稀者，常与山药、芡实等药同用；如为赤白带下，则配伍白芷、血余炭同用，如白芷散。

3. 胃痛吞酸　本品味咸而涩，能制酸止痛，为治疗胃脘痛、胃酸过多之佳品。常与延胡索、白及、贝母、瓦楞子等同用。

4. 湿疮，湿疹，溃疡不敛　本品外用能收湿敛疮。治湿疮、湿疹，配黄柏、青黛、煅石膏等研末外敷；治溃疡多脓，久不愈合者，可单用研末外敷，或配煅石膏、枯矾、冰片等药共研细末，撒敷患处。

【用法用量】煎服，5～10g。外用适量，研末敷患处。

【药理研究】本品有抗消化性溃疡、止血、抗肿瘤、抗放射及接骨作用。

莲子　Lianzi

《神农本草经》

【采制】为睡莲科植物莲 *Nelumbo nucifera* Gaertn. 的干燥成熟种子。秋季果实成熟时采割莲房，取出果实，除去果皮，干燥。去心，生用。

【药性】甘、涩，平。归脾、肾、心经。

【功效】补脾止泻，止带，益肾涩精，养心安神。

【临床应用】

1. 脾虚泄泻　本品甘可补脾，涩能止泻，既可补益脾气，又能涩肠止泻。治脾虚久泻，食欲不振者，常与党参、茯苓、白术等同用，如参苓白术散。

2. 带下　本品既补脾益肾，又固涩止带，补涩兼施，为治脾虚、肾虚带下之常用品。治脾虚带下者，常与茯苓、白术等同用；治脾肾两虚，带下清稀，腰膝酸软者，可与山茱萸、山药、芡实等同用。

3. 遗精，滑精　本品味甘而涩，入肾经而能益肾固精。治肾虚精关不固之遗精、滑精，常与芡实、龙骨等同用，如金锁固精丸。

4. 心悸，失眠　本品甘平，入于心肾，能养心血，益肾气，交通心肾而有安神之功。治心肾不交之虚烦、心悸、失眠者，常与酸枣仁、茯神、远志等同用。

【用法用量】煎服，6～15g。

【药理研究】本品有抗氧化、抗衰老、收敛、镇静、免疫增强等作用。

附　其他固精缩尿止带药

固精缩尿止带药除了山茱萸、海螵蛸外，还有以下药物，见表19-3。

表19-3　固精缩尿止带药参考药

药名	药性	功效	主治	用法用量	使用注意
覆盆子	甘、酸，微温。归肝、肾经	补益肝肾，固精，缩尿，明目	遗精滑精，遗尿尿频；肝肾不足、目暗不明	煎服。6～12g	
金樱子	酸、涩，平。归肾、膀胱、大肠经	固精，缩尿，止带，止泻	遗精滑精，遗尿尿频，带下；久泻，久痢	煎服。6～12g	
桑螵蛸	甘、涩，平。归肝、肾经	补肾助阳，缩尿，固精	遗尿尿频，遗精滑精；阳痿	煎服。5～10g	阴虚火旺，膀胱湿热小便短数忌用
芡实	甘、涩，平。归脾、肾经	补脾肾，固精，止泻，止带，除湿	遗精滑精；脾虚久泻；带下	煎服。9～15g	

第二十章　涌吐药

凡具有促成呕吐作用，治疗毒物、宿食、痰涎等停滞在胃脘或胸膈以上所致病证的药物，称为涌吐药，又称催吐药。

本类药物通过涌吐，使毒物、宿食、痰涎等多种病邪毒物从口涌泄而去。主治误食毒物，且毒物尚在胃中，未被吸收；宿食停滞不化，胃脘胀满难忍；痰涎壅盛，咽喉堵塞；或痰蒙清窍，癫痫发狂等症。本类药涌吐之功可起因势利导，迅速驱除病邪，达到愈病之目的。

涌吐药作用强烈，大都具有毒性，易伤胃损正，故只适于体壮邪实之证，且注意中病即止。体质虚弱，或老人、小儿、妇女胎前产后，以及素患失血、头晕、心悸、劳嗽喘咳等症者，均当忌用。使用涌吐药时，一般宜采用小量渐增的方法，防其中毒或涌吐太过；且服药后可饮热水以助药力，或用翎毛探喉以助涌吐；若呕吐不止，当立即停药并积极采取措施及时解救。吐后不宜立即进食，待胃肠功能恢复后，再进流质或易消化的食物，以养胃气。

因本类药物作用峻猛，药后患者反应强烈而痛苦，故现临床已少用。

常山　Changshan
《神农本草经》

【采制】为虎耳草科植物常山 *Dichroa febrifuga* Lour. 的干燥根。秋季采挖，晒干，切薄片。生用或炒用。

【药性】苦、辛，寒；有毒。归肺、肝、心经。

【功效】涌吐痰涎，截疟。

【临床应用】

1. 胸中痰饮证　本品辛开苦泄，善开泄痰结，其性上行，能引吐胸中痰

饮，适用于痰饮停聚，胸膈壅塞，不欲饮食，欲吐而不能吐者。常以本品配甘草，水煎和蜜温服。

2.疟疾 本品善祛痰而截疟，为治疟之要药。适用于各种疟疾，尤以治间日疟、三日疟为佳。古方常单用本品浸酒或煎服治疟，每获良效；临证亦可配伍运用。若治一切疟疾，寒热往来，发作有时者，可以常山酒浸蒸焙，与槟榔共研末，糊丸服之，如胜金丸；治疟疾寒热，或二、三日一发者，可与厚朴、草豆蔻、肉豆蔻、槟榔等同用，如常山饮；若虚人久疟不止者，可与黄芪、人参、乌梅等同用，如截疟饮；疟久不愈，而成疟母者，则与鳖甲、三棱、莪术等同用，如截疟常山饮。

【用法用量】煎服，5～9g。本品生用涌吐；酒炒截疟。治疟宜在寒热发作前半天或2小时服用。

【使用注意】孕妇及体虚者慎用。

【药理研究】本品有催吐、抗疟、抗球虫病、抗肿瘤、消炎、促进伤口愈合等作用。

附　其他涌吐药

涌吐药除常山外，还有以下药物，见表20-1。

表20-1　涌吐药参考药

药名	药性	功效	主治	用法用量	使用注意
瓜蒂	苦，寒；有毒。归心、胃、胆经	涌吐，祛湿退黄	热痰，宿食；湿热黄疸	煎服。0.6～1.5g；入丸散服，每次0.3～1g。外用适量。研末吹鼻，鼻中流出黄水即停药	孕妇、体虚、出血、胃弱及上部无实邪者忌用
藜芦	辛、苦，寒。有毒。归肺、肝、胃经	涌吐，杀虫灭虱	中风，癫痫，误食毒物；疥癣；虱子	入丸散服。0.3～0.9g；外用适量	体虚、孕妇禁用，注意十八反

第二十一章　攻毒杀虫去腐敛疮药

凡以外用攻毒消肿、杀虫止痒或化腐排脓、生肌敛疮为主要功效的药物，分别称攻毒杀虫止痒药、去腐敛疮生肌药。总称为攻毒杀虫去腐敛疮药。由于上述的药物以外用为主，多数的药物功效又有交叉，故将其合并为一章介绍。

本章药物大多有毒，外用为主。具有攻毒消肿、杀虫止痒、化腐排脓、收湿敛疮的功效。主要适用于如疮痈疔毒、疥癣、湿疹瘙痒、口疮、喉症、耳疾及痈疽疮疡溃后脓出不畅，或溃后腐肉不去，新肉难生，伤口难以愈合之证等外科、皮肤及五官科病证。

本类药物的外用方法因病因药而异，如研末外撒，或煎汤洗渍及热敷、浴泡、含漱，或用油脂及水调敷，或制成软膏涂抹，或作成药捻、栓剂栓塞等。本类药物内服使用时，宜作丸散剂应用，使其缓慢溶解吸收，且便于掌握剂量。无论外用或内服，均应严格掌握剂量及用法，不可过量或持续使用，以防发生不良反应。制剂时应严格遵守炮制和制剂法度，以确保用药安全。有些药物腐蚀性强烈，使用时应注意勿伤及周围健康组织；亦不宜用于头面、指趾等肉薄近骨之处，如必须使用，需加赋形剂以免损伤筋骨或有损容貌。脓毒未清，腐肉未尽时，不宜使用敛疮收口药。

硫黄　Liuhuang
《神农本草经》

【采制】为自然元素类矿物硫族自然硫。采挖后，加热熔化，除去杂质；或用含硫矿物经加工制得。生用或与豆腐同煮处理，阴干后用。

【药性】酸，温；有毒。归肾、大肠经。

【功效】外用解毒杀虫疗疮；内服补火助阳通便。

【临床应用】

1. 外用治疗疥癣，湿疹，阴疽疮疡　本品性温而燥，有解毒杀虫，燥湿止痒诸功效，尤为治疥疮要药。如《肘后方》治疥即单取硫黄为末，麻油调涂用；或配伍风化石灰、铅丹、腻粉研末，猪油调涂治疥疮，如硫黄散。若与轻粉、斑蝥、冰片为末，同香油、面粉为膏，涂敷患处，可治顽癣瘙痒，如臭灵丹。若治疮疽，则可与荞麦面、白面为末贴敷患处，如痈疽发背方。

2. 内服治阳痿，虚喘冷哮，虚寒便秘　硫黄乃纯阳之品，入肾大补命门火而助元阳。可用于肾阳衰微，下元虚冷诸证。如金液丹即单用硫黄治腰冷膝弱、失精遗溺等。治肾虚阳痿常与鹿茸、补骨脂、蛇床子等同用。若配附子、肉桂、沉香，可治肾不纳气之喘促等，如黑锡丹。治虚冷便秘，以硫黄配半夏用，即半硫丸；因硫黄能补虚而暖肾与大肠，因而也可止泻治冷泻腹痛。

【用法用量】外用适量，研末油调涂敷患处。内服 1.5～3g，炮制后入丸散服。

【使用注意】孕妇忌用；不宜与芒硝、玄明粉同用。

【药理研究】本品有溶解角质、缓泻、杀疥虫、细菌及真菌作用。

雄黄　Xionghuang
《神农本草经》

【采制】为硫化物类矿物雄黄族雄黄，主含二硫化二砷（AS_2S_2）。采挖后水飞，晾干。生用，忌火煅。

【药性】辛，温；有毒。归肝、大肠经。

【功效】解毒杀虫，燥湿祛痰，截疟。

【临床应用】

1. 痈肿疔疮，蛇虫咬伤　雄黄温燥有毒，外用或内服均可以毒攻毒而解毒杀虫疗疮。治痈肿疔毒，可单用或入复方，且较多外用，如《千金方》以本品为末涂之；或配白矾等分，名二味拔毒散；或配伍乳香、没药、麝香为丸，名醒消丸。如以雄黄与黄连、松脂、发灰为末，猪脂为膏外涂可用治疥癣。治蛇虫咬伤，轻者单用本品香油调涂患处；重者内外兼施，当与五灵脂共为细末，酒调灌服，并外敷。

2. 虫积腹痛，惊痫，疟疾　本品内服能杀虫，祛痰截疟。传统用治虫积腹痛，惊痫，疟疾等，但今已少用。

【用法用量】入丸散用，0.05～0.1g。外用适量，研末撒，香油调搽或烟熏。

【使用注意】内服宜慎；不可久用；孕妇禁用。

【药理研究】本品体外对金黄色葡萄球菌等多种致病性皮肤细菌、真菌有不同程度抑制作用。有诱导肿瘤细胞凋亡、抗血吸虫及疟原虫等作用。

蛇床子　Shechuangzi
《神农本草经》

【采制】为伞形科植物蛇床 Cnidium monnieri（L.）Cuss. 的干燥成熟果实。夏、秋二季果实成熟时采收，晒干。生用。

【药性】辛，苦，温；有小毒。归肾经。

【功效】燥湿祛风，杀虫止痒，温肾壮阳。

【临床应用】

1. 阴痒，疥癣，湿疹瘙痒　本品辛苦温燥，有杀虫止痒，燥湿诸作用，为皮肤及妇科病常用药，常与苦参、黄柏、白矾等配伍，且较多外用。治阴部瘙痒，常与白矾煎汤外洗。《千金方》则单用本品研粉，猪脂调之外涂，治疗疥癣瘙痒。

2. 寒湿带下，湿痹腰痛　本品性温热可助阳散寒，辛苦又具燥湿祛风之功。治带下，腰痛尤宜于寒湿兼肾虚所致者，常与山药、杜仲、牛膝等同用。

3. 肾虚阳痿，宫冷不孕　本品温肾壮阳之功亦佳，且内服、外用均有效。亦常配伍当归、枸杞子、淫羊藿、肉苁蓉等治疗阳痿无子，如赞育丹。

【用法用量】煎服，3～10g。外用适量，多煎汤熏洗，或研末调敷。

【使用注意】阴虚火旺或下焦有湿热者不宜内服。

【药理研究】本品有抑菌、杀灭阴道滴虫作用，能增加子宫及卵巢重量，其提取物有雄激素样作用，有抗心律失常、降压、祛痰平喘、延缓衰老、促进记忆、抗骨质疏松等作用。

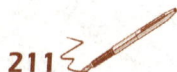

红粉　Hongfen

《外科大成》

【采制】为红氧化汞（HgO）。以水银、火硝、白矾为原料加工而成的红色升华物。研细末入药。

【药性】辛，热；有大毒。归肺、脾经。

【功效】拔毒，去腐。

【临床应用】

痈疽溃后脓出不畅或腐肉不去，久不收口　本品外用有良好的攻毒排脓去腐作用，为外科提脓祛腐之主药。本品有大毒，故临床较少使用纯品，常与收湿敛疮的煅石膏同用。通常根据溃疡面脓腐的多少，调整二药的用量比例，如升药与煅石膏的用量比为1∶9者，称九一丹；其拔毒力较轻而收湿生肌力较强。2∶8者，称八二丹；3∶7者，称七三丹；1∶1者，称五五丹；9∶1者，称九转丹；随着本品的用量增多，则拔毒提脓之力逐步增强。治疗痈，臁疮，溃流脓血，疮口不敛，可与煅石膏、煅炉甘石等共为末，敷患处，如提毒散。

【用法用量】外用适量。研极细粉单用或与其他药配制成散剂或制成药捻。

【使用注意】本品有大毒，只供外用，不能内服；外用亦不宜久用；不用纯品，多与煅石膏配用；孕妇禁用。

【药理研究】本品体外对金黄色葡萄糖球菌、乙型溶血性链球菌、铜绿假单胞菌、大肠杆菌等有很强的杀菌作用，可促进和改善创面微循环，减少微血栓，增加创面营养和血供，有利于创面愈合。

炉甘石　Luganshi

《本草品汇精要》

【采制】为碳酸盐类矿物方解石族菱锌矿，主含碳酸锌（ZnCO$_3$）。采挖后，洗净，打碎。生用或明煅后水飞用。

【药性】甘，平。归肝、脾经。

【功效】解毒明目退翳，收湿止痒敛疮。

【临床应用】

1. 目赤翳障，眼睑溃烂　本品甘平无毒，可解毒明目退翳，收湿止痒，为眼科外用常用药。与玄明粉各等份为末点眼，治目赤暴肿，如神应散；若与海螵蛸、冰片为细末点眼，可治风眼流泪，如止泪散。若配黄连、冰片，可治眼眶破烂，畏日羞明，如黄连炉甘石散。

2. 溃疡不敛，湿疮瘙痒　本品有生肌敛疮，收湿止痒，解毒诸功效。常配煅石膏、龙骨、青黛、黄连等同用，以提高药效。如治疮疡不敛，配龙骨同用，研极细末，干掺患处的平肌散。

【用法用量】 外用适量。

【使用注意】 专供外用，不作内服。

【药理研究】 本品外用能部分吸收创面的分泌液，有抑菌、防腐、收敛、消炎及保护创面等作用。

附　其他攻毒杀虫去腐敛疮药

攻毒杀虫去腐敛疮药除了硫磺、雄黄、蛇床子、红粉、炉甘石外，还有以下药物，见表21-1。

表21-1　攻毒杀虫去腐敛疮药参考药

药名	药性	功效	主治	用法用量	使用注意
白矾	酸、涩，寒。归肺、脾、肝、大肠经	外用解毒杀虫，燥湿止痒；内服止血止泻，祛除风痰	外治用于湿疹，疥癣，脱肛，痔疮，聤耳流脓；内服用于久泻不止，便血，崩漏，癫痫发狂	内服，0.6～1.5g。外用适量，研末敷或化水洗患处	
铅丹	辛、咸，寒；有毒。归心、脾、肝经	外用拔毒生肌，杀虫止痒；内服坠痰镇惊	疮疡溃烂，湿疹瘙痒，疥癣；惊痫癫狂	外用适量，研末撒布或熬膏贴敷。内服，每次0.3～0.6g，入丸散服	用之不当可引起铅中毒，宜慎用；不可持续使用。孕妇禁用
土荆皮	辛，温。有毒。归肺、脾经	杀虫，疗癣，止痒	各种癣证，湿疹及皮肤瘙痒	外用适量，酒或醋浸涂擦，或研末调涂患处	只供外用

药名	药性	功效	主治	用法用量	使用注意
蜂房	甘，平。归胃经	攻毒杀虫，祛风止痛	疮疡肿毒，乳痈，瘰疬；顽癣瘙痒；癌肿；风湿痹痛，牙痛；风疹瘙痒	煎服。3～5g。外用适量，研末油调敷患处或煎水漱，或洗患处	
轻粉	辛，寒；有毒。归大肠、小肠经	外用攻毒杀虫，攻毒，敛疮；内服祛痰消积，逐水通便	外治用于疥疮，顽癣，臁疮，梅毒，疮疡，湿疹；内服用于痰涎，水肿鼓胀，二便不利	外用适量，研末掺敷患处。内服每次0.1～0.2g，1日1～2次，入丸剂或胶囊，服后漱口	不可过量或久服；内服慎用；孕妇禁用
砒石	辛，大热；有大毒。归肺、肝经	外用攻毒杀虫，蚀疮去腐；内服劫痰平喘，攻毒抑癌	痈疽恶疮，顽癣，牙疳，痔疮；寒痰哮喘；癌症	外用适量，研末撒敷，宜作复方散剂或入膏药、药捻用。内服入丸散，每次0.002～0.004g	本品剧毒，内服宜慎，须严格掌握用量；外用亦应注意，以防局部吸收中毒。孕妇禁用。不可作酒剂。忌火煅。不宜与水银同用
马钱子	苦，温；有大毒。归肝、脾经	散结消肿，通络止痛	跌打损伤；痈疽肿痛；风湿顽痹，麻木瘫痪	内服宜制用，多入丸散，日服0.3～0.6g；外用适量，研末调涂	孕妇禁用。内服严格控制剂量，不宜生用及多服久服；不宜大面积涂敷；运动员慎用
儿茶	苦、涩，微寒。归心、肺经	收湿敛疮，生肌止血，清肺化痰，生津止泻	跌打伤痛、出血；疮痈，湿疮；肺热咳嗽，暑热口渴，泻痢	煎服。1～3g，包煎，多入丸散；外用适量	
大蒜	辛，温。归脾、胃、肺经	解毒杀虫，消肿，止痢	痈肿疔毒，疥癣；痢疾，泄泻；肺痨，顿咳；脘腹冷痛，食欲减退或饮食不消	外用适量，捣敷，切片擦或隔蒜灸。煎服9～15g，或生食，或制成糖浆服	外服可引起皮肤发红、灼热甚至起泡，故不可敷之过久
猫爪草	甘、辛，温。归肝、肺经	解毒消肿，化痰散结	瘰疬痰核；疔疮肿毒，蛇虫咬伤	煎服。15～30g。外用适量，研末撒或调敷	

续表

药名	药性	功效	主治	用法用量	使用注意
毛茛	辛，温；有毒。归肝、胆、心、胃经	利湿消肿，退黄退翳，截疟杀虫	风湿关节痛；黄疸，哮喘，头痛，目生翳膜；瘰疬，痈肿，疟疾，恶疮，疥癣	外用发泡或煎水洗患处	本品有毒，一般不作内服。皮肤有破损及过敏者禁用，孕妇慎用
硼砂	甘、咸，凉。归肺、胃经	外用清热解毒；内服清肺化痰	咽喉肿痛，口舌生疮，目赤翳障；痰热咳嗽	1.5～3g，多入丸、散。外用适量，研末撒或调敷患处	本品以外用为主，内服宜慎

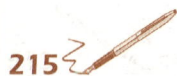

方 剂 篇

第一章 解表剂

凡具有发汗解肌、疏达腠理、透邪外出等功效，治疗表证的方剂，称为解表剂。

表证是外感六淫所导致的病证，以恶寒发热、头身疼痛、鼻塞咳嗽、脉浮等为主要临床表现。六淫之邪侵犯人体，或首犯肌表，或从口鼻而入，肺卫受邪，此时病邪轻浅，治疗宜以解表散邪立法，但六淫之邪有寒热之异，人体又有虚实之别，临床表证主要有表寒、表热以及虚人外感几种类型，故解表剂分为辛温解表、辛凉解表和扶正解表三类。

辛温解表剂，适用于外感风寒表证。症见发热恶寒，头项强痛，肢体酸痛，舌苔薄白，脉浮等。常以辛温解表药如麻黄、桂枝等为主组方，并结合兼夹病邪配伍相应药物，如与杏仁等降肺平喘药相伍以治风寒表实证，与芍药、大枣等益阴敛营药相伍以治营卫不和证，与羌活、防风、苍术、黄芩等祛湿清热药等相伍以治外感风寒湿兼有里热证，与干姜、细辛、五味子等温化水饮药相伍以治外寒内饮证。代表方如麻黄汤、桂枝汤、九味羌活汤、小青龙汤等。

辛凉解表剂，适用于外感风热表证。症见发热，微恶风寒，头痛咳嗽，口渴咽痛，舌苔薄白或微黄，脉浮数等。常以辛凉解表药桑叶、菊花、柴胡、葛根等为主组方。与金银花、连翘等清热解毒药相伍以治温病初起证，与桔梗、杏仁等止咳药相伍以治风温咳嗽证，与石膏等清热泻火药相伍以治肺热壅盛证，与升麻等解毒透疹药相伍以治麻疹初起证。代表方有银翘散、桑菊饮、麻黄杏仁甘草石膏汤、升麻葛根汤等。

扶正解表剂，适用于体质素虚的外感证。其在气虚、阳虚、血虚和阴虚证基础上同时出现外感风寒或风热的症状。常以解表药麻黄、桂枝、苏叶、柴胡等为主组方。与人参等健脾益气药相伍以治气虚外感证，与黄芪、附子等益气温阳药相伍以治阳虚外感证，与葳蕤等滋阴清热药相伍以治阴虚外感证。代表方剂如败毒散、再造散、加减葳蕤汤等。

使用解表剂应注意以下几点：第一，解表剂多用辛散轻扬之品，不宜久煎，以免药性耗散，作用减弱。第二，服用解表剂后，可饮适量热水，宜加衣盖被，或避风寒，以助汗出或防外邪复入。解表取汗，应以遍身微汗为佳，太过或不及，均不适宜。第三，服药期间，应忌辛辣、生冷、油腻，以免影响药物吸收及药效发挥。第四，使用解表剂当以外邪所致的表证为要，如表邪未尽又现里证者，应先解表后治里，或以解表为主，兼治其里；表里证俱急者，又当表里双解。凡邪已入里，或麻疹已透、疮疡已溃、正虚水肿、吐泻失水等证，均不宜。

麻黄汤
《伤寒论》

【主治】外感风寒表实证。恶寒发热，头痛身疼，无汗而喘，舌苔薄白，脉浮紧。

【组方】

1. 药物组成　麻黄三两, 去节（9g）　桂枝二两, 去皮（6g）　甘草一两, 炙（3g）　杏仁七十个, 去皮（9g）

2. 组方过程　本方针对风寒束表，营卫郁滞，肺失宣降病机而拟制。卫阳之气，固表实外，与营血相伴而分别行于脉之内外。寒为阴邪，其性收引，风寒袭表，卫阳被郁，营气涩滞，毛窍闭塞，故见恶寒发热、头痛身痛而无汗。肺卫相通，卫郁窍闭，肺气失宣，故肺气上逆而咳喘。风寒在表，故见舌苔薄白，脉浮紧。据证，法当发散风寒，通畅营卫，宣肺平喘。

3. 组方形式　本方选苦辛性温的麻黄为君，专入肺经，发汗解表、宣肺平喘。桂枝辛甘温，解表散寒、畅营达卫、温经止痛而为臣。君臣相配，通畅营卫，既加强发汗解表之力，又兼除头身疼痛。杏仁苦温，宣降肺气为佐药，与麻黄相配，宣降相宜，增强止咳平喘之功。炙甘草甘温，甘缓调中，既能调和

麻、杏之宣降，又能缓和麻、桂相合之峻烈，以免汗出太过而伤耗正气，为使药而兼佐药。

【配伍】方中麻黄、桂枝相须为用，发卫气之闭以开腠理，透营分之郁以畅营阴，相辅相成；辛温之麻黄和苦温之杏仁相使为用，辛散苦降，宣降相因，则宣肺平喘之效甚著。

【用法】

1.剂型 汤剂。

2.煎服法 水煎服，温覆取微汗。

【功效】发汗解表，宣肺平喘。

【临床应用】

1. 以恶寒发热，无汗而喘，苔薄白，脉浮紧为辨证要点。

2. 常用于普通感冒、流行性感冒、小儿高热、支气管哮喘等属外感风寒表实证者。

桂枝汤
《伤寒论》

【主治】外感风寒表虚证或营卫不和证。头痛发热，汗出恶风，或鼻鸣干呕，苔白不渴，脉浮缓或浮弱者。

【组方】

1.药物组成 桂枝三两，去皮（9g） 芍药三两（9g） 甘草二两，炙（6g） 生姜三两，切（9g） 大枣十二枚，擘（4枚）

2.组方过程 本方针对外感风寒，营卫不调，肺胃失和病机而拟制。风为阳邪，其性开泄，风邪伤卫，腠理不固，卫气外泄，营阴不得内守，故汗出而恶风不解。卫得风而强，营不守而弱，故《伤寒论》谓之"卫强营弱"，现称其为外感风寒表虚证。皮毛肌腠内通肺胃，鼻为肺窍，邪犯肌表，则肺胃失和，故鼻鸣干呕。寒邪不甚，风伤营卫，见苔白不渴，脉浮缓或浮弱。据证，法当解肌散邪，扶卫助营，调和营卫，兼和肺胃。

3.组方形式 本方选辛甘而温之桂枝为君，透营达卫，解肌散寒。白芍药酸苦而凉，益阴敛营，为臣药。君臣相合，相须为用，一治卫强，一治营弱，

共调营卫。生姜辛温，既助桂枝解肌散邪，又能暖胃止呕；大枣甘平，益气和中，滋脾生津；姜枣相合，还可升散脾胃之气津而益营助卫，合为佐药。炙甘草甘温，益气和中，调和诸药，为佐使之用。

【配伍】方中以解肌散邪的桂枝、生姜配伍养阴敛营的白芍药，益气和中的大枣、甘草，散收并用，补泻合用，相反相成，既可奏调和营卫之功，又能使发散不伤阴，敛阴不碍邪。甘温之甘草、大枣合辛温之桂枝、生姜"辛甘化阳"以扶卫，合酸凉之白芍药"酸甘化阴"以助营，全方营卫兼顾，阴阳并调。

【用法】

1. 剂型　汤剂。

2. 煎服法　水煎服，温覆取微汗。

【功效】解肌发表，调和营卫。

【临床应用】

1. 以身热，汗出恶风，舌淡苔白，脉浮弱为辨证要点。

2. 常用于普通感冒、流行性感冒、上呼吸道感染、产后及病后的低热等属风寒表虚证者。

九味羌活汤

《此事难知》

【主治】外感风寒湿邪，兼有里热证。恶寒发热，肌表无汗，头痛项强，肢体酸楚疼痛，口苦而渴，苔白，脉浮者。

【组方】

1. 药物组成　羌活 (9g)　防风 (6g)　苍术 (6g)　细辛　川芎　白芷　生地黄　黄芩　甘草 (各3g)（注：原书未标注剂量）

2. 组方过程　本方针对外感风寒湿邪，邪束肌表，滞于经络，阳郁蕴热病机而拟制。风寒湿邪束于肌表，皮毛闭塞，阳气不得外达，故恶寒发热，无汗头痛。寒湿伤于经络，气血运行不畅，故肢体酸楚疼痛。里有蕴热，故见口苦微渴；苔白、脉浮为邪犹在表。据证，法当发汗以祛风散寒除湿，行气活血以通络止痛，兼清里热。

3.组方形式　本方选辛温芳香之羌活为君，主入太阳经，上行发散，尤善祛除在表之风寒湿邪。防风能散一身之风；苍术主入太阴经，除湿力强，此二味助羌活以发汗除风湿，合为臣药。细辛主入少阴经，散寒通络，尤能止痛；白芷主入阳明经，祛风散寒，兼能宣痹；川芎主入少阳、厥阴经，祛风而能行气活血；此三味合助君臣祛风散寒除湿以除表邪，通经活络以止疼痛，皆为佐药。黄芩、生地清泄里热，兼制辛温香燥以防助热伤津，亦为佐药。炙甘草调和诸药，为使药。

【配伍】羌活、白芷、川芎、苍术、细辛、防风相伍，相辅相成，体现了"分经论治"的配伍思路，使全方药备六经，通治四时。辛温升散之羌活、白芷、川芎、苍术、细辛、防风、甘草与寒凉清热之生地、黄芩配伍，使升者不峻，寒者不滞，寒热、润燥并用，相反相成。

【用法】

1.剂型　汤剂。

2.煎服法　水煎温服。

【功效】发汗祛湿，兼清里热。

【临床应用】

1.以恶寒发热，头痛无汗，肢体酸楚疼痛，口苦微渴为辨证要点。

2.常用于感冒、流感、偏头痛，加减后还常用于风湿性关节炎、腰肌劳损等属外感风寒湿邪，兼有里热者。

附　其他辛温解表剂

辛温解表剂除麻黄汤、桂枝汤、九味羌活汤外，还有以下方剂，见表1-1。

表1-1　辛温解表剂附方

方名	药物组成	主治	用法	功效
大青龙汤（《伤寒论》）	麻黄 去节，六两（18g） 桂枝 二两（6g） 甘草 炙，二两（6g） 杏仁 去皮尖，四十粒（6g） 石膏 如鸡子大，碎（12g） 生姜 三两（9g） 大枣 擘，十二枚（3枚）	外感风寒兼烦躁	汤剂，水煎服	发汗解表，清热除烦

方名	药物组成	主治	用法	功效
香苏散 （《太平惠民和剂局方》）	香附_{炒，去毛四两（120g）} 紫苏叶_{四两（120g）} 炙甘草_{一两（30g）} 陈皮_{不去白，二两（60g）}	外感风寒，内有气滞证	散剂，水煎服	疏风散寒，理气和中
小青龙汤 （《伤寒论》）	麻黄_{去节，三两（9g）} 芍药_{三两（9g）} 干姜_{三两（6g）} 五味子_{半升（6g）} 甘草_{炙，三两（6g）} 桂枝_{三两，去皮（9g）} 半夏_{洗，半升（6g）} 细辛_{三两（3g）}	风寒客表，水饮内停证	汤剂，水煎服	解表散寒，温肺蠲饮
止嗽散 （《医学心悟》）	桔梗_炒 荆芥 紫菀_蒸 百部_蒸 白前_{蒸，各二斤（各1000g）} 甘草_{炒，十二两（375g）} 陈皮_{水洗去白，一斤（500g）}	风痰咳嗽证	散剂，水煎服	止咳化痰，疏风宣肺
五积散 （《仙授理伤续断秘方》）	苍术 桔梗_{各二十两（各600g）} 枳壳 陈皮_{各六两（各180g）} 芍药 白芷 川芎 当归 甘草 肉桂 茯苓 半夏_{汤泡，各三两（各90g）} 厚朴 干姜_{各四两（各120g）} 麻黄_{去根节，六两（180g）}	外感风寒，内伤生冷证	散剂，水煎服	发表温里，顺气化痰，活血消积

银翘散

《温病条辨》

【主治】温病初起。发热无汗，或有汗不畅，微恶风寒，头痛口渴，咳嗽咽痛，舌尖红，苔薄白或薄黄，脉浮数。

【组方】

1. 药物组成　连翘_{一两（30g）}　银花_{一两（30g）}　苦桔梗_{六钱（18g）}　薄荷_{六钱（18g）}　竹叶_{四钱（12g）}　生甘草_{五钱（15g）}　芥穗_{四钱（12g）}　淡豆豉_{五钱（15g）}　牛蒡子_{六钱（18g）}　鲜苇根_{（50g）}

2. 组方过程　本方针对外感温热毒邪，卫表郁闭，肺失清肃病机而拟制。温者，火之气。其犯人体，自口鼻而入，直通于肺，所谓"温邪上受，首先犯肺"（《外感温热篇》）。肺卫相通，肺合皮毛，喉为肺之门户。温病初起，邪在卫分，卫气被郁，开合失司，故发热、微恶风寒、无汗或有汗不畅；肺开窍于

鼻，邪自口鼻而入，上犯于肺，肺气失宣，则见咳嗽；风热搏结气血，蕴结成毒，热毒侵袭肺系门户，则见咽喉红肿疼痛；温邪伤津，故口渴；舌尖红，苔薄白或微黄，脉浮数均为温病初起之佐证。据证，法当辛凉透散以畅卫表，清泄肺热并解其毒，宣降肺气以复清肃。

3. 组方形式　本方选芳香清解之金银花、连翘为君，既能辛凉透邪清热，又可芳香辟秽解毒。薄荷、牛蒡子辛凉，疏散风热而清利咽喉；荆芥穗、豆豉辛温，助君药透散以助祛邪，并为臣药。桔梗宣肺利咽，甘草清热解毒，二药相伍，利咽止痛；竹叶清泄上焦以除烦，苇根清肺生津以止渴，皆为佐药。甘草调和药性，为佐药而兼使药。

【配伍】方以疏散风邪药与清热解毒药相配，其中，薄荷、牛蒡子、荆芥穗、淡豆豉相辅相成，以疏散风热，金银花、连翘、竹叶、苇根相辅相成，以增清热解毒之功。辛凉之薄荷、牛蒡子配伍少量辛温之品荆芥穗、豆豉，既有利于透邪，又不悖辛凉之旨，相反相成，寒热并用。

【用法】

1. 剂型　煮散剂，现代多作汤剂。

2. 煎服法　水煎服，用量按原方比例酌减，不宜久煎。

【功效】辛凉透表，清热解毒。

【临床应用】

1. 以发热，微恶风寒，口渴咽痛，舌尖红、苔薄白或薄黄，脉浮数为辨证要点。

2. 常用于急性发热性疾病的初起阶段，如感冒、流行性感冒、急性扁桃体炎、上呼吸道感染、肺炎、麻疹、流行性脑膜炎、乙型脑炎、腮腺炎等属温病初起者。

桑菊饮
《温病条辨》

【主治】风温初起。但咳，身热不甚，口微渴者。

【组方】

1. 药物组成　桑叶二钱五分（7.5g）　菊花一钱（3g）　杏仁二钱（6g）　连翘一钱五分（5g）　薄

荷_{八分（2.5g）}　　苦桔梗_{二钱（6g）}　　生甘草_{八分（2.5g）}　　苇根_{二钱（6g）}

2.组方过程　本方针对风热犯肺，肺卫失宣病机而拟制。风温袭肺，肺失清肃，故气逆而咳；其受邪轻浅，津未大伤，故身热不甚，口仅微渴。据证，法当疏散风热，清宣肺气。

3.组方形式　本方选甘苦性凉之桑叶，疏散风热，清宣肺热而止咳嗽；选辛甘性寒之菊花，疏散风热，又清利头目，并作君药。薄荷辛凉透表，助桑、菊散上焦风热；桔梗开肺、杏仁降肺，其宣降相伍，既助桑、菊以祛邪，又理肺气而止咳，此三味共为臣。连翘辛寒而质轻，善清膈上之热；苇根甘寒，清热生津止渴，共为佐。甘草润肺止咳，调和诸药，为佐药而兼使药。

【配伍】诸药相配，相辅相成，其中桑叶、菊花、薄荷同类相配，以助发散风热之功。

【用法】

1.剂型　汤剂。

2.煎服法　水煎温服。

【功效】疏风清热，宣肺止咳。

【临床应用】

1.以发热，咳嗽，身热不甚，口不甚渴，舌尖红，苔薄白，脉浮数为辨证要点。

2.常用于感冒、急性支气管炎、上呼吸道感染、肺炎、急性结膜炎、角膜炎等属风热犯肺者。

麻黄杏仁甘草石膏汤
《伤寒论》

【主治】肺热壅盛证。身热不解，有汗或无汗，咳逆气急，甚或鼻扇，口渴，舌苔薄白或黄，脉浮滑而数。

【组方】

1.药物组成　麻黄_{四两，去节（9g）}　　杏仁_{五十个，去皮尖（9g）}　　甘草_{二两，炙（6g）}　　石膏_{半斤，碎，绵裹（18g）}

2.组方过程　本方针对风热袭肺，或风寒郁而化热、热壅于肺之病机而

拟制。表邪未尽，可见身热，恶风或恶寒；肺热外蒸，热迫津泄，故有汗而身热不解。若肺热壅遏，卫气郁闭，可见身热而无汗，甚则鼻扇；肺中热盛，清肃失常，肺气上逆，故喘逆气急；热盛汗出，俱可伤津，故口渴喜饮。表里俱热，但正气尚未虚，故脉浮滑而数。据证，法当清肺热，止咳喘，兼以疏表透邪。

3. 组方形式　本方选辛温之麻黄宣肺平喘，解表散邪，同时，选辛甘大寒之石膏，清泄肺热以生津，二药相伍，既宣散肺中风热，又清宣肺中郁热，共为君药。杏仁苦温，宣利肺气以平喘咳，与麻黄相配则宣降相因，与石膏相伍则清肃协同，为臣药。炙甘草既能益气和中，又防石膏寒凉伤中，更能调和于寒温宣降之间，为佐使药。

【配伍】四药配伍，相反相成，石膏倍于麻黄，相制为用。辛凉之石膏配辛温之麻黄，宣肺平喘而不助热，清解肺热而不凉遏；辛温之麻黄配苦温之杏仁，升降相随以宣降肺气；甘寒的石膏配甘温之甘草，甘寒以助生津止渴。

【用法】

1. 剂型　汤剂。

2. 煎服法　水煎温服。

【功效】辛凉宣泄，清肺平喘。

【临床应用】

1. 以发热、喘咳、苔薄黄、脉数为辨证要点。

2. 常用于感冒、上呼吸道感染、急性支气管炎、支气管肺炎、大叶性肺炎、支气管哮喘、麻疹合并肺炎等属肺热壅盛者。

附　其他辛凉解表剂

辛凉解表剂除银翘散、桑菊饮、麻黄杏仁、甘草石膏汤外，还有以下方剂，见表 1-2。

表 1-2 辛凉解表剂附方

方名	药物组成	主治	用法	功效
柴葛解肌汤 (《伤寒六书》)	柴胡 (6g) 干葛 (9g) 甘草 (3g) 黄芩 (6g) 羌活 (3g) 白芷 (3g) 芍药 (6g) 桔梗 (3g) （原方未注分量）	外感风寒， 邪郁化热， 三阳合病证	汤剂，水煎服，加 生姜三片，大枣二 枚，槌法加石膏末 一钱（3g）	辛凉解肌， 清泄里热
升麻葛根汤 (《阎氏小儿方 论》)	升麻 (3g) 葛根 细锉(3g) 芍药 (6g) 甘草 锉 各等分 (3g)	麻疹初起未 发，或发而 不透证	汤剂，水煎服	辛凉解肌， 解毒透疹

败毒散

《小儿药证直诀》

【主治】气虚外感风寒湿证。憎寒壮热，头项强痛，肢体酸痛，无汗，鼻塞声重，咳嗽有痰，胸膈痞满，舌苔白腻，脉浮而重按无力。

【组方】

1.药物组成 柴胡 洗,去芦 前胡 川芎 枳壳 羌活 独活 茯苓 桔梗 炒

人参 各一两(30g) 甘草 半两(15g) 生姜 少许(3g) 薄荷 少许(2g)

2.组方过程 本方主要针对素体气虚，外感风寒湿邪病机而拟制。风寒湿邪袭表，卫阳郁遏，经脉不利，故憎寒壮热而无汗，头项强痛，肢体酸痛。气虚脾弱，湿痰内生，更加外邪犯肺，肺气不宣，津液不布，痰湿阻滞气机，故鼻塞声重，胸膈痞闷，咳嗽有痰。舌苔白腻，脉浮濡或浮数而重取无力，正是风寒湿邪在表而气虚湿停之征。据证，法当益气扶正助祛邪，解表祛风除寒湿，兼健脾化痰，调畅气机。

3.组方形式 本方选辛温发散之羌活、独活为君，通治一身上下之风寒湿邪，通络止痛。柴胡辛散解肌，川芎行血祛风，并为臣药，助君药解表退热、宣痹止痛。枳壳降气，桔梗宣肺，前胡祛痰，茯苓渗湿，合以畅脾肺而宽胸膈，除痰湿而止咳嗽，为佐药。更以小量人参益气生津，扶正助汗，使祛邪而不伤正，兼防邪复入，亦为佐药。生姜、薄荷发散外邪；甘草益气和中，调和诸药，皆为佐使。

【配伍】羌活、独活、柴胡、川芎、生姜相辅相成，辛温以解表散寒、除

湿通络；枳壳、桔梗、前胡、茯苓相辅成成，苦辛宣肃肺气、降气除湿化痰以止咳。佐以人参、甘草甘温益气，与祛邪药同用，以扶正祛邪，相反相成。

【用法】

1. 剂型　煮散剂，现代多作汤剂。

2. 煎服法　水煎服。

【功效】益气解表，散寒祛湿。

【临床应用】

1. 以憎寒壮热，头身重痛，无汗，脉浮重取乏力为辨证要点。

2. 常用于感冒、流行性感冒、支气管炎、风湿性关节炎、痢疾，过敏性皮炎、湿疹等属外感风寒湿邪兼气虚者。

附一　其他扶正解表剂

扶正解表剂除败毒散外，还有以下方剂，见表1-3。

表1-3　扶正解表剂附方

方名	药物组成	主治	用法	功效
麻黄附子细辛汤 (《伤寒论》)	麻黄 去节，二两(6g)　附子 一枚，炮，去皮，破八片(9g)　细辛 二两(3~6g)	少阴病始得之，反发热，脉沉者	汤剂，水煎服	助阳解表
再造散 (《伤寒六书》)	黄芪(6g)　人参(3g)　桂枝(3g)　甘草(1.5g)　熟附子(3g)　细辛(2g)　羌活(3g)　防风(3g)　川芎(3g)　煨生姜(3g)(原书未注用量)	阳气虚弱，感冒风寒证	散剂，水煎服，加大枣2枚，炒白芍3g	助阳益气，解表散寒
加减葳蕤汤 (《通俗伤寒论》)	生葳蕤 二钱至三钱(9g)　生葱白 二枚至三枚(6g)　桔梗 一钱至钱半(5g)　东白薇 五分至二钱(6g)　豆豉 三钱至四钱(12g)　苏薄荷 一钱半(5g)　炙甘草 五分(1.5g)　红枣 二枚	阴虚外感风热证	汤剂，水煎服	滋阴解表
葱白七味饮 (《外台秘要》)	葱白连须 切，一升(9g)　干葛 切，六合(9g)　新豉 绵裹，一合(6g)　生姜 切，二合(6g)　生麦门冬 去心，六合(9g)　干地黄 六合(9g)	血虚外感风寒证	汤剂，水煎服	养血解表

附二　解表剂中成药

解表剂中成药，见表1-4。

表 1-4　解表剂中成药

方名	药物组成		主治	用法	功效
正柴胡饮颗粒（《中华人民共和国药典》2020版第一部）	柴胡 100g 防风 80g 赤芍 150g	陈皮 100g 甘草 40g 生姜 70g	外感风寒所致的发热畏寒、无汗、头痛、鼻塞、喷嚏、咽痒咳嗽、四肢酸痛；流感初起、轻度上呼吸道感染见上述证候者	口服。开水冲服。1次10g 或 3g（无蔗糖）。1日3次，小儿酌减或遵医嘱	发散风寒，解热止痛
荆防颗粒（《2019版国家医保药品目录》）	荆芥 45g 羌活 25g 柴胡 30g 川芎 25g 茯苓 45g 甘草 15g	防风 30g 独活 25g 前胡 25g 枳壳 30g 桔梗 30g	风寒感冒	口服。开水冲服，1次1袋，1日3次	发汗解表，散风祛湿
双黄连口服液（《中华人民共和国药典》2020版第一部）	金银花 375g 连翘 750g	黄芩 375g	外感风热所致的感冒，症见发热、咳嗽、咽痛	口服。1次20mL，1日3次；小儿酌减或遵医嘱	疏风解表，清热解毒
参苏丸（《中华人民共和国药典》2020版第一部）	党参 75g 葛根 75g 茯苓 75g 陈皮 50g 桔梗 50g 木香 50g	紫苏叶 75g 前胡 75g 半夏 (制)75g 枳壳 (炒)50g 甘草 50g	身体虚弱、感受风寒所致感冒，症见恶寒发热、头痛鼻塞、咳嗽痰多、胸闷呕恶、发力气短	口服。1次6～9g，1日2～3次	益气解表，疏风散寒，祛痰止咳
防风通圣丸（《中华人民共和国药典》2020版第一部）	防风 50g 薄荷 50g 大黄 50g 栀子 25g 桔梗 100g 川芎 50g 白芍 50g 连翘 50g 白术 (炒)25g	荆芥穗 25g 麻黄 50g 芒硝 50g 滑石 300g 石膏 100g 当归 50g 黄芩 100g 甘草 200g	外寒内热，表里俱实，畏寒壮热，头痛咽干，小便短赤，大便秘结，瘰疬初起，风疹湿疮	口服。1次6g，1日2次	解表通里，清热解毒

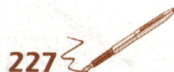

第二章　泻下剂

凡以通便、泄热、攻积、逐水等功效为主，用于治疗里实证的方剂，称为泻下剂。

泻下剂是为有形实邪内结而设，凡燥屎内结、冷积不化、瘀血内停、宿食不消、结痰停饮、虫积之脘腹胀满、腹痛拒按、大便秘结或泻利、苔厚、脉沉实等属里实证者，均可用泻下剂治疗。里实证的证候表现有热结、寒结、燥结、水结之不同。热结者，当寒下；寒结者，当温下；燥结者，当润下；水结者，当逐水；里实而兼见正气不足者，当攻补兼施。故泻下剂相应地分为寒下剂、温下剂、润下剂、逐水剂、攻补兼施剂五类。

寒下剂，适用于里热积滞实证。症见大便秘结，腹部胀满疼痛，甚或潮热，苔黄厚，脉实等。常用寒下药如大黄、芒硝等为主组成方剂。由于实热积滞于肠胃，易致气机升降阻滞，甚则导致气滞血瘀，故常配伍行气与活血祛瘀药如厚朴、枳实、木香、桃仁、丹皮等。代表方如大承气汤、大黄牡丹汤等。

温下剂，适用于里寒积滞实证。症见大便秘结，脘腹胀满，腹痛喜温，手足不温，甚或厥冷，脉沉紧等。寒邪非温不去，积滞非下不除，故常用泻下药大黄、巴豆等与温里药附子、干姜、细辛等配伍，变寒下药为温下之用，以达温散寒结、通下里实之功。若寒积兼有脾气不足者，宜适当配伍补气之品如人参、甘草等。代表方如大黄附子汤、温脾汤等。

润下剂，适用于肠燥津亏，大便秘结证。症见大便干结，小便短赤，舌苔黄燥，脉滑实；或大便秘结，小便清长，面色青白，腰膝酸软，手足不温，舌淡苔白，脉迟。前者属肠胃燥热之"热秘"，常用润下药如麻子仁、杏仁、郁李仁之类，适当配伍寒下药如大黄、芒硝以及滋阴养血药如白芍、当归等组成方剂。后者为肾气虚弱之"虚秘"，常用温肾益精、养血润肠药如肉苁蓉、牛膝、当归之类为主，配伍升清降浊之品如升麻、枳壳、泽泻等组成方剂。代表方如麻子仁丸、济川煎。

逐水剂，适用于水饮壅盛于里的实证。常见胸胁引痛或水肿腹胀，二便不利，脉实有力等症。此时非一般淡渗利湿治法所能胜任，只宜峻下逐水，使体内积水通过大小便排出，以达消除积水肿胀之目的，常用大戟、芫花、甘遂、牵牛子等峻下逐水药为主组成方剂。因此类药物药力峻猛，有一定的毒性，故常须配伍养胃扶正之品如大枣等。代表方如十枣汤。

攻补兼施剂，适用于里实正虚之大便秘结证。常以脘腹胀满，大便秘结兼气血阴津不足为主要表现。若不攻里则里实不去，只下则正气更伤；不补则正虚难复，纯补则里实愈坚。故唯有攻补兼施，邪正兼顾，方可两全。常用大黄、芒硝等攻下药与人参、当归、麦冬等补益药配伍组成方剂。代表方如黄龙汤。

泻下剂多由药力迅猛之品组方，易伤胃气，故应得效即止，慎勿过剂。服药期间，应忌食油腻及不易消化的食物，以防重伤胃气。如表证未解，里未成实者，不宜使用泻下剂。若表证未解而里实已成，宜用表里双解法；如兼有瘀血者，配伍活血祛瘀药治之；兼有虫积者，配伍驱虫药治之。年老体虚、病后伤津、亡血者，以及孕妇、产妇、月经期女性，均应慎用或禁用。

大承气汤
《伤寒论》

【主治】

1. 阳明腑实证。脘腹痞满，腹痛拒按，大便不通，舌红苔黄燥，脉沉实。

2. 热结旁流证。

3. 里热实证之热厥、痉病、发狂等。

【组方】

1. 药物组成　大黄 酒洗, 四两（12g）　厚朴 去皮, 炙, 半斤（24g）　枳实 炙, 五枚（12g）　芒硝 三合（9g）

2. 组方过程　本方针对邪热积滞，阻于肠腑之病机而拟制。实热内结，胃肠气滞，腑气不通，故大便不通，频转矢气，脘腹痞满，腹痛拒按；里热炽盛，上扰神明，故谵语；舌苔黄燥起刺，或焦黑燥裂，脉沉实是热盛伤津之征。"热结旁流"证，乃燥屎坚结于里，胃肠欲排除则不能，逼迫津液从燥屎之旁流下所致。热厥、痉病、发狂等，皆因实热内结，或气机阻滞，阳气被遏，不能外达于四肢；热盛伤筋、筋脉失养而挛急；或胃肠燥热上扰心神所致。据证，法当峻下热结。

3.组方形式 本方选苦寒之大黄为君药，以泄热通便，荡涤肠胃；配伍咸寒软坚的芒硝助大黄泄热通便，为臣药，二药相须为用，泻下热结之功更加峻猛；佐以厚朴、枳实行气，既能消除痞满，二者与大黄、芒硝相伍，泄热破气，推荡积滞，以成速泄热结之功。四药合用，可承顺胃气下行，共奏峻下热结之功，故名"大承气"。本方为"寒下法"的代表方，对里热实结之重证最宜。

【配伍】大黄、芒硝、厚朴、枳实四药相伍，苦辛通降与咸寒合法，泻下与行气并重，相辅相成。

【用法】

1.剂型 汤剂。

2.煎服法 ①先煎枳实、厚朴，后下大黄，芒硝冲服，温服；②服用本方，中病即止，以免耗损正气。

【功效】峻下热结。

【临床应用】

1.以痞、满、燥、实四症，舌红苔黄，脉沉实为辨证要点。本方为泻下峻剂，凡气虚阴亏、燥结不甚，以及年老、体弱者均慎用，孕妇禁用。

2.常用于治疗急性单纯性肠梗阻、急性胰腺炎、急性胆囊炎等疾病属实热内结者。

附 其他寒下剂

寒下剂除了大承气汤外，还有以下方剂，见表2-1。

表 2-1　寒下剂附方

方名	药物组成	主治	用法	功效
小承气汤 (《伤寒论》)	大黄_{酒洗,四两(12g)} 厚朴_{去皮,炙,二两(6g)} 枳实_{炙,大者三枚(9g)}	阳明腑实证	汤剂,水煎服	轻下热结
调胃承气汤 (《伤寒论》)	大黄_{去皮,清酒洗,四两(12g)} 甘草_{炙,二两(6g)} 芒硝_{半升(12g)}	阳明病,胃肠燥热证	汤剂,温顿服之	缓下热结
大陷胸汤 (《伤寒论》)	大黄_{去皮,六两(10g)} 芒硝_{一升(10g)} 甘遂_{一钱匕(1g)}	大结胸证	汤剂,水煎服	泄热逐水
复方大承气 (《中西医结合治疗常见外科急腹症》)	川朴_(15~30g) 炒莱菔子_(15~30g) 枳壳_(15g) 桃仁_(9g) 赤芍_(15g) 大黄_{后下(15g)} 芒硝_{冲服(9~15g)}	单纯性肠梗阻	水煎服,或胃管注入,每日1~2次	通里攻下,行气活血

大黄附子汤

《金匮要略》

【主治】寒积里实证。腹痛便秘，胁下偏痛，发热，畏寒肢冷，舌苔白腻，脉弦紧。

【组方】

1. 药物组成　大黄_{三两(9g)}　附子_{炮,三枚(12g)}　细辛_{二两(3g)}

2. 组方过程　本方针对里寒内结，阳气不运病机而拟制。阴寒凝滞，冷积内结，腑气不通，故腹痛便秘、胁下偏痛；积滞阻结，气机被郁，故见发热；阳气不运，则畏寒肢冷；舌苔白腻、脉弦紧，是寒实内结之象。据证，法当温里散寒，通便止痛。

3. 组方形式　本方选辛、甘，大热之附子温里助阳，散寒止痛，为君药。大黄苦寒，通导大便，荡涤积滞，为臣药。附子、大黄并用，前者散寒助阳，后者通积导滞，是温下法的常用配伍。佐以细辛，辛温宣通，既散寒结以止痛，又助附子温里祛寒。三药并用，共奏温里散寒，攻下寒积之效。

【配伍】大黄与大辛大热之附子和辛温之细辛相伍，其寒性去而走泄之性存，"去性存用"相反相成，共成温下之法。

【用法】

1.剂型 汤剂。

2.煎服法 水煎服。

【功效】温里散寒，通便止痛。

【临床应用】

1.以腹痛便秘，手足不温，苔白腻，脉弦紧为辨证要点。方中附子绝对剂量应大于大黄，以达温里散寒、泻结行滞之目的。

2.常用于腹痛、肋间神经痛等属里寒结滞之证者。

温脾汤
《备急千金要方》

【主治】阳虚冷积证。便秘腹痛，脐周绞痛，手足不温，苔白不渴，脉沉弦而迟。

【组方】

1.药物组成 当归 干姜 各三两（各9g） 附子 人参 芒硝 各二两（各6g） 大黄 五两（15g） 甘草 二两（6g）

2.组方过程 本方针对脾阳不足，寒积中阻病机而拟制。脾阳不足，运化失常，冷积中阻，腑气不通，故便秘腹痛、脐周绞痛；阳气不足，四肢失于温煦，故手足不温；苔白不渴，脉沉弦而迟，是阴寒里实之象。据证，法当攻下冷积，温补脾阳。

3.组方形式 本方选附子大辛大热，温脾阳以散寒凝；大黄苦寒沉降，荡涤除积，二药配伍，温下以攻逐寒积，共为君药。芒硝软坚，助大黄泻下攻积；干姜温中助阳，增附子祛寒温阳之力，均为臣药。脾阳虚弱，脾气亦急，运化无力，故佐入人参、甘草补益脾气，且二者与附子、干姜相伍，有阳虚先益气之意。甘草尚能调药和中，又兼使药之能。当归为佐，养血润燥，既润肠以资泻下，又使泻下而不伤正。

【配伍】方中七药相伍，辛热甘温咸寒合法，寓补于攻，温下相成。附子、干姜温补脾阳；芒硝、大黄泻下攻积；当归、人参、甘草补益气血；甘温之人参、甘草与辛味之附子、干姜相伍，辛甘化阳，以温助脾阳。

【用法】

1. 剂型　汤剂。

2. 煎服法　水煎服。

【功效】攻下冷积，温补脾阳。

【临床应用】

1. 以便秘腹痛，得温则缓，倦怠少气，手足欠温，苔白，脉沉弦为辨证要点。

2. 常用于急性单纯性肠梗阻或不全梗阻等属中阳虚寒，冷积内阻者。

附　其他温下剂

温下剂除了大黄附子汤、温脾汤外，还有以下方剂，见表2-2。

表2-2　温下剂附方

方名	药物组成	主治	用法	功效
三物备急丸 （《金匮要略》）	大黄_一两（30g）　干姜_一两 （30g）　巴豆_去皮、心、熬、外 研如脂，一两（30g）	寒实腹痛。猝然心腹胀痛，痛如锥刺，气急口噤，大便不通	丸剂，成人每服0.6～1.5g，用米汤或温开水送下；若口噤不开者，用鼻饲法给药	攻下寒积

济川煎
《景岳全书》

【主治】肾虚便秘。大便秘结，小便清长，腰膝酸冷，舌淡苔白，脉沉迟。

【组方】

1. 药物组成　当归_三至五钱（9～15g）　牛膝_二钱（6g）　肉苁蓉_酒洗去咸, 二至三钱（6～9g）
泽泻_一钱半（4.5g）　升麻_五分至七分或一钱（1.5～3g）　枳壳_一钱（3g）

2. 组方过程　本方针对肾虚精亏，开阖失司病机而拟制。肾司气化而主二便之开阖，肾阳虚弱，气化失司，津液不布，肠失濡润，传导不利，故大便秘结、小便清长；腰为肾之府，肾主骨生髓，肾虚精亏，髓海不充，故腰膝酸软、头晕目眩。据证，法当温肾益精，润肠通便。

3. 组方形式　本方选咸温之肉苁蓉，入肾与大肠经，善于补肾益精、润燥

滑肠，为君药。当归养血和血，润肠通便；牛膝补益肝肾，壮腰膝，善行于下，均为臣药。枳壳宽中行滞以助通便；泽泻性降，渗利泄浊，共为佐药。少加升麻升举清阳，清阳升则浊阴自降以助通便，用为佐使。诸药合用，既可温肾益精以治其本，又能润肠通便以治其标，而成标本兼顾之剂。方名"济川"，意在滋润河川以行舟车。

【配伍】肉苁蓉、当归相辅相成，以助益精润肠之力，牛膝、泽泻、枳壳与升麻相伍，升降相因，相反相成。诸药配伍，补中有泻，降中有升，寓通于补之中、寄降于升之内。

【用法】

1. 剂型　汤剂。

2. 煎服法　水煎服。

【功效】温肾益精，润肠通便。

【临床应用】

1. 以便秘，小便清长，腰膝酸冷，舌淡苔白，脉沉迟为辨证要点。

2. 常用于习惯性便秘、老年便秘、产后便秘等肾虚津亏肠燥者。

十枣汤
《伤寒论》

【主治】

1. 悬饮　咳唾胸胁引痛，心下痞硬，干呕短气，头痛目眩，或胸背掣痛不得息，舌苔白滑，脉沉弦。

2. 水肿　一身悉肿，尤以身半以下为重，腹胀喘满，二便不利，脉沉实。

【组方】

1. 药物组成　芫花_熬　甘遂　大戟_{各等分}　大枣_{十枚}

2. 组方过程　本方针对水饮壅盛，停聚于里，内外泛滥病机而拟制。饮停胸胁，上迫于肺，气机阻滞，则咳唾引胸胁疼痛，甚或胸背掣痛不得息；水饮停于心下，则心下痞硬，干呕短气；上扰清阳，则头痛目眩；水饮泛溢肢体，则成水肿；阻滞胸腹，气机壅塞，则腹胀喘满。此水饮壅盛之实证，治当遵循"留者攻之""有水可下之"的原则。据证，法当攻逐水饮。

3. 组方形式　本方选甘遂苦寒有毒，善行经隧水湿；大戟苦寒，善泻脏腑之水邪；芫花辛温，善消胸胁伏饮痰癖。三药相伍，可使胸腹积水迅速逐出体外，共为君药。大枣煎汤送服，取其益脾缓中，防止逐水伤及脾胃，并缓和诸药毒性，使邪去而不伤正，且寓培土制水之意，用为佐使。

【配伍】甘遂、大戟、芫花同类合用，相辅相成，以峻泻攻逐。佐以大枣，煎汤送服，以补泻并用，其寓意有三：缓和诸药毒性；益气护胃，减少药后反应；培土制水，邪正兼顾。

【用法】

1. 剂型　散剂。

2. 煎服法　芫花、甘遂、大戟研细末，或装入胶囊，每次服 0.5 ～ 1g，每日 1 次，以大枣 10 枚煎汤送服，清晨空腹服，得快下利后，糜粥自养。

【功效】攻逐水饮。

【临床应用】

1. 以咳唾胸胁引痛，或水肿腹胀，二便不利，脉沉弦为辨证要点。

2. 常用于渗出性脑膜炎、结核性胸膜炎、肝硬化、慢性肾炎所致的胸水、腹水或全身水肿，以及晚期血吸虫病所致的腹水等属水饮内停里实证者。

黄龙汤
《伤寒六书》

【主治】阳明腑实，气血不足证。下利清水，色纯青，或大便秘结，脘腹胀满，腹痛拒按，身热口渴，神倦少气，谵语甚或循衣撮空，神昏肢厥，舌苔焦黄或焦黑，脉虚。

【组方】

1. 药物组成　大黄(9g)　芒硝(6g)　枳实(9g)　厚朴(9g)　甘草(3g)　人参(9g)　当归(6g)　生姜(三片)　大枣(二枚)

2. 组方过程　本方针对阳明热结腑实，兼气血两虚病机而拟制。燥热内结肠中，腑气不通，故大便秘结，或下利清水、色纯青（即"热结旁流"），脘腹胀满，腹痛拒按；里热炽盛，故身热；邪热伤津，故身热口渴，舌苔焦黄或焦黑；气血两伤，则见神倦少气，脉虚；余如神昏谵语、肢厥、循衣撮空等，皆为热结于里、上扰神明之危重证候。据证，法当攻下热结，益气养血。

3. 组方形式　本方选苦寒之大黄泄热通便，荡涤积滞，为君药。芒硝软坚润燥，以助大黄泄热攻逐之力，为臣药。佐以枳实、厚朴行气导滞，合取大承气汤之意，荡涤胃肠实热积滞；人参、当归益气养血，与前药相配，扶正祛邪，使攻下而不伤正；桔梗开宣肺气，肺与大肠相表里，肺气畅则肠腑通，与承气性降相伍，使气机升降复常，寓"欲降先升"之妙。生姜、大枣、甘草和中益胃，用为佐使。诸药相伍，热结得去，气血得复，诸症自除。

【配伍】大黄、芒硝、枳实、厚朴四药合用，取大承气汤之意，以攻下热结，荡涤肠热，相辅相成；桔梗配伍大黄以助通腑；当归、人参、大枣伍甘草以增益气补血之力。诸药同用，攻补兼施，使祛邪不伤正，扶正不留邪。

【用法】

1. 剂型　汤剂。

2. 煎服法　水煎服。

【功效】攻下热结，益气养血。

【临床应用】

1. 以大便秘结，或自利清水，脘腹胀痛，身热口渴，神倦少气，舌苔焦黄，脉虚为辨证要点。

2. 常用于伤寒、副伤寒、流行性脑脊髓膜炎、乙型脑炎、老年性肠梗阻等属于阳明腑实，兼气血不足者。

附一　其他攻补兼施剂

攻补兼施剂除了济川煎、十枣汤、黄龙汤外，还有以下方剂，见表2-3。

表2-3　攻补兼施剂附方

方名	药物组成	主治	用法	功效
新加黄龙汤（《温病条辨》）	细生地五钱(15g)　生甘草二钱(6g)　人参另煎，一钱五分(4.5g)　生大黄三钱(9g)　芒硝一钱(3g)　玄参五钱(15g)　麦冬连心，五钱(15g)　当归一钱五分(4.5g)　海参洗，二条(2条)　姜汁六匙(6匙)	热结里实，气阴不足证	汤剂，水煎服，顿服之	泄热通便，滋阴益气

方名	药物组成	主治	用法	功效
增液承气汤 (《温病条辨》)	玄参_{一两(30g)} 麦冬_{连心，八钱(24g)} 细生地_{八钱(24g)} 大黄_{三钱(9g)} 芒硝_{一钱五分(4.5g)}	寒邪直中三阴，真阳衰微证	汤剂，水煎服，麝香三厘（0.1g）冲服	回阳固脱，益气生脉

附二　泻下剂中成药

泻下剂中成药，见表2-4。

表2-4　泻下剂中成药

方名	药物组成	主治	用法	功效
麻仁丸 (《中华人民共和国药典》2020版第一部)	火麻仁_(200g) 苦杏仁_(100g) 大黄_(200g) 枳实_{炒(200g)} 厚朴_{姜制(100g)} 炒白芍_(200g)	用于肠热津亏所致的便秘，症见大便干结难下、腹部胀满不舒；习惯性便秘见上述证候者	口服。水蜜丸1次6g，小蜜丸1次9g，大蜜丸1次1丸，1日1～2次	润肠通便

方名	药物组成	主治	用法	功效
增液承气汤 (《温病条辨》)	玄参 一两(30g) 麦冬 连心，八钱(24g) 细生地 八钱(24g) 大黄 三钱(9g) 芒硝 一钱五分(4.5g)	寒邪直中三阴，真阳衰微证	汤剂，水煎服，麝香三厘（0.1g）冲服	回阳固脱，益气生脉

附二　泻下剂中成药

泻下剂中成药，见表2-4。

表2-4　泻下剂中成药

方名	药物组成	主治	用法	功效
麻仁丸 (《中华人民共和国药典》2020版第一部)	火麻仁(200g) 苦杏仁(100g) 大黄(200g) 枳实 炒(200g) 厚朴 姜制(100g) 炒白芍(200g)	用于肠热津亏所致的便秘，症见大便干结难下、腹部胀满不舒；习惯性便秘见上述证候者	口服。水蜜丸1次6g，小蜜丸1次9g，大蜜丸1次1丸，1日1～2次	润肠通便

第三章　和解剂

　　凡具有和解少阳、调和肝脾、调和肠胃等功效，治疗邪在少阳、肝脾不和、肠胃不和等证的方剂称为和解剂。

　　和解剂原为治疗伤寒邪入少阳而设，少阳属胆，位于半表半里，既不宜发汗，又不宜吐下，唯有和解一法最为适当。然胆附于肝，互为表里，胆经发病可影响及肝，肝经发病也可影响及胆，且肝胆疾病又可累及脾胃，导致肝脾不和；若中气虚弱，寒热互结，又可导致肠胃不和。故和解剂除和解少阳以治少阳病证外，还可调和肝脾以治肝郁脾虚，调和肠胃以治寒热互结，肠胃不和。故本章方剂分为和解少阳、调和肝脾、调和肠胃三类。

　　和解少阳剂，适用于邪在少阳证。常用柴胡或青蒿与黄芩相配为主组方。兼有气虚者，佐以益气扶正之品；兼有湿邪者，佐以通利湿浊之品。代表方如小柴胡汤、蒿芩清胆汤等。

　　调和肝脾剂，适用于肝脾不和证。其证多由肝气郁结，横犯脾土，或因脾虚，营血不足，肝失疏泄。常用疏肝行气或滋阴养血药如柴胡、枳壳、陈皮、香附、当归、白芍等，与健脾助运药如白术、茯苓、甘草等配伍组方。代表方如四逆散、逍遥散、痛泻要方。

　　调和肠胃剂，适用于肠胃不和之寒热错杂、升降失常证。常用辛温药与苦寒药如干姜、生姜、半夏、黄连、黄芩等为主组成寒热并用的方剂。代表方如半夏泻心汤等。

　　和方之制，和其不和也。故凡病兼虚者，补而和之；兼滞者，行而和之；兼寒者，温而和之；兼热者，凉而和之；兼表者，散而和之；兼里者，攻而和之。凡邪在肌表，未入少阳，或邪已入里，阳明热盛者，皆不宜使用和解剂。劳倦内伤，气虚血弱所致发热者，亦非本类方剂之所宜。

小柴胡汤

《伤寒论》

【主治】

1. 伤寒少阳证。往来寒热，胸胁苦满，默默不欲饮食，心烦喜呕，口苦，咽干，目眩，舌苔薄白，脉弦者；以及疟疾、黄疸等病而见少阳证者。

2. 妇人中风，热入血室。经水适断，寒热发作有时。

【组方】

1. 药物组成　柴胡半斤（24g）　黄芩三两（9g）　半夏洗, 半升（9g）　生姜切, 三两（9g）　人参三两（9g）　大枣擘, 十二枚（4枚）　甘草炙, 三两（9g）

2. 组方过程　本方针对邪在少阳，枢机不利之病机而拟制。少阳经脉循胸布胁，位于太阳、阳明表里之间。伤寒邪犯少阳，病在半表半里，邪正相争，邪胜欲入里并于阴，正胜欲拒邪出于表，则往来寒热；邪在少阳，经气不利，郁而化热，胆热上扰，则胸胁苦满、心烦、口苦、咽干、目眩；胆热犯胃，胃失和降，则默默不欲饮食而喜呕。若妇人经期，感受风邪，邪热内传，热与血结，血热瘀滞，疏泄失常，则经水不当断而断、寒热发作有时。治宜和解少阳。

3. 组方形式　方中柴胡苦辛微寒，入肝胆经，透少阳半表之邪，并能疏泄气机之郁滞，为君药。黄芩苦寒，清少阳半里之热，为臣药。柴胡、黄芩相配伍，一散一清，共解少阳之邪，为和解少阳的基本结构。佐以半夏、生姜和胃降逆止呕。人参、大枣益气健脾，一者取其扶正以祛邪，一者取其益气以御邪内传，俾正气旺盛，则邪无内向之机，亦为佐药。炙甘草助参、枣扶正，且能调和诸药，为佐使药。诸药合用，以和解少阳为主，兼补胃气；以祛邪为主，兼顾正气。使邪气得解，枢机得利，胃气调和，则诸症自除。

【配伍】柴胡、黄芩相合，清透并用，为和解少阳法之基本配伍。苦寒之柴芩配温性之半夏、生姜，寒热并用；升散之柴胡伍降逆之半夏、生姜，升降并用；清泄之柴胡、黄芩与补益之人参、甘草、大枣合用，补泻兼施，邪正兼顾。

【用法】

1.剂型 汤剂。

2.煎服法 汤剂去滓，再煎，空腹温服。

【功效】和解少阳。

【临床应用】

1.以往来寒热，胸胁苦满，默默不欲饮食，心烦喜呕，口苦，咽干，目眩，苔白，脉弦为辨证要点。

2.常用于上呼吸道感染、肺炎、急性黄疸型肝炎、慢性肝炎、肝硬化、胆囊炎、胆结石、急性胰腺炎、胆汁反流性胃炎、胃溃疡、中耳炎等证属邪踞少阳者。

附 其他和解少阳剂

和解少阳剂除了小柴胡汤外，还有以下方剂，见表3-1。

表 3-1 和解少阳剂附方

方名	药物组成	主治	用法	功效
大柴胡汤 （《金匮要略》）	柴胡 半斤(24g) 黄芩 三两(9g) 大黄 二两(6g) 枳实 炙，四枚(9g) 芍药 三两(9g) 半夏 洗，半升(9g) 生姜 切，五两(15g) 大枣 擘， 十二枚(4枚)	少阳阳明合病	汤剂，水煎服	和解少阳， 内泄热结
蒿芩清胆汤 （《通俗伤寒论》）	青蒿脑 钱半至二钱(4.5~6g) 青子芩 钱半至三钱(4.5g~9g) 淡竹茹 三钱(9g) 生枳壳 钱半(4.5g) 仙半夏 钱半(4.5g) 陈广皮 钱半(4.5g) 赤茯苓 三钱(9g) 碧玉散 (滑石、甘草、青黛)包，三钱 (9g)	少阳湿热证	原书未著用法 现代用法：水 煎服	清胆利湿， 和胃化痰
达原饮 （《温疫论》）	槟榔 二钱(6g) 厚朴 一钱(3g) 草果仁 五分(1.5g) 芍药 一钱(3g) 知母 一钱(3g) 黄芩 一钱(3g) 甘草 五分(1.5g)	温疫或疟疾， 邪伏膜原证	汤剂，水煎服	开达膜原， 辟秽化浊

逍遥散

《太平惠民和剂局方》

【**主治**】肝郁血虚脾弱证。两胁作痛，头痛目眩，口燥咽干，神疲食少，或往来寒热，或月经不调，乳房胀痛，脉弦而虚。

【**组方**】

1. 药物组成　柴胡_{去苗，一两（9g）}　当归_{去苗，剉微炒，一两（9g）}　芍药_{白者，一两（9g）}　白术_{一两（9g）}　茯苓_{去皮，白者，一两（9g）}　甘草_{微炙赤，半两（4.5g）}　烧生姜_{一块切破（3片）}　薄荷_{少许（6g）}

2. 组方过程　本方针对肝郁脾虚血虚病机而拟定。肝藏血，体阴而用阳，性喜条达。若情志不畅，肝木不能条达，则肝体失于柔和，以致肝郁血虚，而见两胁作痛、头痛目眩；郁而化火，则口燥咽干；肝病传脾，脾胃虚弱，则神疲食少；肝藏血，主疏泄，肝郁血虚脾弱，在妇女多见月经不调、乳房胀痛。治宜疏肝解郁，养血健脾。

3. 组方形式　方中柴胡疏肝解郁，使肝郁得以条达，为君药。当归养血活血；白芍养血柔肝，缓急止痛；归、芍与柴胡同用，补肝体而助肝用，使血和则肝和，血充则肝柔，共为臣药。白术、茯苓、甘草健脾益气，非但实土以御木乘，且使营血生化有源，同为佐药。用法中加薄荷少许，疏散郁遏之气，透达肝经郁热；烧生姜和中运脾，且能辛散达郁，亦为佐药。甘草尚能调和诸药，又兼使药之用。数药参伍，体用并调，气血兼顾，肝脾同调，立法周全，组方严谨，故为调肝养血健脾之名方。

【**配伍**】柴胡、当归、白芍、薄荷入肝经，疏肝用而补肝体，体用同治；白术、茯苓、炙甘草、煨姜入脾胃经，健脾助运，肝脾并调，气血兼顾，相辅相成。

【**用法**】

1. 剂型　煮散剂，现多作丸剂或汤剂。

2. 煎服法　丸剂，每服6～9g，日服2次；汤剂，水煎服。

【**功效**】疏肝解郁，养血健脾。

【**临床应用**】

1. 以两胁作痛，神疲食少，或月经不调，脉弦而虚为辨证要点。

2. 常用于肝炎、肝硬化、胆石症、胃及十二指肠溃疡、胃炎、胃肠神经官能症、经前期紧张症、围绝经期综合征、乳腺小叶增生、不孕症、痛经、闭经、黄褐斑、慢性疲劳综合征等证属肝郁血虚脾弱者。

附　其他调和肝脾剂

调和肝脾剂除逍遥散外，还有以下方剂，见表3-2。

表3-2　调和肝脾剂附方

方名	药物组成	主治	用法	功效
痛泻要方 （《丹溪心法》）	白术炒，三两（9g）　白芍药炒，二两（6g）　陈皮炒，一两五钱（4.5g）　防风一两（3g）	脾虚肝郁之痛泻	汤剂，水煎服	补脾柔肝，祛湿止泻
四逆散 （《伤寒论》）	甘草炙　枳实破，水渍，炙干　柴胡 芍药各十分（各6g）	阳郁厥逆证，肝脾气郁证	汤剂，水煎服	透邪解郁，疏肝理脾

半夏泻心汤

《伤寒论》

【主治】寒热错杂之痞证。心下痞，但满而不痛，或呕吐，肠鸣下利，舌苔腻而微黄。

【组方】

1. 药物组成　半夏半升（12g），洗　黄芩　干姜　人参各三两（各9g）　黄连一两（3g）大枣十二枚（4枚），擘　甘草三两（9g），炙

2. 组方过程　本方针对中焦痞塞，寒热错杂，升降失常病机而拟制。此方所治之痞，原系小柴胡汤证误用下法，损伤中阳，少阳邪热乘虚内陷，以致寒热错杂，胃气呆滞，湿浊壅聚而成。脾为阴脏，其气主升，胃为阳腑，其气主降，中气既伤，升降失常。胃气上逆则为呕，脾虚不运，湿浊内停，则肠鸣，泄泻。本方证病机既有寒热错杂，又有虚实相兼，以致中焦痞塞，升降失常。据证，法当调其寒热，和中降逆，消痞散结。

3. 组方形式　本方选辛温之半夏为君，燥湿化痰，消痞散结，又善降逆止呕。臣以干姜之辛热以温中散寒，暖脾化饮；黄芩、黄连之苦寒以泄热燥湿。

四味相伍，辛开苦降，泄热消痞。中虚失运，故以人参、大枣甘温益气，补益脾胃，为佐药。使以炙甘草补脾和中而调和诸药。

【配伍】辛热之干姜与苦寒之黄芩、黄连相伍，寒热并用，相反相成；辛散之半夏、干姜与苦降之黄芩、黄连相伍，辛开苦降，调其升降；人参、大枣、甘草同类相配，以健脾助正，其与半夏、干姜、黄连、黄芩相伍，补泻兼施，相反相成。

【用法】

1.剂型 汤剂。

2.煎服法 水煎服。

【功效】寒热平调，消痞散结。

【临床应用】

1. 以心下痞满，呕吐泻利，苔腻微黄为辨证要点。

2. 常用于急慢性胃肠炎、慢性结肠炎、反流性食管炎、肠易激综合征、慢性肝炎、早期肝硬化等属中气虚弱，寒热互结者。

附一　其他调和肠胃剂

调和肠胃剂除了半夏泻心汤外，还有以下方剂，见表3-3。

表3-3　调和肠胃剂附方

方名	药物组成	主治	用法	功效
生姜泻心汤《伤寒论》	生姜切，四两(12g) 甘草炙，三两(9g) 人参三两(9g) 干姜一两(3g) 黄芩三两(9g) 半夏洗，半升(9g) 黄连一两(3g) 大枣十二枚(4枚)	水热互结痞证	汤剂，水煎服，日三服	和胃消痞，宣散水气
甘草泻心汤《伤寒论》	甘草四两(12g) 黄芩、人参、干姜各三两(各9g) 黄连一两(3g) 大枣擘，12枚(4枚)	胃气虚弱痞证	汤剂，水煎服，日三服	和胃补中，降逆消痞
黄连汤《伤寒论》	黄连、炙甘草、干姜、桂枝各三两(各9g) 人参二两(6g) 半夏半升，洗(9g)	上热下寒证	汤剂，水煎服，日三服，夜二服	寒热并调，和胃降逆

附二　和解剂中成药

和解剂中成药，见表3-4。

表 3-4   和解剂中成药

方名	药物组成	主治	用法	功效
加味逍遥丸 （《中华人民共和国药典》2020 版第一部）	柴胡 300g　当归 300g 白芍 300g　白术 (麸炒) 300g 茯苓 300g　甘草 240g 牡丹皮 450g 栀子 (姜炙) 450g 薄荷 60g	肝郁血虚，肝脾不和，两胁胀痛，头晕目眩，倦怠食少，月经不调，脐腹胀痛	口服。 1 次 6g，1日 2 次	舒肝清热，健脾养血

第四章　清热剂

凡具有清热、泻火、凉血、解毒等功效，用于治疗里热证的方剂，称为清热剂。

里热证的临床表现有在气、在血之分，有虚热、实热之别，有脏腑偏胜之殊，故清热剂相应地分为清气分热、清热凉血、清热解毒、清脏腑热和清虚热五类。

清气分热剂，适用于热在气分证。症见高热烦渴，汗出，脉洪大。气分热盛，常以津伤为特点，治疗以清热保津为原则，常用辛甘大寒的石膏与苦寒质润的知母等为主组方。若热邪夹湿，热盛湿微，可配燥湿药物，如苍术；若热势鸱张，肠中燥结，可配芒硝、大黄泻下通腑；若邪热炽盛而心肺之气已虚，宜在清热方中配伍人参益气强心，恢复心肺功能；若热病后期，热势虽减而津伤已甚，宜加沙参、麦冬之属养阴增液。代表方如白虎汤、竹叶石膏汤等。

清营凉血剂，适用于邪热传营、热入血分等证。邪热传营，见身热夜甚，心烦躁扰，夜寐不安，时有谵语，斑疹隐隐，舌绛、脉数；热入血分，以发斑、出血、如狂、舌绛、脉数为主症。组方用水牛角、生地清营凉血；营分邪热多自气分传来，故可以透热转气，使热邪外有出路，可配银花、连翘；热入血分，易迫血妄行，见出血征象，血热妄行留瘀，加丹皮、赤芍散瘀凉血，血止而不留瘀。代表方如清营汤、犀角地黄汤等。

清热解毒剂，适用于温疫、温毒、火毒及疮疡疔毒等证。临床见烦热、乱语、吐衄、发斑之三焦火毒炽盛；或见热壅成毒之疮、疡、疔、疖等；或见身热面赤、胸膈烦热、口舌生疮、便秘之热聚胸膈。常以清热泻火之栀子、黄芩、黄连、大黄等与解毒消肿之金银花、连翘、蒲公英等组合成方；若兼溲赤便秘，加芒硝、大黄等以导热下行。代表方如黄连解毒汤、普济消毒饮等。

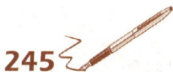

清脏腑热剂，适用于邪热偏盛于某一脏腑所致之热证。肝胆实火者，常用龙胆草、夏枯草等以清泻肝火；心火炽盛者，可用黄连、栀子等泻火清心；热在脾胃者，常用石膏、黄连等清泻胃热；热在大肠，可用白头翁、黄连等清肠解毒。代表方有龙胆泻肝汤、导赤散、清胃散等。

清虚热剂，适用于热病后期，余邪未尽，阴液已伤，出现暮热早凉、舌红少苔、骨蒸潮热或久热不退的虚热证。常用滋阴清热的鳖甲、知母、生地与清透伏热的青蒿、地骨皮等配合成方。代表方如青蒿鳖甲汤、清骨散等。

应用清热剂，要注意以下几点：第一，要辨别里热的部位；第二，要辨寒热之真假虚实，若屡用清热泻火之剂而热仍不退者，即如王冰所云"寒之不寒，是无水也"，当用甘寒滋阴壮水之法，使阴复则其热自退；第三，权衡热势之轻重；第四，热邪炽盛而拒药者，如服寒凉剂入口即吐者，可用"治热以寒，温而行之"的反佐药物或反佐服法。

白虎汤
《伤寒论》

【主治】阳明气分热盛证。壮热面赤，烦渴引饮，汗出恶热，脉洪大有力。

【组方】

1. 药物组成 石膏碎, 一斤（50g） 知母六两（18g） 甘草炙, 二两（6g） 粳米六合（9g）

2. 组方过程 本方系据伤寒化热内传阳明之经，或温邪由卫及气的病机而制。里热炽盛，故壮热面赤，不恶寒反恶热；里热蒸腾，迫津外泄，则汗出；胃热津伤，加之汗出耗津，故见烦渴引饮；脉洪大有力，为热盛于经所致。此证病机为肺胃热盛，热炽伤津。据证，法当清热生津。

3. 组方形式 本方中重用石膏辛甘大寒，主入肺胃气分，善能清阳明气分大热，清热而不伤阴，并能止渴除烦，用为君药。臣以苦寒质润之知母，寒以助石膏清热，润以助石膏生津。粳米、炙甘草益胃生津，缓石膏、知母苦寒重降之性，可防大寒伤中之弊，均为佐药。炙甘草兼以调和诸药为使。四药配伍，共奏清热除烦、生津止渴之效。

【配伍】石膏、知母、甘草、粳米相辅相成，其中石膏与知母相须为用，增强清热除烦、生津止渴之力，为治气分大热之最佳配伍。

【用法】

1.剂型 汤剂。

2.煎服法 水煎，米熟汤成，温服。

【功效】清热生津。

【临床应用】

1.以身大热，汗大出，口大渴，脉洪大为辨证要点。

2.常用于感染性疾病，如大叶性肺炎、流行性乙型脑炎等及产后发热、风湿热等具有气分热盛者。

附 其他清气分热剂

清气分热剂除白虎汤外，还有以下方剂，见表4-1。

表4-1 清气分热剂附方

方名	药物组成	主治	用法	功效
竹叶石膏汤（《伤寒论》）	竹叶二把（9g） 石膏一斤（50g） 半夏洗，半升（9g） 麦门冬去心，一升（20g） 人参二两（6g） 甘草炙，二两（6g） 粳米半升（10g）	伤寒、暑病、暑病余热未清，气阴两伤证	汤剂，水煎服	清热生津，益气和胃

清营汤

《温病条辨》

【主治】热入营分证。身热夜甚，神烦少寐，时有谵语，目常喜开或喜闭，口渴或不渴，斑疹隐隐，脉细数，舌绛而干。

【组方】

1.药物组成 犀角（水牛角代）镑片，先煎，三钱（30g） 生地五钱（15g） 元参三钱（9g） 竹叶心一钱（3g） 麦冬三钱（9g） 丹参二钱（6g） 黄连一钱五分（5g） 银花三钱（9g） 连翘连心用，二钱（6g）

2.组方过程 本方乃据邪热内传营分，耗伤营阴之病机所拟定。邪热传营，伏于阴分，入夜阳气内归营阴，与热相合，故身热夜甚；营气通于心，热扰心营，故神烦少寐、时有谵语；邪热入营伤阴，则热蒸营阴，使血中津液上

潮于口，故本应口渴而反不渴；若邪热初入营分，气分热邪未尽，灼伤肺胃之津，则见身热、口渴、苔黄燥；目喜开、闭不一，是为火热欲从外泄，阴阳不相既济所致；热入营分，虽未入血但已近于血分，故虽未发斑但已隐隐可见；舌绛而干，脉细数，为热伤营阴之征。遵《素问·至真要大论》"热淫于内，治以咸寒，佐以甘苦"之旨，《外感温热篇》"入营犹可透热转气"之意，治宜咸寒清营解毒为主，辅以透热养阴。

3.组方形式　本方选用味苦性寒之水牛角清解营分之热毒，为君药。热伤营阴，又以生地黄清热凉血养阴，麦冬清热养阴生津，玄参滋阴降火解毒，三药既可甘寒养阴保津，又可助君药清营凉血解毒，共为臣药。君臣相配，苦咸寒与甘寒并用，清营热而养营阴，祛邪扶正兼顾。温邪初入营分，尚有外泄之机，故用银花、连翘清热解毒，轻清透泄，促使营分热邪向外从气分透泄而解，此即叶天士所云"入营犹可透热转气"；竹叶清心除烦，黄连清心解毒；丹参清热凉血，并能活血散瘀，可防热与血结，深陷血分，共为佐药。

【配伍】水牛角、生地、玄参同类相配，以增清热凉血之效，麦冬入气分养阴生津，既清热又保津，扶正祛邪兼顾，补泻并用，相反相成；银花、连翘清宣透热，竹叶、黄连清心透热转气，清热解毒；丹参活血，意在叶天士之"热病用凉药，须佐以活血之品，始不致有冰伏之虞"。

【用法】

1.剂型　汤剂。

2.煎服法　水牛角镑片先水煎，后下余药。

【功效】清营解毒，透热养阴。

【临床应用】

1.以身热夜甚，神烦少寐，斑疹隐隐，舌绛而干，脉数为辨证要点。

2.用于乙型脑炎、败血症、肠伤寒或其他热性病属热入营分者。

附　其他清营凉血剂

清营凉血剂除清营汤外，还有以下方剂，见表4-2。

表 4-2　清营凉血剂附方

方名	药物组成	主治	用法	功效
犀角地黄汤 （《备急千金要方》）	芍药_{三两（12g）}　生地黄_{八两（24g）}　牡丹皮_{二两（9g）} 犀角_{一两，现以水牛角代替（30g）}	热入血分证	汤剂，水煎服	清热解毒，凉血散瘀

黄连解毒汤
《外台秘要》

【主治】三焦火毒热盛证。大热烦躁，口燥咽干，错语不眠；或热病吐血、衄血；或热甚发斑，或身热下利，或湿热黄疸；或外科痈疡疔毒，小便黄赤，舌红苔黄，脉数有力。

【组方】

1. 药物组成　黄连_{三两（9g）}　黄芩_{二两（6g）}　黄柏_{二两（6g）}　栀子_{十四枚，擘（9g）}

2. 组方过程　本方乃据火毒热盛，充斥三焦而拟定。热毒上扰神明，故大热烦躁，错语不眠；热灼津伤，则口燥咽干；血为热迫，随火上逆，则为吐衄；热伤络脉，外溢肌肤，则为发斑；热毒蒸灼，浊血下迫大肠，则为下利；热壅肌肉，则为痈肿疮毒；舌红苔黄，脉数有力，皆为火毒炽盛之征。综上诸症，皆为实热火毒为患，宜苦寒直折，治以泻火解毒。

3. 组方形式　本方选用大苦大寒之黄连为君，既入上焦以清泻心火，盖因心为君火之脏，泻火必先清心，心火宁，则诸经之火自降；又入中焦，泻中焦之火。臣以黄芩清上焦之火，佐以黄柏泻下焦之火。使以栀子通泻三焦，导热下行，使火热从下而去。四药相伍，火邪去而热毒解，共奏泻火解毒之效。

【配伍】黄连、黄柏、黄芩、栀子相辅相成，以增清热解毒之力，使诸经火毒受挫，三焦邪热得清。

【用法】

1. 剂型　汤剂。

2. 煎服法　水煎服。

【功效】泻火解毒。

【临床应用】

1.以大热烦扰，口燥咽干，舌红苔黄，脉数有力为辨证要点。本方为大苦大寒之剂，久服或过量易伤脾胃。

2.用于败血症、脓毒血症、肺炎、泌尿系统感染、乙型脑炎以及感染性炎症等以热毒为主要表现者。

附　其他清热解毒剂

清热解毒剂除黄连解毒汤外，还有以下方剂，见表4-3。

表4-3　清热解毒剂附方

方名	药物组成	主治	用法	功效
凉膈散 (《太平惠民和剂局方》)	川大黄 朴硝 甘草各二十两(9g) 山栀子仁 薄荷去梗 黄芩各十两(各5g) 连翘二斤半(18g)	上中二焦火热证	散剂，水煎服	泻火通便，清上泄下
普济消毒饮 (《东垣试效方》)	黄芩酒炒 黄连酒炒各五钱(各15g) 陈皮去白 玄参 柴胡 桔梗 生甘草各二钱(各6g) 连翘 板蓝根 马勃 牛蒡子 薄荷各一钱(各3g) 僵蚕 升麻各七分(各2g)	大头瘟	汤剂，水煎服；或蜜拌为丸，嚼化	清热解毒，疏风散邪
泻心汤 (《金匮要略》)	大黄二两(6g) 黄连一两(3g) 黄芩一两(3g)	邪火内炽、迫血妄行所致之吐血、衄血等；或湿热内蕴之黄疸，见胸痞烦热；或积热上冲而致目赤且肿，口舌生疮；或外科疮疡，心胸烦热，大便干结等	汤剂，水煎服	泻火解毒，清热止血
清瘟败毒饮 (《疫疹一得》)	生石膏大剂六两至八两(180～240g)，中剂二两至四两(60～120g)，小剂八钱至一两二钱(24～36g) 小生地大剂六两至一两(18～30g)，中剂三钱至五钱(9～15g)，小剂二钱至四钱(6～12g) 水牛角大剂六两至八两(180～240g)，中剂三两至五两(90～150g)，小剂二两至四两(60～120g) 真川连大剂四钱至六钱(12～18g)，中剂二钱至四钱(6～12g)，小剂一钱至钱半(3～4.5g) 生栀子 桔梗 黄芩 知母 赤芍 玄参 连翘 竹叶 小甘草 丹皮(以上十味，原书无用量)(各6克)	温疫热毒，气血两燔证	汤剂，水煎服	清热解毒，凉血泻火

导赤散

【主治】心经火热证。心胸烦热，口渴面赤，意欲冷饮，口舌生疮；或小便赤涩，舌红、脉数。

【组方】

1. 药物组成　生地黄　竹叶　木通　生甘草梢_{各等分}（各6g）

2. 组方过程　本方针对心经火热证而拟制。心经有热，则心火循经上炎，见心胸烦热，面赤口渴，口舌生疮等；心火移热于小肠，见小便色赤，淋沥涩痛。据证，法当清心除烦，利水养阴。

3. 组方形式　本方选生地、木通共为君，生地甘凉而润，凉血滋阴以制心火；木通苦寒，上清心火，下导小肠热，两药相配滋阴制火。竹叶甘淡，清心除烦，淡渗利窍，下导心火为臣。生甘草梢清热解毒，尚可直达茎中止淋痛，并能调和诸药，且防木通、生地之寒凉伤胃，故为佐使。

【配伍】生地黄、木通、竹叶、生甘草相辅相成，其中甘凉之生地与苦寒之木通相伍，两药相配，滋阴制火；甘寒之竹叶和生甘草梢相伍，利水养阴。

【用法】

1. 剂型　煮散，现代多用汤剂。

2. 煎服法　水煎服。

【功效】清心利水养阴。

【临床应用】

1. 以心胸烦热，口渴，口舌生疮或小便赤涩，舌红脉数为辨证要点。

2. 常用于口腔炎、鹅口疮、小儿夜啼等心经有热者；小儿急性泌尿系感染属下焦湿热者，可加减用之。

泻白散

【主治】肺热喘咳证。气喘咳嗽，皮肤蒸热，日晡尤甚，舌红苔黄，脉细数。

【组方】

1. 药物组成　地骨皮　桑白皮_{炒，各一两（各15g）}　甘草_{炙，一钱（3g）}　粳米_{一撮}

2. 组方过程　本方针对肺热喘咳证而拟制。肺主气，宜清肃下降，肺有伏火郁热，则气逆不降而见喘咳；肺合皮毛，肺热外蒸于皮毛，故皮肤蒸热，日晡尤甚；舌红苔黄，脉细数是热邪渐伤阴分之候。据证，法当清泻肺热，止咳平喘。

3. 组方形式　本方选桑白皮为君，甘寒性降，善清肺热，泻肺气，平咳喘。地骨皮甘寒入肺，可助君药清降肺中伏火，且有养阴之功，为臣药。君臣结合，清泻肺热，以复肺气之肃降。炙甘草、粳米养胃和中，培土生金，以扶肺气，兼调药性，共为佐使。

【配伍】桑白皮、地骨皮、炙甘草、粳米相辅相成，清肺为主，清中有润，泻中有补，兼以养阴，标本兼顾。

【用法】

1. 剂型　散剂，现代多作汤剂。

2. 煎服法　水煎服。

【功效】清泻肺热，止咳平喘。

【临床应用】

1. 以咳喘气急，皮肤蒸热，舌红苔黄，脉细数为辨证要点。

2. 常用于小儿麻疹初期、支气管炎、肺炎初期、百日咳等证属肺有伏火者。

龙胆泻肝汤
《医方集解》

【主治】

1. 肝胆实火上炎证。头痛目赤，胁痛，口苦，耳聋，耳肿，舌红苔黄，脉弦数有力。

2. 肝经湿热下注证。阴肿，阴痒，筋痿，阴汗，小便淋浊，或妇女带下黄臭，舌红苔黄腻，脉弦数有力。

【组方】

1. **药物组成** 龙胆草_{酒炒(6g)} 黄芩_{炒(9g)} 栀子_{酒炒(9g)} 泽泻_(9g) 木通_(6g) 车前子_(6g) 当归_{酒炒(3g)} 生地黄_{酒炒(6g)} 柴胡_(6g) 甘草_{生用(6g)}（原著本方无用量）

2. **组方过程** 本方针对肝胆经实火上炎，或湿热循经下注之病机拟定。肝经有热，见急躁易怒、胁痛、舌红苔黄、脉数；肝气升发太过，肝胆之热化火循经上炎，见头痛、目赤、口苦、耳聋、耳肿；肝经经脉络阴器，走少腹，肝胆湿热下注，见阴肿、阴痒、阴汗、妇女带下黄臭等表现。肝火上炎，宜苦降，泻肝火；肝经湿热下注，需清利下焦湿热。据证，法当清肝胆实火，泻下焦湿热。

3. **组方形式** 本方选龙胆草为君，大苦大寒，能上清肝胆实火，下泻肝胆湿热，泻火除湿，两擅其功，切中病情。黄芩、栀子苦寒泻火，归经肝胆三焦，燥湿清热，增君药泻火除湿之力为臣。泽泻、木通、车前子清热利湿，导肝经湿热从水道而去，使邪有出路，则湿热无留；肝为藏血之脏，若为实火所伤，阴血亦随之消灼，且方中诸药以苦燥渗利伤阴之品居多，故用当归、生地养血滋阴，去邪而阴血不伤；肝性喜疏泄条达而恶抑郁，火邪内郁，肝胆之气不疏，且骤用大剂苦寒降泄之品，既恐肝胆之气被抑，又虑折伤肝胆升发之机，遂用柴胡疏畅肝胆之气，与生地、当归相伍以适肝体阴用阳之性，并能引药归于肝胆之经，以上皆为佐药。甘草调和诸药，护胃安中为使药。

【配伍】龙胆草、黄芩、泽泻、木通、车前子合用以增清利湿热之功，相辅相成；其再与养血滋阴之当归、生地相伍，泻中有补，降中寓升，祛邪而不伤正，泻火而不伐胃，使火降热清，湿浊得消，相反相成。

【用法】

1. *剂型* 汤剂或丸剂。

2. *煎服法* 汤剂水煎服；丸剂每服 6～9g，日二次，温开水送下。

【功效】清肝胆实火，泻下焦湿热。

【临床应用】

1. 以口苦溺赤，舌红苔黄，脉弦数有力为辨证要点。

2. 可用治顽固性偏头痛、头部湿疹、高血压、急性结膜炎、前房积脓、外耳道疖肿、鼻炎、急性胆囊炎、急性肾盂肾炎、膀胱炎、尿道炎、外阴炎、睾丸炎、腹股沟淋巴结炎、急性盆腔炎、带状疱疹等病属肝经湿热者。

芍药汤

《素问病机气宜保命集》

【主治】湿热痢疾。腹痛，便脓血，赤白相兼，里急后重，肛门灼热，小便短赤，舌苔黄腻，脉弦数。

【组方】

1.药物组成 芍药一两（30g） 当归 黄连各半两（各15g） 槟榔 木香 甘草炙，各二钱（各6g） 大黄三钱（6g） 黄芩半两（9g） 官桂二钱半（5g）

2.组方过程 本方针对湿热壅聚肠腑，气血失调而拟定。湿热下注大肠，气机阻滞，故腹痛，里急后重；湿热与气血瘀滞相搏，故见便脓血，赤白相间；肛门灼热，小便短赤，苔黄脉数，均为湿热内蕴之征。据证，法当清热燥湿，调和气血。

3.组方形式 本方选苦寒入大肠经之黄芩、黄连为君，功擅清热燥湿解毒，以除致病之因。重用白芍药养血和营、缓急止痛，《本草纲目》谓其"止下痢腹痛后重"，配以当归养血活血，且可兼顾湿热邪毒熏灼肠络、耗伤气血之虑；木香、槟榔行气导滞，"调气则后重自除"，四药相配，调和气血，是为臣药。大黄苦寒沉降，合芩、连则清热燥湿之功著，合归、芍则行血、活血之力彰，其泻下通腑可导湿热积滞从大便而去，乃"通因通用"之法；入少量温热之肉桂，既可助归、芍行血和营，又能制芩、连苦寒之性，共为佐药。炙甘草调和诸药，与白芍药相配，缓急止痛，用为使药。

【配伍】方中黄芩、黄连相辅相成，以增清热燥湿解毒之力；白芍药、当归、木香、槟榔相辅相成，以助调和气血之功。而苦寒沉降之大黄，与辛热之肉桂，相反相成，寒热共用。

【用法】

1.剂型 汤剂。

2.煎服法 水煎，食后温服。

【功效】清热燥湿，调和气血。

【临床应用】

1.以痢下赤白，腹痛里急，苔腻微黄为辨证要点。

2.常用于细菌性痢疾、阿米巴痢疾、过敏性肠炎、急性肠炎等见有泻下不畅，腹痛里急，属湿热为患者。

附　其他清脏腑热剂

清脏腑热剂除导赤散、泻白散、龙胆泻肝汤、芍药汤外，还有以下方剂，见表4-4。

表4-4　清脏腑热剂附方

方名	药物组成	主治	用法	功效
清胃散（《脾胃论》）	生地黄、当归身各三分（各6g）牡丹皮半钱（6g）黄连六分，夏月倍之，大抵黄连临时增减无定（9g）升麻一钱（6g）	胃火牙痛	散剂，水煎服	清胃凉血
左金丸（《丹溪心法》）	黄连六两（18g）吴茱萸一两（3g）	肝火犯胃证	丸剂或汤剂。丸剂，为末，水泛为丸，每服3～6g，1日2次，温开水送服；汤剂，水煎服	清泻肝火，降逆止呕
泻黄散（《小儿药证直诀》，又名泻脾散）	藿香叶七钱（6g）山栀仁一钱（3g）石膏五钱（9g）甘草三两（6g）防风去芦，切，焙，四两（9g）	脾胃伏火证	散剂，同蜜、酒微炒香，水一盏，煎至五分，温服清汁，无时	泻脾胃伏火
玉女煎（《景岳全书》）	石膏三至五钱（9～15g）熟地三至五钱或一两（9～30g）麦冬二钱（6g）知母、牛膝各一钱半（各5g）	胃热阴虚证	汤剂，水煎服	清胃热，滋肾阴
黄芩汤（《伤寒论》）	黄芩三两（30g）芍药二两（20g），甘草二两，炙（20g）大枣十二枚（4枚），擘	热泻热痢证	汤剂，水煎去渣，分3次服	清热止利，和中止痛
白头翁汤（《伤寒论》）	白头翁二两（15g）黄柏三两（9g）黄连三两（9g）秦皮三两（9g）	热毒痢疾	汤剂，水煎服	清热解毒，凉血止痢

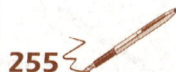

青蒿鳖甲汤

《温病条辨》

【主治】温病后期，邪伏阴分证。夜热早凉，热退无汗，舌红苔少，脉细数。

【组方】

1. 药物组成　青蒿_{二钱（6g）}　鳖甲_{五钱（15g）}　细生地_{四钱（12g）}　知母_{二钱（6g）}　丹皮_{三钱（9g）}

2. 组方过程　本方针对温病后期，阴液已伤，而余邪深伏阴分之证而拟制。卫阳之气，日行于表，夜入于里。阴分本有伏热，阳气入阴则助长邪热，两阳相加，阴不制阳，故入夜身热。平旦卫气行于表，阳出于阴，则热退身凉。温病后期，阴液已伤，加之邪热深伏阴分，则阴津益耗，无以作汗，故见热退无汗。舌红少苔，脉象细数，皆为阴虚有热之候。此阴虚邪伏之证，若纯用滋阴则滋腻恋邪，单用苦寒则易化燥伤阴。据证，宜滋阴与透邪并进，法当养阴透热。

3. 组方形式　本方选用鳖甲咸寒，入肝经至阴之分，滋阴退热，入络搜邪；青蒿芳香透络，直走肝经，引厥阴之邪从少阳出表，清透阴分伏热，两药相配，滋阴清热，内清外透，使阴分伏热有外达之机，共为君药。生地甘寒，滋阴凉血；知母苦寒质润，滋阴降火，共助鳖甲以养阴退虚热，为臣药。丹皮辛苦性凉，泻阴中伏火，使火退而阴生，以助生地清血分之热，为佐药。

【配伍】诸药合用，相辅相成，青蒿、鳖甲滋阴透热；生地、知母养阴退虚热；丹皮辛散透热，滋中有清，清中寓透，滋清兼备，标本兼顾，养阴不恋邪，祛邪不伤正。

【用法】

1. 剂型　汤剂。

2. 煎服法　水煎服。

【功效】养阴透热。

【临床应用】

1. 以夜热早凉，热退无汗，舌红少苔，脉细数为辨证要点。

2.常用于原因不明的发热、慢性肾盂肾炎、肾结核等，属阴虚内热，低热不退者。

附一　其他清虚热剂

清虚热剂除青蒿鳖甲汤外，还有以下方剂，见表4-5。

表4-5　清虚热剂附方

方名	药物组成	主治	用法	功效
清骨散 （《证治准绳》）	银柴胡一钱五分（5g） 胡黄连 秦艽 鳖甲 醋炙 地骨皮 青蒿 知母各一钱（各3g） 甘草五分（2g）	虚劳发热	汤剂，水 煎服	清虚热， 退骨蒸
当归六黄汤 （《兰室秘藏》）	当归 生地黄 黄芩 黄柏 黄连 熟地黄 各等分（各6g） 黄芪加一倍（12g）	阴虚火旺 盗汗	汤剂，水 煎服	滋阴泻火， 固表止汗

附二　清热剂中成药

清热剂中成药，见表4-6。

表4-6　清热剂中成药

方名	药物组成	主治	用法	功效
葛根芩连丸 （《中华人民共和 国药典》2020版 第一部）	葛根1000g 黄芩375g 黄连375g 炙甘草250g	湿热蕴结所致的泄泻腹 痛、便黄而黏、肛门灼 热；风热感冒所致的发 热恶风、头痛身痛	丸剂，口服。1 次3g；小儿1 次1g，1日3次	解肌透表， 清热解毒， 利湿止泻
香连丸 （《中华人民共和 国药典》2020版 第一部）	萸黄连800g 木香200g	大肠湿热所致的痢疾， 症见大便脓血、里急后 重、发热腹痛；肠炎、 细菌性痢疾见上述证候 者	丸剂，口服。1 次3～6g，1日 2～3次；小儿 酌减	清热化湿， 行气止痛

第五章　祛暑剂

凡具有祛除暑邪功效，治疗暑病的方剂，称为祛暑剂。

暑为阳邪，其性炎热，常直入气分，致里热亢盛，心神被扰，而见身热、面赤、心烦、小便短赤、舌红脉数等症；暑性升散，易伤津耗气，故常伴口渴喜饮、体倦少气等兼夹症；夏月天暑下迫，地湿上蒸，故暑病多夹湿邪，常兼见胸闷泛恶，或身体困重，小便不利，或泄泻、苔白腻等症；夏令贪凉露卧，不避风寒，加之腠理疏松，又常致寒邪侵袭肌表，而兼见恶寒发热、头痛无汗、脉浮等症。综上所述，祛暑剂分为祛暑解表剂、祛暑利湿剂、祛暑清热剂和祛暑益气剂四类。

祛暑解表剂，适用于外感暑热，气阴两伤证。症见恶寒发热，头疼身痛，无汗，腹痛吐泻，胸脘痞闷，舌苔白腻，脉浮等。常以香薷、白扁豆、厚朴等为主组方。代表方如香薷散。

祛暑利湿剂，适用于感冒夹湿证。症见发热头痛，烦渴引饮，小便不利，或霍乱吐泻等。常以滑石、甘草等为主组方，或配伍石膏、寒水石等大寒质重之品清暑解热，或配伍茯苓、泽泻、猪苓等利水渗湿，与官桂等助膀胱气化之品。代表方如六一散、桂苓甘露散等。

祛暑清热剂适用于夏季感受暑热之证。症见身热口渴不甚，头目不清，昏眩微胀，舌淡红，苔薄白等，常以鲜荷叶、鲜银花、丝瓜皮、西瓜翠衣、鲜扁豆花、鲜竹叶等为主组方。代表方如清络饮。

祛暑益气剂适用于外感暑热，气津两伤证。症见身热汗多，口渴心烦，小便短赤，体倦少气，精神不振，脉虚数。常以西洋参、石斛、麦冬、黄连、竹叶、荷梗、知母、甘草、粳米、西瓜翠衣等为主组方。代表方如清暑益气汤。

运用祛暑剂应注意辨别暑病的本证、兼证及主次轻重。对于单纯中暑受热，治宜清热；若暑病夹湿，应酌情配伍祛湿之品，但应根据暑湿主次轻重调整用药，若暑重湿轻，则湿易从热化，祛湿之品不宜过于温燥，以免损伤津液；若湿重热轻，则暑易被湿遏，清热之品不宜过于甘寒，以免阴柔碍湿。暑热耗气伤津，治宜祛暑清热、益气养阴，主选甘寒清热养阴或益气、甘酸敛津之品。

清暑益气汤
《温热经纬》

【主治】暑热气津两伤证。身热汗多，口渴心烦，小便短赤，体倦少气，精神不振，脉虚数。

【组方】

1. 药物组成 西洋参(5g) 石斛(15g) 麦冬(9g) 黄连(3g) 竹叶(6g) 荷梗(15g) 知母(6g) 甘草(3g) 粳米(15g) 西瓜翠衣(30g)（原著本方无用量）

2. 组方过程 本方针对暑热内伤，耗伤气津病机而拟制。暑为阳邪，暑热伤人则身热；暑性升散，使腠理开泄，邪热迫津外泄，故见汗多；暑气通心，暑热扰心则心烦；暑易伤津耗气，故见口渴、小便短赤、体倦少气、精神不振、脉虚。此为暑伤气津之证，若单用益气生津则暑热不除，若只清热解暑则气津难复，唯有清热解暑与益气生津并用，方可奏效。

3. 组方形式 方用味甘性凉之西瓜翠衣清解暑热，生津止渴；西洋参甘苦性凉益气生津，养阴清热，共为君药。荷梗助西瓜翠衣清热解暑；甘寒质润的石斛、麦冬助西洋参养阴生津清热，共为臣药。少用苦寒之黄连，清热泻火，以助清热祛暑之力；知母苦寒质润，泻火滋阴；竹叶甘淡，清热除烦，均为佐药。粳米、甘草益胃和中，调和诸药，为佐使药。

【配伍】西瓜翠衣、荷梗、石斛、麦冬、黄连、知母、竹叶相辅相成，以助清热生津之效；粳米、甘草相辅相成，助补益脾气之力，与前述药物同用，相反相成，补泻兼施，清补并举。

【用法】

1. 剂型 汤剂。

2. 煎服法 水煎服。

【功效】清暑益气，养阴生津。

【临床应用】

1. 以身热汗多，口渴心烦，小便短赤，体倦少气，精神不振，脉虚数为辨证要点。

2. 常用于小儿夏季热证属气津不足者。

附一　其他祛暑剂

祛暑剂除清暑益气汤外，还有以下方剂，见表5-1。

表5-1　祛暑剂附方

方名	药物组成	主治	用法	功效
清络饮（《温病条辨》）	鲜荷叶边二钱(6g)　鲜银花二钱(6g)　丝瓜皮二钱(6g)　西瓜翠衣二钱(6g)　鲜扁豆花一枝(6g)　鲜竹叶心二钱(6g)	暑伤肺经气分轻证	汤剂，水煎服	祛暑清热
香薷散《太平惠民和剂局方》	香薷去土，一斤(10g)　白扁豆微炒　厚朴去粗皮　姜汁炙熟各半斤(各5g)	阴暑	为细末，每服9g，包煎，或温开水调下，1日2～3次；亦可作汤剂，水煎服	祛暑解表，化湿和中
碧玉散（《黄帝素问宣明论方》）	滑石六两(18g)　甘草一两(3g)　青黛(9g)（原著无用量）	阴暑	研为散，每服三钱（9g），温开水调服，或水煎服	清暑利湿，凉肝解毒
桂苓甘露散（《黄帝素问宣明论方》）	茯苓去皮一两(30g)　甘草炙二两(60g)　白术半两(30g)　泽泻一两(30g)　桂去皮半两(15g)　石膏二两(60g)　寒水石二两(60g)　滑石四两(120g)　猪苓半两(15g)	暑湿证	汤剂，水煎服	清暑解热，化气利湿
清暑益气汤《脾胃论》	黄芪汗少减五分　苍术泔浸，去皮　升麻各一钱(3g)　人参去芦　泽泻、神曲炒黄　橘皮、白术各五分(15g)　麦门冬去心　当归身、炙甘草各三分(0.9g)　青皮去白，二分半(0.9g)　黄柏酒洗，去皮，二分或三分(0.6-0.9g)　葛根二分(0.6g)　五味子九枚(2g)	平素气阴俱虚，又感暑湿，或暑湿耗伤气阴	汤剂，水煎服，空腹时温服	祛暑化湿，益气生津

附二　祛暑剂中成药

祛暑剂中成药，见表 5-2。

表 5-2　祛暑剂中成药

方名	药物组成	主治	用法	功效
六一散 《黄帝素问宣明论方》	滑石_{六两（18g）}　甘草_{一两（3g）}	暑湿证	为细末，每服 9g，包煎，或温开水调下，1 日 2～3 次；亦可作汤剂，水煎服	清暑利湿
益元散 （《奇效良方》）	辰砂_{三钱（9g）}　滑石_{六两（18g）}　甘草_{一两（3g）}	暑湿证	上为细末，每服三钱（9g），不拘时，白沸汤调下	清暑利湿，镇心安神

第六章　温里剂

凡具有温里助阳、散寒通脉等功效，治疗里寒证的方剂，称为温里剂。

里寒证指寒邪在里所导致的病证，以畏寒肢凉，喜温蜷卧，面色苍白，口淡不渴，小便清长，脉沉迟等为主要临床表现。里寒证或因素体阳虚，寒从中生；或因外寒直中三阴，深入脏腑；或因过服寒凉，损伤阳气。无论何因，总不外乎寒从中生与外寒入里两个途径。治疗宜以温里祛寒立法，但因病位有脏腑经络之别，病势有轻重缓急之分，故本章方剂又分为温脏祛寒、回阳救逆、温经散寒三类。

温脏祛寒剂，适用于脏腑阳气不足证。症见手足不温，舌苔白滑，脉沉细或沉迟等。常以附子、干姜、吴茱萸、肉桂、小茴香等为主组方，并结合病位、病变特点配伍相应药物，如与人参、白术等益气健脾药相伍以治中焦虚寒证，与香附、乌药等行气疏肝药相配以治肝经虚寒证，或与龙骨、牡蛎等重镇安神药同用以治心阳虚损证。代表方如理中丸、小建中汤、吴茱萸汤、暖肝煎、桂枝甘草龙骨牡蛎汤等。

回阳救逆剂，适用于阳气衰微，阴寒内盛证。症见四肢厥逆，精神萎靡，恶寒蜷卧，甚或冷汗淋漓，脉微欲绝等。常用附子、干姜等为主组方，或配人参等益气固脱之品。代表方如四逆汤、回阳救急汤等。

温经散寒剂，适用于寒凝经脉证。症见手足厥寒，或肢体疼痛，或发阴疽等。常用桂枝、细辛等为主组成。因此类患者往往素体阴血虚弱，阳气不足，故又常配伍当归、白芍、熟地等补养营血药。代表方如当归四逆汤。

使用温里剂应注意以下几点：第一，辨别寒证所在部位，才可有目的性的选方。第二，辨清寒热之真假，真热假寒证禁用。第三，因人、因时、因地制宜。素体阳虚或时值冬令季节，或久居住寒地，剂量可稍重，反之宜轻，以防温燥伤津。

理中丸

《伤寒论》

【主治】

1. 脾胃虚寒证。脘腹绵绵疼痛，喜温喜按，呕吐便溏，脘痞食少，畏寒肢冷，口淡不渴，舌质淡苔白润，脉沉细或沉迟无力。

2. 阳虚失血证。便血、吐血、衄血或崩漏等，血色暗淡，质清晰，面色㿠白，气短神疲，脉沉细或虚大无力。

3. 中阳不足，阴寒上乘之胸痹；脾气虚寒，不能摄津之病后多涎唾；中阳虚损，土不荣木之小儿慢惊等。

【组方】

1. 药物组成　人参　干姜　甘草炙　白术各三两（各9g）

2. 组方过程　本方针对脾胃虚寒病机而拟制。脾胃虚寒，寒自内生，阳虚失温，则畏寒肢冷；寒凝气滞，则腹痛绵绵而喜温按；脾主运化而升清，胃主受纳而降浊，脾胃虚寒致纳运无力，升降失常，故脘腹痞满，食少倦怠，呕吐便溏；若脾胃虚寒，统摄失权，则可见便血、吐血、衄血或崩漏等，其血色暗淡，质清稀；若中阳不足，阴寒上乘而致胸阳不振，则可见胸痹心痛；若久病伤及脾阳，使津无所摄，上溢于口，则多涎唾；若小儿先天禀赋不足，后天脾胃虚寒，生化无源，致经脉失养，土不荣木，则可见慢惊；舌淡苔白润，口中不渴，脉沉细或沉迟无力，皆为虚寒之象。据证，法当温中祛寒，益气健脾。

3. 组方形式　本方选大辛大热之干姜为君，温脾阳、祛寒邪，扶阳益阴。人参性味甘温，补气健脾为臣。君臣相配，温中健脾。脾为湿土，虚则易生湿浊，故用甘温苦燥之白术为佐，健脾燥湿。炙甘草益气健脾，缓急止痛，调和药性，为佐药而兼使药。

【配伍】诸药相伍，相辅相成；人参、炙甘草、白术以增补益脾气之力；甘温之人参、炙甘草、白术与辛温之干姜相伍，辛甘化阳，以补脾阳之不足。

【用法】

1. 剂型　丸剂或汤剂。

2. 煎服法　丸剂，可用米饮送服；现多作汤剂，水煎空腹温服；病重可不

拘时间服。

【功效】温中祛寒，补气健脾。

【临床应用】

1.以脘腹绵绵作痛，呕吐便溏，畏寒肢凉，舌淡苔白，脉沉细为辨证要点。

2.常用于急、慢性胃肠炎、胃及十二指肠溃疡、胃痉挛、胃下垂、胃扩张、慢性结肠炎等属脾胃虚寒者。

小建中汤
《伤寒论》

【主治】中焦虚寒，肝脾失调，阴阳不和证。脘腹拘急疼痛，时发时止，喜温喜按；或心中悸动，虚烦不宁，面色无华；兼见手足烦热，咽干口燥等，舌淡苔白，脉细弦。

【组方】

1.药物组成 桂枝三两，去皮（9g） 甘草二两，炙（6g） 大枣十二枚，擘（4枚） 芍药六两（18g） 生姜三两，切（9g） 胶饴一升（30g）

2.组方过程 本方针对中焦虚寒、肝脾失调病机而拟制。中焦虚寒，阳气失于温煦，土虚木乘，故脘腹拘急疼痛、时轻时重、喜温喜按。中焦虚寒，化源匮乏，阴阳俱虚。阳气亏虚，不足以温养精神，故神疲乏力、心中动悸、虚烦不宁、面色无华；营阴亏虚，失于濡润，故手足烦热、口燥咽干；舌淡苔白，脉细弦，亦为虚寒及肝脾失和之象。本证虽繁杂，但总以脘腹疼痛、喜温喜按为主症；病机涉及诸多方面，总以中焦虚寒、肝脾失和为首要。据证，治宜温补中焦为主，兼以调和肝脾、滋阴和阳，使中气强壮，肝柔脾健，阴阳调和。

3.组方形式 本方由桂枝汤倍芍药加饴糖而成，方中重用甘温质润入脾之饴糖为君，温中补虚、缓急止痛。臣以辛温之桂枝，温助阳气以祛寒邪。饴糖与桂枝相伍，辛甘化阳，温中益气，使中气强健，不受肝木之侮。更臣以酸苦微寒之白芍，一可滋养营阴，以补营血之亏虚；二能柔缓肝急止腹痛，与饴糖相伍，酸甘化阴，养阴缓急而止腹痛拘急；其三与桂枝相配，调和营卫、燮理

阴阳。佐以辛微温之生姜，助桂枝温胃散寒；甘平之大枣，助饴糖补益脾虚。生姜、大枣合用，又可调营卫，和阴阳。炙甘草益气补中虚，缓急止腹痛，助君臣以化阴阳，调和诸药，为佐使之用。诸药合用，可使肝脾调和，阴阳相生，中气建立，诸症痊愈。

【配伍】甘温之胶饴、炙甘草配辛温之桂枝，辛甘化阳，以温中焦而补脾虚；酸苦微寒之白芍药配甘温的胶饴、炙甘草，酸甘化阴，以缓肝急而止腹痛，辛甘酸甘合以调阴阳。

【用法】

1. 剂型　汤剂。

2. 煎服法　水煎取汁，兑入饴糖，文火加热溶化，分两次温服。

【功效】温中补虚，和里缓急。

【临床应用】

1. 以腹中拘急疼痛，喜温喜按，舌淡，脉细弦为辨证要点。

2. 常用于消化性溃疡、慢性肝炎、慢性胃炎、放射性肠炎、神经衰弱、失眠、抑郁症、慢性低血压、小儿肠系膜淋巴结炎、再生障碍性贫血、功能性发热等属中焦虚寒，肝脾不和者。

附　其他温脏祛寒剂

温脏祛寒剂除理中丸、小建中汤外，还有以下方剂，见表6-1。

表6-1　温脏祛寒剂附方

方名	药物组成	主治	用法	功效
吴茱萸汤 （《伤寒论》）	吴茱萸洗，一升(9g)　人参三两(9g) 生姜切，六两(18g)　大枣擘，十二枚 (4枚)	肝胃虚寒，浊阴上逆证	汤剂，水煎服	温中补虚，降逆止呕
暖肝煎 （《景岳全书》）	当归二三钱(6～9g)　枸杞三钱(9g) 小茴香二钱(6g)　肉桂一二钱 (3～6g)　乌药二钱(6g)　沉香或木 香亦可，一钱(3g)　茯苓二钱(6g)	肝肾虚寒，寒凝肝脉证	汤剂，加生姜3～5片，水煎服	温补肝肾，行气止痛
桂枝甘草龙骨牡蛎汤 （《伤寒论》）	桂枝去皮，一两(15g)　甘草炙，二两 (30g)　牡蛎熬，二两(30g)　龙骨二 两(30g)	心阳虚损，神志不安证	汤剂，水煎服	温补心阳，安神定悸

四逆汤

《伤寒论》

【主治】少阴病，心肾阳衰寒厥证。四肢厥逆，恶寒蜷卧，神衰欲寐，面色苍白，腹痛下利，呕吐不渴，舌苔白滑，脉微细。或太阳病误汗亡阳者。

【组方】

1. 药物组成　甘草_{炙，二两（6g）}　干姜_{一两半（6g）}　附子_{生用，去皮，破八片，一枚（15g）}

2. 组方过程　本方针对少阴心肾阳衰、阴寒内盛病机而拟制，太阳病误汗亡阳亦可用。阳气衰微不能温煦周身四末，则四肢厥逆、恶寒蜷卧；心阳衰微，神失所养，则神衰欲寐；肾阳衰微，火不生土，则腹痛吐利；阳虚不能鼓动血行，故脉微细；面色苍白，口中不渴，舌苔白滑，亦为阴寒内盛之象。此阳衰阴盛之危候，治法当大剂辛热之品以破阴回阳救逆。

3. 组方形式　本方选大辛大热之生附子为君，入心、脾、肾经，温壮心肾之阳，回阳破阴以救逆，生用则能迅达内外以温阳逐寒。干姜味辛性热，入心、脾、肺经，温中散寒、助阳通脉，为臣。君臣相须为用，以增温里回阳之力。炙甘草益气补中，甘缓姜、附峻烈之性，调和药性，为佐药而兼使药。

【配伍】附子与干姜是回阳救逆的常用组合，一温先天以助后天，一温后天以养先天，相须为用，相辅相成；甘温之炙甘草与辛热之干姜、附子相伍，辛甘化阳，以先后天共温。

【用法】

1. 剂型　汤剂。

2. 煎服法　水煎服，若服药后出现呕吐拒药者，可将药液置凉后服用。本方纯用辛热之品，中病手足温和即止，不可久服。

【功效】回阳救逆。

【临床应用】

1. 以四肢厥逆，神衰欲寐，面色苍白，脉微细为辨证要点。

2. 常用于心肌梗死、心力衰竭、急性胃肠炎吐泻过多、休克等证属阳衰阴盛者。

附　其他回阳救逆剂

回阳救逆剂除四逆汤外，还有以下方剂，见表6-2。

表6-2　回阳救逆剂附方

方名	药物组成	主治	用法	功效
参附汤 （《济生续方》）	人参四钱（12g）　附子炮，去皮脐，三钱（9g）	阳气暴脱证	汤剂，水煎服	益气回阳固脱
回阳救急汤 （《伤寒六书》）	熟附子（9g）　干姜（6g）　人参（6g）　甘草炙（6g）　白术炒（9g）　肉桂（3g）　陈皮（6g）　五味子（3g）　茯苓（9g）　半夏制（9g） （原著本方无用量）	寒邪直中三阴，真阳衰微证	汤剂，水煎服，麝香三厘（0.1g）冲服	回阳固脱，益气生脉
通脉四逆汤 （《伤寒论》）	甘草炙，二两（6g）　附子生用，去皮，破八片，大者一枚（20g）　干姜三两，强人可四两（9～12g）	少阴病，阴盛格阳证	汤剂，水煎服	回阳通脉
四逆加人参汤 （《伤寒论》）	甘草炙，二两（6g）　附子生用，去皮，破八片，一枚（15g）　干姜一两半（9g）　人参一两（6g）	阳衰气脱证	汤剂，水煎服	回阳救逆，益气固脱
白通汤 （《伤寒论》）	葱白四茎（6g）　干姜一两（3g）　附子生，去皮，破八片，一枚（15g）	少阴病阴盛戴阳证	汤剂，水煎服	破阴回阳，宣通上下

当归四逆汤

《伤寒论》

【主治】血虚寒厥证。手足厥寒，或腰、股、腿、足、肩臂疼痛，口不渴，舌淡苔白，脉沉细或细而欲绝。

【组方】

1. 药物组成　当归三两（12g）　桂枝三两（9g），去皮　芍药三两（9g）　细辛三两（3g）　甘草二两（6g），炙　通草二两（6g）　大枣二十五枚（8枚），擘

2. 组方过程　本方针对血虚寒凝病机而拟制。素体血虚而又经脉受寒，阴寒凝滞，血行不利，阳气不能达于四肢末端，营血不能充盈血脉，故致手足厥寒、脉细欲绝；血行不畅，则腰、股、腿、足、肩臂疼痛；口不渴，舌淡苔白，亦为血虚有寒之象。据证，法当温经散寒，养血通脉。

3.组方形式　本方以桂枝汤去生姜，倍大枣，加当归、通草、细辛而成。方中甘温之当归，养血和血；辛温之桂枝，温经散寒，温通血脉，两者共为君药。细辛温经散陈寒痼冷，助桂枝温通血脉；白芍养血和营，助当归补益营血，共为臣药。通草通利血脉；甘草、大枣补益中气和营血，共为佐药。重用大枣，合归、芍补营血，同时防桂枝、细辛燥烈太过伤及阴血。甘草兼调和药性而为使药。

【配伍】诸药相伍，相辅相成，当归、白芍、大枣、甘草，以增益气养血之效；桂枝、细辛、通草以助通利血脉之功。甘温之当归、大枣、炙甘草与辛温之桂枝、细辛相伍，辛甘化阳，以补阳气之弱；酸苦微寒之白芍与味甘之炙甘草相配，酸甘化阴，以补阴血之虚。

【用法】

1.剂型　汤剂。

2.煎服法　水煎服。

【功效】温经散寒，养血通脉。

【临床应用】

1. 以手足厥寒，舌淡苔白，脉细欲绝为辨证要点。

2. 常用于血栓闭塞性脉管炎、无脉症、雷诺病、小儿麻痹、冻疮、妇女痛经、肩周炎、风湿性关节炎等属血虚寒厥者。

附一　其他温经散寒剂

温经散寒剂除当归四逆汤外，还有以下方剂，见表6-3。

表6-3　温经散寒剂附方

方名	药物组成	主治	用法	功效
当归四逆加吴茱萸生姜汤（《伤寒论》）	当归_{三两(12g)}　芍药_{三两(9g)}　甘草_{炙，二两(6g)}　通草_{二两(6g)}　桂枝_{去皮，三两(9g)}　细辛_{三两(3g)}　生姜_{切，半斤(12g)}　吴茱萸_{二升(9g)}　大枣_{擘，二十五枚(8枚)}	血虚寒凝，手足厥冷，兼寒邪在胃，呕吐腹痛，脉细欲绝者	汤剂，水煎服	温经散寒，养血通脉，和中止呕
黄芪桂枝五物汤（《金匮要略》）	黄芪_{三两(9g)}　芍药_{三两(9g)}　桂枝_{三两(9g)}　生姜_{六两(18g)}　大枣_{十二枚(4枚)}	血痹，肌肤麻木不仁，脉微涩而紧者	汤剂，水煎服	益气温经，和血通痹

附二 温里剂中成药

温里剂中成药，见表6-4。

表 6-4 温里剂中成药

方名	药物组成	主治	用法	功效
附子理中丸 (《中华人民共和国药典》2020版第一部)	附子 制, 100g 党参 200g 炒白术 150g 干姜 100g 甘草 100g	脾胃虚寒较甚，或脾肾阳虚证	口服。 水蜜丸1次6g，小蜜丸1次9g，大蜜丸1次1丸，1日2～3次	温阳祛寒，补气健脾
桂附理中丸 (《中华人民共和国药典》2020版第一部)	肉桂 30g 附片 30g 党参 90g 炒白术 90g 炮姜 90g 炙甘草 90g	肾阳衰弱，脾胃虚寒，脘腹冷痛，呕吐泄泻，四肢厥冷	口服。 用姜汤或温开水送服，水蜜丸1次5g，小蜜丸1次9g，大蜜丸1次1丸，1日2次	补肾助阳，温中健脾

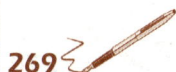

第七章　补益剂

凡具有补益人体气、血、阴、阳等功效，治疗各种虚证的方剂，称为补益剂。

虚证的形成，可以由先天禀赋不足而引起，或由后天调养失宜以及疾病耗损所导致。临床常见的虚证主要有气虚、血虚、气血两虚、阴虚、阳虚、阴阳两虚等，故本章方剂又分为补气剂、补血剂、气血双补剂、补阴剂、补阳剂、阴阳并补剂六类。

补气剂，适用于气虚的病证。气虚与五脏之间的关系，以肺、脾为主。因人身之气，尤其是后天之气乃水谷之气和自然界的清气相合而成。气虚证可见肢体倦怠乏力，少气懒言，语音低微，动则气促，面色萎白，食少便溏，舌淡苔白，脉虚弱等。常以人参、黄芪、白术、炙甘草等药为主组方。在配伍方面，常见以下几类：①配伍行气药，如陈皮、木香、砂仁之类。一为醒脾，二使补而不滞。②配伍利水渗湿药，如茯苓、薏苡仁之类。因脾主运化水湿，肺主通调水道，肺脾气虚，易致水湿内停。③配伍补血药，如当归、白芍、枸杞子之类，因气虚日久，易致血分亦虚。此外，若气虚下陷者，宜配伍升麻、柴胡等升阳举陷之品；若兼阴虚者，宜配伍麦冬、五味子等敛阴生津之品；兼易外感表邪者，宜配伍防风等疏风解表之品。代表方如四君子汤、参苓白术散、补中益气汤、玉屏风散、生脉散等。

补血剂，适用于血虚的病证。心主血，肝藏血，脾统血，所以血虚与心、肝、脾三脏的关系最为密切。血虚证可见面色萎黄，头晕目眩，唇爪色淡，心悸，失眠，舌淡，脉细，或妇女月经不调，量少色淡，或经闭不行等。常以当归、地黄、白芍、阿胶、枸杞子、龙眼肉等药为主组方。在配伍方面，常见以下几类：①配伍活血化瘀药，如丹参、川芎、赤芍、桃仁、红花之类，以畅达血脉，加强补血生新之功。②配伍补气药，如人参、黄芪之类。以助生化。代表方如四物汤、归脾汤、当归补血汤等。

气血双补剂，适用于气血两虚的病证。症见食少倦怠，气短懒言，面色无华，头晕目眩，心悸怔忡，舌淡，脉虚无力等。常用补气药如人参、黄芪、白术等与补血药如当归、地黄、白芍、阿胶等共同组成方剂。由于本类方剂是补气剂与补血剂的结合运用，其配伍方法也与前两类方剂相似。代表方如炙甘草汤、八珍汤等。

补阴剂，适用于阴虚的病证。阴虚证与五脏都有密切关系，尤以肾阴虚为主。心肺肝脾的阴液虚损，最终必将累及肾。阴虚证可见形体消瘦，头晕耳鸣，潮热颧红，五心烦热，盗汗失眠，腰酸遗精，咳嗽咯血，口燥咽干，舌红少苔，脉细数等。常用北沙参、天冬、麦冬、石斛、玉竹、熟地黄、山茱萸、龟板、鳖甲等补阴药物为主组方。在配伍方面，常见以下几类：①配伍清热药，如知母、黄柏、丹皮之类，阴虚则阳亢，水不制火而生内热，酌情配伍清热之品，既可降火，又保真阴。②配伍补阳药，如鹿角胶、菟丝子、锁阳、狗脊之类，以加强滋阴之效。代表方如六味地黄丸、大补阴丸、一贯煎等。

补阳剂，适用于阳虚的病证。阳虚证与心、脾、肾关系密切，由于治疗心、脾阳虚的方剂已在"温里剂"中介绍，故本节主要论述治疗肾阳虚的方剂。肾阳虚证可见面色㿠白，形寒肢冷，腰膝酸冷，下肢软弱无力，小便不利或小便频数，少腹拘急，男子阳痿早泄，妇女宫寒不孕，舌淡苔白，脉沉细，尺部尤甚等。常用附子、肉桂、巴戟天、肉苁蓉、仙灵脾、鹿角胶等补阳药物为主组方。在配伍方面，除了根据兼证的不同予以相应的配伍外，较为常见的是配伍补阴药，如地黄、枸杞子、山茱萸之类，使阳有所附，并可借阴药的滋润以制阳药的温燥，使之温补而不伤津液。代表方如肾气丸、右归丸等。

阴阳并补剂，适用于阴阳两虚的病证。症见头晕目眩，腰膝酸软，阳痿遗精，畏寒肢冷，午后潮热等。常用补阴药如熟地黄、山茱萸、龟板、何首乌、枸杞子和补阳药如附子、肉桂、肉苁蓉、巴戟天、鹿角胶等共同组成方剂。由于本类方剂是补阴剂与补阳剂的结合运用，其配伍方法也与前两类方剂相似。代表方如地黄饮子、龟鹿二仙胶等。

使用补益剂应注意以下几点：第一，辨别证候的虚实真假，真实假虚证禁用。第二，注意患者的脾胃功能，脾胃虚弱者宜先调理脾胃。第三，若正气虚损又兼湿阻、痰滞、热扰、食积等实邪者，应视主次缓急，酌情配伍。第四，补益剂宜文火久煎，以空腹或饭前服用为佳。

四君子汤
《太平惠民和剂局方》

【主治】脾胃气虚证。面色萎白，语音低微，气短乏力，食少便溏，舌淡苔白，脉虚弱。

【组方】

1. 药物组成　人参_{去芦}　白术　茯苓_{去皮（各9g）}　甘草_{炙（6g），各等分}

2. 组方过程　本方针对脾胃气虚，运化力弱，气血乏源病机而拟制。脾主运化，胃主受纳，若脾胃气虚，健运失职，胃纳不振，则饮食减少，大便稀溏。脾胃为后天之本，气血生化之源，脾胃气虚，气血生化不足，以致气血不能上荣于面，故面色萎白；脾为肺之母，脾气虚则肺气亦虚，故语声低微，气短；脾主肌肉，脾胃气虚，四肢肌肉失养，故乏力；舌淡苔白，脉虚弱，均为中焦脾胃气虚之象。据证，法当益气健脾。

3. 组方形式　本方选甘温之人参为君，大补脾胃之气。甘温而兼苦燥之性的白术为臣，甘温补气，苦燥健脾，与脾喜燥恶湿、以健运为本之性相合，与人参相协，益气补脾之力益著。茯苓甘淡，健脾渗湿，与白术相伍，增强健脾祛湿之力，为佐药。炙甘草益气健脾，既可以加强人参、白术益气补中之功，又能调和诸药，为佐药而兼使药。

【配伍】诸药相伍，相辅相成，其中人参、炙甘草、白术以增补脾益气之功；甘苦温的白术与甘淡平之茯苓健脾祛湿相伍，以益气健脾为主，辅以祛湿助运，补中兼行，温而不燥。

【用法】

1. 剂型　汤剂。

2. 煎服法　水煎，空腹温服，病重可不拘时间服。

【功效】补气健脾。

【临床应用】

1. 以面色萎白，食少神倦，四肢乏力，舌淡苔白，脉虚弱为辨证要点。

2. 常用于功能性消化不良、慢性萎缩性胃炎、消化性溃疡等消化系统疾病属脾胃气虚证者，以及慢性肾小球肾炎、先兆流产等辨证属脾胃气虚的多种疾患。

补中益气汤
《内外伤辨惑论》

【主治】

1. 脾胃气虚证 饮食减少，体倦肢软，少气懒言，面色萎黄，大便稀溏，脉虚软。

2. 气虚下陷证 脱肛，子宫脱垂，久泻，久痢，崩漏等，伴气短乏力，舌淡，脉虚。

3. 气虚发热证 身热自汗，渴喜热饮，气短乏力，舌淡，脉虚大无力。

【组方】

1. 药物组成 黄芪_{五分, 病甚、劳役、热甚者一钱}（18g） 甘草_{炙, 五分}（9g） 人参_{去芦, 三分}（6g） 当归_{酒焙干或晒干, 二分}（3g） 橘皮_{不去白, 二分或三分}（6g） 升麻_{二分或三分}（6g） 柴胡_{二分或三分}（6g） 白术_{三分}（9g）

2. 组方过程 本方针对脾胃气虚、清阳不升病机而拟制。脾胃虚弱，运化失司，气血生化乏源，脏腑经络无以为养，则纳少便溏，面色萎黄，体倦肢软。肺气失于脾胃清气充养，土不生金，肺气虚弱，则少气懒言，语声低微。脾肺之气虚，卫阳亦惫，皮毛失于温煦，则畏寒怯冷，四肢不温。气虚腠理失固，故动辄汗出。脾气主升，中虚日久不复，气机失常，清阳当升而不得升，则可导致多种病变。如清阳不升，水谷精微不能上输头面，清窍失养，轻则头昏目眩，甚则头痛不休，耳失聪，目不明；津液不能上承于口，则口渴不止，渴喜热饮；若清阳陷于下焦，郁遏不达则出现发热，因非实火，故其热不甚，病程较久，且遇劳则重，脉虚大无力。若中气下陷，升举无力，则会出现久泻、久痢，崩漏下血等气血津精滑脱散失之征，或脱肛、子宫脱垂、胃下垂等内脏下垂现象。据证，法当补中益气，升阳举陷。

3. 组方形式 本方重用甘温之黄芪为君，入脾、肺经，补中气，固表气，且升阳举陷。选用人参补气健脾，炙甘草补脾和中，合用为臣。佐以白术补气健脾，助脾运化，以资气血生化之源；再用当归以补养营血，可使所补之气有

所依附；陈皮理气和胃，并可使上药补而不滞；更加升麻、柴胡以协诸益气之品助清阳之上升，且二药又为"脾胃引经最要药也"，故为佐使。炙甘草调和诸药，亦为使药。诸药合用，补益中焦脾胃之气，又升提下陷之气，且全方皆为甘温之药而能治气虚发热证，即"甘温除大热"。

【配伍】诸药相伍，相辅相成，其中黄芪、人参、炙甘草、白术以增补益脾气之力；黄芪配升麻、柴胡以增升提之功。补气药与升提药相配伍，以补气为主，以升提为辅，补中寓升；补益药中配伍少量行气药，既可调气机之升降，又补而不滞。

【用法】

1. 剂型　汤剂。

2. 煎服法　水煎，空腹温服。

【功效】补中益气，升阳举陷。

【临床应用】

1. 以中气虚弱或清阳下陷，或慢性发热，症见少气乏力、面色萎黄、舌淡、脉虚软无力为辨证要点。

2. 常用于肌弛缓性疾病，如子宫脱垂、胃肝脾肾等内脏下垂、胃黏膜脱垂、脱肛、疝气、重症肌无力、肠蠕动弛缓引起的虚性便秘等；以及内伤发热、泄泻、乳糜尿、崩漏、带下、麻痹性斜视等辨证属于中气不足，清阳不升者。

附　其他补气剂

补气剂除四君子汤、补中益气汤外，还有以下方剂，见表7-1。

表7-1　补气剂附方

方名	药物组成	主治	用法	功效
异功散 （《小儿药证直诀》）	人参切，去顶　茯苓去皮　白术陈皮锉　甘草炒，各等分（各6g）	脾胃气虚兼气滞证	汤剂，加生姜五片，大枣两个，水煎服	益气健脾，行气化滞
七味白术散 （《小儿药证直诀》）	人参二钱五分（7g）　白茯苓五钱（15g）　白术五钱（15g）　藿香叶五钱（15g）　木香二钱（6g）　甘草一钱（3g）　葛根五钱，渴者加至一两（15～30g）	脾胃气虚，吐泻津枯证	汤剂，水煎服	健脾止泻

方名	药物组成	主治	用法	功效
完带汤（《傅青主女科》）	白术 土炒，一两（30g） 山药 炒，一两（30g） 人参 二钱（6g） 白芍 酒炒，五钱（15g） 车前子 酒炒，三钱（9g） 苍术 制，三钱（9g） 甘草 一钱（3g） 陈皮 五分（2g） 黑芥穗 五分（2g） 柴胡 六分（2g）	脾虚肝郁，湿浊下注之带下证	汤剂，水煎服	补脾疏肝，化湿止带
人参蛤蚧散（《博济方》）	蛤蚧 新好者，用汤洗十遍，慢火内炙令香，研细末，一对（30g） 人参 茯苓 知母 贝母 去心，煨过，汤洗 桑白皮 各二两（各6g） 甘草 炙，五两（15g） 大杏仁 汤洗，去皮尖，烂煮令香，取出，研，六两（18g）	肺肾气虚，痰热咳喘证	散剂，或汤剂，加生姜二片，酥少许，水煎服	补肺益肾，止咳定喘

四物汤

《仙授理伤续断秘方》

【主治】营血虚滞证。头晕目眩，心悸失眠，面色无华，或妇人月经不调，量少或经闭不行，脐腹作痛，舌淡，脉细弦或细涩。

【组方】

1. 药物组成 白芍药（9g） 川当归（9g） 熟地黄（12g） 川芎（6g），各等分

2. 组方过程 本方针对营血虚滞病机而拟制。营血不足，不能上荣，故头晕目眩。心主血，藏神，其华在面；肝藏血，藏魂，其华在爪。心肝血虚则心悸失眠，面色唇甲无华；妇女肝血不足，冲任虚损，加之血行不畅，故月经量少甚至闭经，脐腹疼痛。脉细弦或细涩，为营血亏虚、血行不畅之象。据证，法当补血和血。

3. 组方形式 本方选甘温之熟地黄为君，归肝肾经，质润而腻，为滋阴补血之要药。当归甘温质润，长于补血，兼能活血，一则可助熟地黄补血，二则可行经隧脉道之滞，用为臣药。白芍酸甘质柔，养血敛阴，柔肝缓急，与地、归相协以增强滋阴补血之力。川芎活血行气，与当归配伍则畅达血脉之力益彰。两者并用为方中佐药。

【配伍】熟地黄、当归、白芍、川芎相辅相成，其中熟地黄、白芍以增补

血之功，当归、川芎以助活血之力。全方补血与活血并用，补血而不滞血，和血而不伤血；阴柔辛甘相伍，补中寓行，补而不滞。

【用法】

1.剂型 汤剂。

2.煎服法 水煎，空腹温服。

【功效】补血和血。

【临床应用】

1.以头晕心悸，面色、唇爪无华，舌淡，脉细为辨证要点。

2.常用于妇科月经不调、胎产疾病，以及荨麻疹、扁平疣等慢性皮肤病、骨伤科疾病、过敏性紫癜、神经性头痛等属营血虚滞者。

归脾汤
《济生方》

【主治】

1.心脾气血两虚证 心悸怔忡，健忘失眠，盗汗虚热，食少体倦，面色萎黄，舌淡，苔薄白，脉细弱。

2.脾不统血证 便血，皮下紫癜，以及妇女崩漏，月经超前，量多色淡，或淋漓不止，舌淡，脉细弱。

【组方】

1.药物组成 白术 茯神_{去木} 黄芪_{去芦} 龙眼肉 酸枣仁_{炒，去壳，各一两（各18g）} 人参 木香_{不见火，各半两（各9g）} 甘草_{炙，二钱半（6g）} 当归_{一钱（3g）} 远志_{蜜炙，一钱（3g）（当归、远志从《内科摘要》补入）} 生姜_{五片（3g）} 大枣_{一枚（10g）}

2.组方过程 本方针对心脾气血两虚病机而拟制。若思虑过度，劳伤心脾，则气血日耗。心主神明，赖血以养之，血虚神失所养，则见失眠多梦，心悸怔忡，健忘恍惚等症。脾虚运化无力，化源不足，气血衰少则见体倦食少，面色萎黄，舌淡脉细弱等症。脾主统血，脾虚若不能摄血则表现出各种出血证。阴血亏虚，虚阳外浮，可见盗汗虚热之症。据证，法当益气健脾，养血安神。

3.组方形式 本方选黄芪补脾益气，龙眼肉补益心脾、养血安神，两药合用为君。人参、白术补脾益气，与黄芪相伍，补脾益气之功益著；当归补血养

心，酸枣仁宁心安神，与龙眼肉相伍，养心安神之力更强。四药合用为方中臣药。茯神养心安神，远志宁神益智，木香理气醒脾，与补气养血药配伍，使之补不碍胃，补而不滞，以上均为佐药。炙甘草补益心脾之气，并调和诸药，用为佐使。

【配伍】黄芪、人参、白术、炙甘草相伍，以益气补脾；龙眼肉、当归、酸枣仁、茯神、远志共用，以养心安神。全方心脾同治，重在补脾，使脾旺则气血生化有源；气血并补，重在补气，气旺而能生血，血足则心有所养，神有所舍。

【用法】

1.剂型　汤剂。

2.煎服法　水煎服。

【功效】益气补血，健脾养心。

【临床应用】

1.以心悸失眠，体倦食少，或便血崩漏，舌淡，脉细弱为辨证要点。

2.常用于胃及十二指肠溃疡出血、功能性子宫出血、再生障碍性贫血、血小板减少性紫癜、神经衰弱、心脏病等属心脾气血两虚或脾不统血证者。

附　其他补血剂

补血剂除四物汤、归脾汤外，还有以下方剂，见表7-2。

表7-2　补血剂附方

方名	药物组成	主治	用法	功效
当归补血汤 （《内外伤辨惑论》）	黄芪一两（30g）　当归酒洗，二钱（6g）	血虚发热证	汤剂，水煎服	补气生血
胶艾汤 （《金匮要略》）	芎䓖 阿胶 甘草各二两（各6g）艾叶 当归各三两（各9g）　芍药四两（12g）　干地黄四两（12g）	妇人冲任虚损，血虚有寒证	汤剂，酒水合煎服	养血止血，调经安胎
圣愈汤 （《医宗金鉴》）	熟地七钱五分（20g）　白芍酒拌，七钱五分（15g）　川芎七钱五分（8g）人参七钱五分（15g）　当归酒洗，五钱（15g）　黄芪炙，五钱（15g）	气不摄血证	汤剂，水煎服	益气，补血，摄血
桃红四物汤 （《医垒元戎》录自《玉机微义》）	熟地黄（12g）　白芍药（9g）当归（9g）　川芎（6g）　桃仁（9g）　红花（6g）（原著本方无用量）	血虚兼血瘀证	汤剂，水煎服	养血活血

炙甘草汤（复脉汤）

《伤寒论》

【主治】

1.阴血不足，阳气虚弱证。脉结代，心动悸，虚羸少气，舌光少苔，或质干而瘦小者。

2.虚劳肺痿。咳嗽，涎唾多，形瘦短气，虚烦不眠，自汗盗汗，咽干舌燥，大便干结，脉虚数。

【组方】

1. 药物组成　甘草_{炙，四两（12g）}　生姜_{切，三两（9g）}　人参_{二两（6g）}　生地黄_{一斤（50g）}桂枝_{去皮，三两（9g）}　阿胶_{二两（6g）}　麦门冬_{去心，半升（10g）}　麻仁_{半升（10g）}　大枣_{擘，三十枚（10枚）}

2. 组方过程　本方针对阳气及阴血不足病机而拟制。若心气不足，无力鼓动血脉，脉气不相接续，则脉来或结或代；阴血虚弱，血脉无以充盈，心失所养，则心悸不宁；气血两虚，形体失于温养，则虚羸少气；舌为心之苗，心之气血虚少而无以奉养，故舌光少苔或质干瘦小。虚劳肺痿，乃久咳伤肺，气阴耗损而成。肺气虚弱，气逆于上，故咳嗽气短；津液失布，故多唾涎沫；肺气不足，卫气亦虚，腠理不固，故自汗不已；阴血不足，形体失充，神明、清窍、形体皆失其养，故虚烦不眠，咽干舌燥，形体消瘦，大便干结；阴虚热扰，迫津外泄，故盗汗；脉来虚数，为气阴不足之象。据证，法当滋阴养血，益气温阳，复脉定悸。

3. 组方形式　本方重用生地黄甘凉滋润，养阴补血，为方中君药，臣以炙甘草，擅补心气，并可补中益脾，以滋气血生化之源；麦门冬滋养心阴；桂枝温通心阳，与君药生地黄相伍，气血阴阳并补。再佐以阿胶滋阴养血；人参补中益气；麻仁滋阴润燥；大枣益气养血；生姜辛温走散，温心阳，通血脉。原方煎煮时加入清酒，酒性辛热，可温通血脉，以行药势。诸药相伍，阴血足而血脉充，阳气复而心脉通，气血充足，血脉通畅，则悸定脉复。由于炙甘草、人参亦可补肺气，润肺止咳；阿胶、麦冬又能养肺阴，润肺燥；生地、麻仁长于滋补肾水，与阿胶、麦冬相合而有"金水相生"之意，故常用于虚劳肺痿证属气阴两虚者。

【配伍】诸药相伍，相辅相成，其中生地黄、阿胶以滋阴养血；炙甘草、人参、大枣以增补气之效；麦冬、麻仁以增滋阴之功；桂枝、生姜、甘草辛甘化阳。全方气血阴阳并补，以益气养血之力为著；心脾肺肾四脏同调，以补益心肺之功为大；补中寓通，滋而不腻，温而不燥。

【用法】

1.剂型 汤剂。

2.煎服法 水酒各半煎服，阿胶烊化，温服。

【功效】滋阴养血，益气温阳，复脉定悸。

【临床应用】

1.以脉结代，心动悸，虚羸少气，舌光少苔为辨证要点。

2.常用于功能性心律不齐、期外收缩、冠心病、风湿性心脏病、病毒性心肌炎、甲状腺功能亢进等有心悸、气短、脉结代之症且辨证属阴血不足，心气虚弱者，以及虚劳干咳属气阴两虚证者。

附 其他气血双补剂

气血双补剂除炙甘草汤外，还有以下方剂，见表7-3。

表7-3 气血双补剂附方

方名	药物组成	主治	用法	功效
泰山磐石散（《古今医统大全》）	人参—钱(3g) 黄芪—钱(3g) 白术五分(1.5g) 炙甘草五分(1.5g) 当归—钱(3g) 川芎八分(2g) 白芍药八分(2g) 熟地黄八分(2g) 川续断—钱(3g) 糯米—撮(3g) 黄芩—钱(3g) 砂仁五分(1.5g)	堕胎、滑胎	汤剂，水煎服	益气健脾，养血安胎

六味地黄丸
《小儿药证直诀》

【主治】肾阴精不足证。腰膝酸软，头晕目眩，视物昏花，耳鸣耳聋，盗汗，遗精，消渴，骨蒸潮热，手足心热，舌燥咽痛，牙齿动摇，足跟作痛，以及小儿囟门不合，舌红少苔，脉沉细数。

【组方】

1. 药物组成　熟地黄_{炒，八钱（24g）}　山茱肉　干山药_{各四钱（各12g）}　泽泻　牡丹皮　茯苓_{去皮，各三钱（各9g）}

2. 组方过程　本方针对肾阴精之亏虚，虚火内扰病机而拟制。肾为先天之本，主骨生髓，肾阴精不足，骨髓不充，故腰膝酸软无力，牙齿动摇，小儿囟门不合；脑为髓海，肾阴亏虚，髓海不足，则头晕目眩；肾开窍于耳，肾阴不足，精不上承，则耳鸣耳聋；肾藏精，为封藏之本，肾阴亏虚，水不制火，相火内扰精室，则遗精；阴虚生内热，甚至虚火上炎，则骨蒸潮热，消渴，盗汗，舌红少苔，脉沉细数等。据证，法当滋补肾之阴精为主，兼以清降虚火。

3. 组方形式　本方重用熟地黄，味甘纯阴，主入肾经，填精益髓，滋补阴精，为君药。山茱萸酸温，主入肝经，滋补肝肾，并能涩精；山药甘平，主入脾经，健脾补虚，涩精固肾；两药同为臣药。君臣相伍，不仅滋阴益肾之力相得益彰，而且兼有养肝补脾之效。肾为水火之宅，肾虚则水泛，阴虚而火动。故佐以泽泻利湿泄浊，并防熟地黄之滋腻太过；牡丹皮清泄相火，并制山茱肉之温涩；茯苓淡渗脾湿，既助泽泻以泄肾浊，又助山药补脾而健运。三药相合，泻湿浊而降相火。

【配伍】熟地黄、山茱萸、山药合称"三补"，相辅相成，以补益脾肾；泽泻、丹皮、茯苓合称"三泻"，相辅相成，以泻浊降火。"三补"配"三泻"，相反相成，补泻并用，三补药重于三泻药，以补为主。

【用法】

1. 剂型　丸剂或汤剂。

2. 煎服法　蜜丸温水送服；汤剂水煎，空腹温服。

【功效】滋阴补肾。

【临床应用】

1. 以腰膝酸软，头晕目眩，口燥咽干，舌红少苔，脉沉细数为辨证要点。

2. 常用于慢性肾炎、高血压病、糖尿病、肺结核、肾结核、甲状腺功能亢进、中心性视网膜炎以及无排卵功能性子宫出血、更年期综合征等属肾阴不足者。

附　其他补阴剂

补阴剂除六味地黄丸外，还有以下方剂，见表7-4。

表7-4　补阴剂附方

方名	药物组成	主治	用法	功效
左归丸 (《景岳全书》)	大怀熟地_{八两(24g)}　山药_{炒，四两(12g)}　枸杞_{四两(12g)}　山茱萸肉_{四两(12g)}　川牛膝_{酒洗，蒸熟，三两(9g)，滑精者不用}　菟丝子_{制，四两(12g)}　鹿胶_{敲碎，炒珠，四两(12g)}　龟胶_{切碎，炒珠，四两(12g)，无火者不必用}	真阴不足证	蜜丸，每服9g，日2～3次；或汤剂，水煎服	滋阴补肾，填精益髓
左归饮 (《景岳全书》)	熟地_{二三钱，或加至一二两(9-30g)}　山药 枸杞子_{各二钱 (各6g)}　炙甘草_{一钱(3g)}　茯苓_{一钱半(4.5g)}　山茱萸_{一二钱(3～6g)，畏酸者少用之}	真阴不足证	汤剂，水煎服	补益肾阴
大补阴丸 (《丹溪心法》)	黄柏_{炒褐色}　知母_{酒浸，炒，各四两(各12g)}　熟地_{酒蒸}　龟板_{酥炙，各六两(各18g)}	阴虚火旺证	丸剂，淡盐汤送服，或汤剂，水煎服	滋阴降火
一贯煎 (《续名医类案》)	北沙参 麦冬 当归身_(各9g)　生地黄_(18g)　枸杞子_(9g)　川楝子_{(6g)(原著本方无用量)}	肝肾阴虚，肝气郁滞证	汤剂，水煎服	滋阴疏肝
补肺阿胶汤 (《小儿药证直诀》)	阿胶_{麸炒，一两五钱(9g)}　鼠粘子_{炒香}　甘草_{炙，各二钱五分(各3g)}　马兜铃_{焙，五钱(6g)}　杏仁_{去皮尖，炒，七个(6g)}　糯米_{炒，一两(6g)}	肺阴虚有热证	汤剂，水煎服	养阴补肺，清热止血
都气丸 (《症因脉治》)	六味地黄丸加五味子_{二钱(6g)}	肾虚气喘，或呃逆之证	丸剂，空腹服	滋肾纳气

肾气丸

《金匮要略》

【主治】肾阳气不足证。腰疼脚软，身半以下常有冷感，少腹拘急，小便不利，或小便反多，入夜尤甚，阳痿早泄，舌淡而胖，脉虚弱，尺部沉细；以及痰饮，水肿，消渴，脚气，转胞等。

【组方】

1.药物组成 干地黄_{八两（24g）} 薯蓣 山茱萸_{各四两（各12g）} 泽泻 茯苓 牡丹皮_{各三两（各9g）} 桂枝 附子_{炮，各一两（各3g）}

2.组方过程 本方针对肾阳不足病机而拟制。肾精不足，失于滋荣，则腰膝酸软乏力；肾阳不足，不能温煦下焦，则身半以下常有冷感、少腹拘急。肾阳虚不能化气利水，导致水液代谢失常，故见小便不利，或痰饮、水肿、消渴、脚气、转胞等证；若肾阳虚弱，固摄无权，则小便反多，入夜阳消阴长，故夜尿尤频，在男科方面表现为阳痿早泄；舌淡而胖，脉虚弱、尺部沉细，皆为肾阳虚弱之象。据证，法当滋养肾之阴精，以温补化生肾气。

3.组方形式 本方选干地黄为君，滋补肾阴，益精填髓。臣以山茱萸，补益肝肾，兼以涩精；山药健脾固精；两药配合地黄补肾填精，合称"三补"，再以附子、桂枝，温肾助阳，生发少火，鼓舞肾气，也为方中臣药。佐以泽泻利湿泄浊；牡丹皮清泄相火，且擅入血分，配桂枝可调血分之滞；茯苓淡渗脾湿，又助山药补脾而健运；茯苓、泽泻均能渗湿泻浊、通调水道，配桂枝又可温化痰饮；三者配伍，谓之"三泻"，寓泻于补，补中有泻，使补而不滞。八药合用，助阳之弱以化水，滋阴之虚以生气。

【配伍】诸药相伍，相辅相成，干地黄、山药、山茱萸、泽泻、茯苓、牡丹皮为"三补三泻"，以益精泻浊；桂枝、附子为助肾阳之同类相配，少量补阳药与大队滋阴药相伍，旨在微微生火，少火生气；补阳之中配伍滋阴之品，阴中求阳，使阳有所化。

【用法】

1.剂型 丸剂或汤剂。

2.煎服法 蜜丸，白酒或淡盐汤送下；汤剂，水煎服。

【功效】补肾助阳，化生肾气。

【临床应用】

1.以腰膝酸软，腰以下冷，小便失常，舌淡而胖，脉沉无力为辨证要点。

2.常用于慢性肾炎、糖尿病、醛固酮增多症、甲状腺功能低下、性神经衰弱、肾上腺皮质功能减退、慢性支气管哮喘、更年期综合征等属肾阳不足者。

附　其他补阳剂

补阳剂除肾气丸外，还有以下方剂，见表7-5。

表7-5　补阳剂附方

方名	药物组成	主治	用法	功效
右归丸 （《景岳全书》）	熟地黄_{八两}（24g）　山药_{炒，四两}（12g）　山茱萸_{微炒，三两}（9g）　枸杞子_{微炒，四两}（12g）　菟丝子_{制，四两}（12g）　鹿角胶_{炒珠，四两}（12g）　杜仲_{姜汁炒，四两}（12g）　肉桂_{二两，渐可加至四两}（6g）　当归_{三两}（9g）　制附子_{自二两，渐可加至五六两}（6g）	肾阳不足，命门火衰证	蜜丸，每服9g	温补肾阳，填精益髓
右归饮 （《景岳全书》）	熟地_{二三钱，或加至一二两}（9～30g）　山药_{炒，二钱}（6g）　枸杞子_{二钱}（6g）　山茱萸_{一钱}（3g）　甘草_{炙，一二钱}（3～6g）　肉桂_{一二钱}（3～6g）　杜仲_{姜制，二钱}（6g）　制附子_{一二三钱}（3～9g）	肾阳不足证	汤剂，水煎服	温补肾阳，填精补血
十补丸 （《济生方》）	附子_{炮、去皮、脐}　五味子_{各二两}（各9g）　山茱萸_{取肉}　山药_{锉，炒}　牡丹皮_{去木}　鹿茸_{去毛，酒蒸}　熟地黄_{酒蒸}　肉桂_{去皮，不见火}　白茯苓_{去皮}　泽泻_{各一两}（各4.5g）	肾阳虚损，精血不足证	丸剂，盐酒、盐汤送服，或汤剂，水煎服	补肾阳，益精血

地黄饮子

《黄帝素问宣明论方》

【主治】暗痱。舌强不能言，足废不能用，口干不欲饮，足冷面赤，脉沉细弱。

【组方】

1. 药物组成　熟干地黄（18g）　巴戟_{去心}　山茱萸　石斛　肉苁蓉_{酒浸，焙（各9g）}　附子_炮　五味子　官桂　白茯苓　麦门冬_{去心}　菖蒲　远志_{去心，等分（各6g）（原著本方无用}

量）　生姜₅片　大枣一枚　薄荷（2g）

2.组方过程　本方针对肾阴不足，虚阳浮越病机而拟制。喑者，舌强不能言语。一因肾脉通于舌本，下元亏虚，肾精不能上荣于舌；二因肾阳不足，失于气化，水湿内停，泛而为痰，阻于心窍。痱者，足废不能行走也。肾虚不能主骨，则筋骨痿软无力，甚至足废不能用。阴虚内热，故口干不欲饮，面赤；肾阳亏虚，不能温煦于下，故足冷；脉沉细弱，为阴阳两虚之象。据证，法当补益下元，滋阴壮阳，兼以开窍化痰。

3.组方形式　本方用熟地黄、山茱萸填补肾精，滋补肾阴；肉苁蓉、巴戟天补益肾精，温补肾阳。四药配伍，以治下元虚衰，益肾填精，阴阳并补，共为君药。附子、肉桂温补真阳，摄纳浮阳，引火归原，协助肉苁蓉、巴戟天温暖下元，补肾助阳。麦冬、石斛、五味子滋阴敛液，与熟地黄、山茱萸配伍，以增补肾阴、益肾精之力。五药合用，助君药滋阴温阳治本之功，均为臣药。佐以石菖蒲化痰开窍，远志化痰安神，茯苓健脾渗湿以治生痰之源，三药开窍化痰，还可交通心肾。煎药时少加姜、枣以调阴阳，和气血，兼能调和药性；加薄荷，借其轻清疏散之性，以助解郁开窍之力。

【配伍】诸药同用，相辅相成，其中熟地黄、山茱萸、石斛、五味子、麦冬以增滋补肾阴之力；巴戟、肉苁蓉、附子、官桂增温肾助阳之效；茯苓、菖蒲、远志增开窍化痰之力。全方阴阳并补，上下兼治，标本并图，以补虚治下为主；补中有敛，涩中有通；滋而不腻，温而不燥。

【用法】

1.剂型　汤剂。

2.煎服法　水煎服，不拘时间服。

【功效】滋肾阴，补肾阳，开窍化痰。

【临床应用】

1. 以舌强不能语，足废不能用为辨证要点。

2. 常用于高血压病、脑动脉硬化、中风后遗症、脊髓炎等慢性疾病过程中出现肾阴阳两虚之证者。

附一　其他阴阳并补剂

阴阳并补剂除地黄引子外，还有以下方剂，见表7-6。

表7-6 阴阳并补剂附方

方名	药物组成	主治	用法	功效
七宝美髯丹 （《本草纲目》引 《积善堂方》）	赤白何首乌 米泔水浸三四日，瓷片刮去皮，用淘净黑豆二升，以砂锅木甑，铺豆及首乌，重重铺盖蒸之。豆熟，取出去豆，曝干，换豆再蒸，如此九次，曝干为末，各一斤（各500g） 赤白茯苓 去皮，研末，以水淘去筋膜及浮者，取沉者捻块，以人乳十碗浸匀，晒干研末，各一斤（各500g） 牛膝 去苗，酒浸1日，同何首乌第七次蒸之，至第九次止，晒干，八两（250g） 当归 酒浸，晒，八两（250g） 枸杞子 酒浸，晒，八两（250g） 菟丝子 酒浸生芽，研烂，晒，八两（250g） 补骨脂 以黑脂麻炒香，四两（120g）	肝肾不足证	蜜丸，淡盐汤送服	补益肝肾，乌发壮骨
龟鹿二仙胶 （《济生方》）	鹿角 用新鲜麋鹿杀角，解的不用，马鹿角不用，去角脑梢，角二寸截断，劈井净用，十斤（5000g） 龟板 去弦，洗净，捶碎，五斤（2500g） 人参 十五两（450g） 枸杞子 三十两（900g）	真元虚损，精血不足证	胶剂，空心以酒送服	滋阴填精，益气壮阳

附二 补益剂中成药

补益剂中成药，见表7-7。

表7-7 补益剂中成药

方名	药物组成	主治	用法	功效
六君子丸 （《中华人民共和国药典》2020版第一部）	党参 200g　麸炒白术 200g 茯苓 200g　姜半夏 200g 陈皮 100g　炙甘草 100g	脾胃气虚，食量不多，气虚痰多，腹胀便溏	口服。 1次9g，1日2次	补脾益气，燥湿化痰
香砂六君丸 （《中华人民共和国药典》2020版第一部）	木香 70g　砂仁 80g 党参 100g　炒白术 200g 茯苓 200g　炙甘草 70g 陈皮 80g　姜半夏 100g	脾虚气滞，消化不良，嗳气食少，脘腹胀满，大便溏泄	口服。 1次6～9g，1日2～3次	益气健脾，和胃
参苓白术丸 （《中华人民共和国药典》2020版第一部）	人参 100g　茯苓 100g 麸炒白术 100g　山药 100g 炒白扁豆 75g　莲子 50g 麸炒薏苡仁 50g　砂仁 50g 桔梗 50g　甘草 100g	脾胃虚弱，食少便溏，气短咳嗽，倦怠乏力	口服。 1次6g，1日3次	补脾胃，益肺气

下篇　各　论 ◎ 方剂篇 ◎ 第七章　补益剂　　285

方名	药物组成	主治	用法	功效
生脉饮 （《中华人民共和国药典》2020版第一部）	红参 100g　麦冬 200g 五味子 100g	气阴两亏，心悸气短，脉微自汗	口服。 1次10mL，1日3次	益气复脉，养阴生津
玉屏风颗粒 （《中华人民共和国药典》2020版第一部）	黄芪 600g 白术（炒）200g 防风 200g	表虚不固，自汗恶风，面色㿠白，或体虚易感风邪者	开水冲服。 1次1袋，1日3次	益气，固表，止汗
八珍颗粒 （《中华人民共和国药典》2020版第一部）	党参 60g　炒白术 60g 茯苓 60g　炙甘草 30g 当归 90g　炒白芍 60g 川芎 45g　熟地黄 90g	气血两虚，面色萎黄，食欲不振，四肢乏力，月经过多	开水冲服。 1次1袋，1日2次	补气益血
十全大补丸 （《中华人民共和国药典》2020版第一部）	党参 80g　炒白术 80g 茯苓 80g　炙甘草 40g 当归 120g　川芎 40g 酒白芍 80g　熟地黄 120g 炙黄芪 80g　肉桂 20g	气血两虚，面色苍白，气短心悸，头晕自汗，体倦乏力，四肢不温，月经量多	口服。 水蜜丸1次6g，小蜜丸1次9g，大蜜丸1次1丸，1日2～3次	温补气血
知柏地黄丸 （《中华人民共和国药典》2020版第一部）	知母 40g　黄柏 40g 熟地黄 160g 山茱萸（制）80g 牡丹皮 60g　山药 80g 茯苓 60g　泽泻 60g	阴虚火旺，潮热盗汗，口干咽痛，耳鸣遗精，小便短赤	口服。 水蜜丸1次6g，小蜜丸1次9g，大蜜丸1次1丸，1日2次。	滋阴降火
杞菊地黄丸 （《中华人民共和国药典》2020版第一部）	枸杞子 40g　菊花 40g 熟地黄 160g　酒萸肉 80g 丹皮 60g　山药 80g 茯苓 60g　泽泻 60g	肝肾阴亏，眩晕耳鸣，羞明畏光，迎风流泪，视物昏花	口服。 水蜜丸1次6g，小蜜丸1次9g，大蜜丸1次1丸，1日2次	滋肾养肝
麦味地黄丸 （《中华人民共和国药典》2020版第一部）	麦冬 60g　五味子 40g 熟地黄 160g　酒萸肉 80g 牡丹皮 60g　山药 80g 茯苓 60g　泽泻 60g	肺肾阴亏，潮热盗汗，咽干咳血，眩晕耳鸣，腰膝痠软，消渴	口服。 水蜜丸1次6g，小蜜丸1次9g，大蜜丸1次1丸，1日2次	滋肾养肺
百合固金颗粒 （《中华人民共和国药典》2020版第一部）	百合 25.4g　地黄 50.8g 熟地黄 76.3g　麦冬 38.1g 玄参 20.3g　川贝母 25.4g 当归 25.4g　白芍 25.4g 桔梗 20.3g　甘草 25.4g	肺肾阴虚，燥咳少痰，痰中带血，咽干喉痛	口服。 1次1袋，1日3次	养阴润肺，化痰止咳

方名	药物组成	主治	用法	功效
济生肾气丸（《中华人民共和国药典》2020版第一部）	熟地黄 160g 山茱萸 (制) 80g 牡丹皮 60g 山药 80g 茯苓 120g 泽泻 60g 肉桂 20g 附子 (制) 20g 牛膝 40g 车前子 40g	肾阳不足、水湿内停所致的肾虚水肿、腰膝痠重、小便不利、痰饮咳喘	口服。水蜜丸1次6g，小蜜丸1次9g，大蜜丸1次1丸，1日2～3次	温肾化气，利水消肿

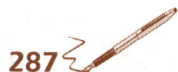

第八章　固涩剂

　　凡具有收敛固涩功效，治疗气、血、精、津耗散滑脱病证的方剂，称为固涩剂。固涩剂是为正气虚弱，气、血、精、津液耗散或滑脱而设。凡自汗盗汗、久咳不止、泻痢不止、遗精滑泄、小便失禁、血崩带下等属正气虚者，皆为其适用范围。根据气、血、精、津液耗散滑脱致病之因和发病部位的不同，本章分为固表止汗剂、敛肺止咳剂、涩肠固脱剂、涩精止遗剂、固崩止带剂五类。

　　固表止汗剂，适用于体虚卫外不固，阴液不能内守而致的自汗、盗汗。临证组方常用麻黄根、浮小麦、牡蛎等收敛止汗药以治标，配伍黄芪、白术等益气实卫之品以治本。代表方如牡蛎散。

　　敛肺止咳剂，适用于久咳肺虚、气阴耗伤证。症见咳嗽，气喘，自汗，脉虚数等。临证常用敛肺止咳药如五味子、乌梅、罂粟壳等，与益气养阴药如人参、阿胶等组成方剂。代表方如九仙散。

　　涩肠固脱剂，适用于脾肾虚寒所致之泻痢日久、滑脱不禁的病证。常以涩肠止泻药物如罂粟壳、肉豆蔻、赤石脂、禹余粮、诃子、乌梅、五味子等，与温补脾肾之品如补骨脂、肉桂、干姜、人参、白术等配伍组成方剂。代表方如真人养脏汤、四神丸等。

　　涩精止遗剂，适用于肾虚封藏失职，精关不固所致的遗精滑泄；或肾气不足，膀胱失约所致的尿频、遗尿等症。常以补肾涩精药物如沙苑蒺藜、桑螵蛸、芡实、莲子肉等为主，配合固涩止遗之品如龙骨、牡蛎、莲须等组成方剂。代表方如金锁固精丸、桑螵蛸散、缩泉丸等。

　　固崩止带剂，适用于妇女血崩暴注或漏血不止，以及带下淋漓等症。崩漏因脾气虚弱、冲脉不固所致者，一般以益气健脾药如黄芪、人参、白术，与收涩止血药如煅龙骨、煅牡蛎、棕榈炭等组合成方；因阴虚血热，损伤冲脉者，常用滋补肝肾之龟板、白芍等，配伍清热泻火之黄芩、黄柏及止血之椿根皮等组成方剂。带下一病多因脾肾虚弱，湿浊下注所致，故临证组方常以补脾益肾药如山药、芡实为主，配伍收涩止带及利湿化浊之品如白果、鸡冠花，以及车前子、薏苡仁等。代表方如固冲汤、固经丸、易黄汤等。

固涩剂所治的耗散滑脱之证，皆由正气亏虚所致，故应根据气、血、津、精耗散的程度不同，配伍相应的补益药，以标本兼顾。若为元气大虚、亡阳欲脱所致的大汗淋漓、小便失禁或崩中不止者，非单纯固涩所能治，需急用大剂参、附之类回阳固脱。本类方剂为正虚无邪者而设。若外邪未去者，不宜过早使用，以免有闭门留寇之弊。病证属邪实者，如热病汗出、痰饮咳嗽、火扰遗泄、伤食泄泻、热痢初起，以及实热崩中带下等，均非本类方剂所宜。

真人养脏汤
《太平惠民和剂局方》

【主治】久泻久痢、脾肾虚寒证。大便滑脱不禁，甚则脱肛坠下，腹痛喜温喜按，或下痢赤白，或便脓血，里急后重，日夜无度，不思饮食，舌淡苔白，脉沉迟细。

【组方】

1. 药物组成　人参　当归_{去芦}　白术_{焙，各六钱（各6g）}　肉豆蔻_{面裹，煨，半两（8g）}　肉桂_{去粗皮}　甘草_{炙，各八钱（各6g）}　白芍药_{一两六钱（12g）}　木香_{不见火，一两四钱（3g）}　诃子_{去核，一两二钱（9g）}　罂粟壳_{去蒂萼，蜜炙，三两六钱（9g）}

2. 组方过程　本方针对泻痢日久，伤及脾肾病机而拟制。脾主运化，需赖肾阳之温煦。如泻痢日久，损伤脾肾，脾阳虚则中气下陷，肾阳虚则关门不固，故见久泻久痢而滑脱不禁，甚或脱肛不收；脾肾阳虚，虚寒内生，寒邪凝滞，故腹痛喜温喜按；脾虚运化不及，则食少神疲；舌淡苔白，脉沉细，皆为脾肾虚寒之象。脾肾虚寒导致久泻、久痢，泻痢日久则进而加重脾肾虚寒，两者互为因果。病虽以脾肾虚寒为本，但已出现久泻久痢、滑脱，据证，法当涩肠固脱，温补脾肾。

3. 组方形式　本方重用罂粟壳以涩肠固脱止泻，为君药。诃子苦酸涩平，功善涩肠止泻；肉豆蔻温中散寒，涩肠止泻，共为臣药，助君药以增强涩肠固脱止泻之功。肉桂辛甘大热，归脾肾经，可补火助阳，温肾暖脾，兼散阴寒；

若泻痢日久，气血亏虚，故用人参、白术健脾益气，当归、白芍养血和营，其中白芍又可治下痢腹痛；为防补涩太过导致气滞，配辛苦之木香以醒脾导滞、行气止痛，可使补而不滞。以上药物共为佐药。炙甘草调和诸药，合白芍又能缓急止痛，是为佐使药。诸药合用，补涩结合，标本兼治，使滑脱得固，脏腑得养，故名"养脏"。

【配伍】诸药相伍，相辅相成，其中罂粟壳、诃子、肉豆蔻同类相配，以增涩肠止泻之效，亦体现"急则治标"之法；人参、白术、当归、白芍与辛甘之肉桂配伍，温肾养脾，益气养血，体现共治其本之法，配伍木香使补而不滞；白芍与甘草合用，酸甘化阴，以滋养阴血。

【用法】

1. 剂型　汤剂。

2. 煎服法　水煎服。

【功效】涩肠固脱，温补脾肾。

【临床应用】

1. 以大便滑脱不禁，腹痛喜温喜按，食少神疲，舌淡苔白，脉迟细为辨证要点。

2. 常用于慢性肠炎、慢性结肠炎、肠结核、慢性痢疾、痢疾综合征等日久不愈属脾肾虚寒者。

固冲汤
《医学衷中参西录》

【主治】脾肾虚弱，冲脉不固证。血崩或月经过多，或漏下不止，色淡质稀，心悸气短，神疲乏力，腰膝酸软，舌淡，脉细弱。

【组方】

1. 药物组成　白术_{炒，一两（30g）}　生黄芪_{六钱（18g）}　龙骨_{煅，捣细，八钱（24g）}　牡蛎_{煅，捣细，八钱（24g）}　萸肉_{去净核，八钱（24g）}　生杭芍_{四钱（12g）}　海螵蛸_{捣细，四钱（12g）}　茜草_{三钱（9g）}　棕边炭_{二钱（6g）}　五倍子_{轧细，药汁送服，五分（1.5g）}

2. 组方过程　本方针对脾肾虚弱，冲脉不固病机而拟制。脾气充盛，肾气健固，则冲脉固，血海盈，经血自调。若脾虚不能统血，肾虚失其封藏，则冲脉不固，致使月经量多，甚至血崩；脾虚不能运化水谷则气血化生不足，且出血过多，致气血两虚，故见经色淡而质稀、心悸气短、四肢乏力、舌淡、脉细弱。据证，法当益气健脾固冲以治其本，固涩止血以治其标。

3. 组方形式　本方重用白术，与黄芪相伍，补气健脾，使气旺摄血，共为君药。肝肾足即冲任固，故配以山茱萸、白芍补益肝肾以调冲任，并能养血敛阴，共为臣药。煅龙骨、煅牡蛎、棕榈炭、五倍子功专收敛固涩，以增止血之力；海螵蛸、茜草化瘀止血，使血止而不留瘀，共为佐药。

【配伍】白术、黄芪与山茱萸、白芍相辅相成，以培补肝脾肾；煅龙骨、煅牡蛎、棕榈炭、五倍子、海螵蛸、茜草相辅相成，以增收敛止血之功；上述两类药补涩同用，相反相成。

【用法】

1. 剂型　汤剂。

2. 煎服法　水煎服。

【功效】益气健脾，固冲摄血。

【临床应用】

1. 以出血量多，色淡质稀，腰膝酸软，舌淡，脉细弱为辨证要点。

2. 常用于功能性子宫出血、产后出血过多等属脾肾虚弱，冲任不固者。

附一　其他固涩剂附方

固涩剂除真人养脏汤、固冲汤外，还有以下方剂，见表8-1。

表8-1　固涩剂附方

方名	药物组成	主治	用法	功效
牡蛎散 (《太平惠民和剂局方》)	黄芪去苗、土　麻黄根洗　牡蛎米泔浸, 刷去土, 火烧通赤, 各一两 (各15g)	自汗, 盗汗证	加小麦或浮小麦15g, 水煎服	敛阴止汗, 益气固表
九仙散 (《卫生宝鉴》)	人参、款冬花、桑白皮、桔梗、五味子、阿胶、乌梅各一两 (各12g)　贝母半两 (6g)　罂粟壳去顶, 蜜炒黄, 八两 (9g)	久咳伤肺, 气阴两伤证	共为粗末, 每日3次, 每次6g, 温开水送服。亦可作汤剂, 水煎服	敛肺止咳, 益气养阴
桃花汤 (《伤寒论》)	赤石脂一半全用, 一半筛末, 一斤 (20g)　干姜一两 (12g)　粳米一升 (15g)	虚寒痢	汤剂, 水煎服	涩肠止痢, 温中散寒

方名	药物组成	主治	用法	功效
桑螵蛸散 (《本草衍义》)	桑螵蛸、远志、菖蒲、龙骨、人参、茯神、当归、龟甲酥炙以上各一两(各10g)	心肾两虚之尿频或遗尿、遗精证	共研细末，每服6g，睡前以人参汤调下；亦可作汤剂，水煎服	调补心肾，固精止遗
易黄汤 (《傅青主女科》)	山药炒一两(30g)　芡实炒一两(30g)　黄柏盐水炒二钱(6g)　车前子酒炒，一钱(3g)　白果十枚碎(12g)	脾肾虚弱，湿热带下	汤剂，水煎服	补益脾肾，清热祛湿，收涩止带

附二　固涩剂中成药

固涩剂中成药，见表8-2。

表8-2　固涩剂中成药

方名	药物组成	功效	用法	主治
四神丸 (《中华人民共和国药典》2020版第一部)	肉豆蔻(煨)200g　补骨脂(盐炒)400g　五味子(醋制)200g　吴茱萸(制)100g　大枣(去核)200g	肾阳不足所致的泄泻，症见肠鸣腹胀、五更溏泻、食少不化、久泻不止、面黄肢冷	口服。 1次9g，1日1～2次	温肾散寒，涩肠止泻
缩泉丸 (《中华人民共和国药典》2020版第一部)	山药300g　益智仁(盐炒)300g　乌药300g	肾虚之小便频数、夜间遗尿	口服。 1次3～6g，1日3次	补肾缩尿
固经丸 (《中华人民共和国药典》2020版第一部)	盐关黄柏300g　酒黄芩200g　麸炒椿皮150g　醋香附150g　炒白芍300g　醋龟甲400g	阴虚血热，月经先期，经血量多、色紫黑，赤白带下	口服。 1次6g，1日2次	滋阴清热，固经止带

第九章　安神剂

凡具有安神定志功效，治疗神志不安病证的方剂，称为安神剂。

神志不安疾患，临床多表现为心悸怔忡、失眠健忘、烦躁惊狂等症。其发病主要责之心、肝、肾三脏之阴阳盛衰，或其相互关系的失调。因心肝阳亢火旺，扰乱心神而致者，多属实证，症见惊狂善怒、烦躁不安等，治宜重镇安神；因心肾阴虚血少，心神失养而致者，多属虚证，症见心悸健忘、虚烦失眠等，治宜补养安神。故本章方剂分为重镇安神剂、补养安神剂二类。

重镇安神剂，适用于心肝阳亢，火热扰心之神志不安证。常用朱砂、珍珠母、磁石、龙齿等药物为主组方。因阳亢化热，热扰而心神不宁，故常配清心火之黄连等；阳有余每多耗伤阴血，故常配益阴养血之地黄、当归等。代表方如朱砂安神丸、珍珠母丸等。

补养安神剂适用于阴血不足，虚热内扰，心神失养之神志不安。常用酸枣仁、柏子仁、五味子等养心安神药，配生地、麦冬、当归等滋阴养血药为主组成。代表方如天王补心丹、酸枣仁汤等。

使用安神剂应注意以下几点：其一，神志不安病证，虽有虚实之分，但每见虚实夹杂之证，故立法、组方当重镇与补养同用。其二，神志不安尚有因热结、痰浊、瘀血等而致者，其治疗又需相应使用泄热通腑、除浊逐痰、活血化瘀之法。其三，重镇安神剂多由金石、介壳类药物组成，此类药物质地坚硬，且易伤胃气，故宜打碎先煎，不宜久服。若脾胃虚弱者，应配伍健脾和胃之品。其四，某些安神药如朱砂等具有一定的毒性，不可久服。

朱砂安神丸

《内外伤辨惑论》

【主治】心火亢盛，阴血不足证。失眠多梦，惊悸怔忡，心神烦乱，或胸中懊忱，舌尖红，脉细数。

【组方】

1.药物组成 朱砂_{另研，水飞为衣，五钱（0.3～0.5g）} 甘草_{五钱五分（15g）} 黄连_{去须净，酒洗，六钱（15g）} 当归_{去芦，二钱五分（8g）} 生地黄_{一钱五分（6g）}

2.组方过程 本方针对心火亢盛，灼伤阴血，心神失养病机而拟制。心火亢盛则心神被扰，阴血被灼则心神失养，故见失眠多梦、惊悸怔忡、心烦神乱；舌尖红、脉细数为心火偏亢，阴血不足之证。根据"惊者平之""热者寒之""虚则补之"的治疗原则，治宜重镇安神、清热养血。

3.组方形式 本方选用质重性寒，色赤通心之朱砂，重镇安神，清心泻火，为君药。黄连苦寒，直泻心火除烦泄热，为臣药。君臣相伍，一镇一清，镇心神，清心火，除心烦。生地黄滋阴清热，当归补血养心，二者相合，可使被灼之阴血得以充养，共为佐药。甘草和中调药，既防朱砂质重碍胃，又制黄连苦寒伤胃，为佐使药。

【配伍】诸方同用，相辅相成以增清心安神养血之效，其中朱砂、黄连增清泻心火之功；生地黄、当归增补血滋阴之力。

【用法】

1.剂型 丸剂或汤剂。

2.煎服法 丸剂临睡前温开水送服，汤剂朱砂研细末冲服。

【功效】镇心安神，清热养血。

【临床应用】

1.以心神烦乱，惊悸，失眠，舌红，脉细数为辨证要点。

2.常用于心律失常、神经衰弱、精神抑郁症、精神分裂症等证属心火亢盛，阴血不足者。

附　其他重镇安神剂

重镇安神剂除朱砂安神丸外，还有以下方剂，见表 9-1。

表 9-1　重镇安神剂附方

方名	药物组成	主治	功效	用法
珍珠母丸 （《普济本事方》）	真珠母_{三分（1g）}　当归_{一两半（45g）}　干地黄_{（45g）}　熟地黄_{（45g）}　人参_{一两（30g）}　酸枣仁_{一两（30g）}　柏子仁_{一两（30g）}　犀角_{（水牛角代）} 镑为细末半两（15g）　茯神_{半两（15g）}　沉香_{半两（15g）}　龙齿_{半两（15g）}	阳亢血虚，神志不安证	镇心潜阳，养血安神，平肝滋阴	温开水或薄荷汤送服；亦可作汤剂，水煎服。
交泰丸 （《韩氏医通》）	川黄连_{五钱（15g）}　肉桂_{心五分}_{（1.5g）}	水不济火，心火上亢证	交通心肾	口服蜜丸，每次 3g，每日 2 次；汤剂，水煎服

酸枣仁汤
《金匮要略》

【主治】肝血不足，虚热内扰之虚烦不眠证。虚烦不眠，心悸不安，头目眩晕，咽干口燥，舌红，脉弦细。

【组方】

1. 药物组成　酸枣仁_{炒，二升（15g）}　甘草_{一两（3g）}　知母　川芎　茯苓_{各二两（6g）}

2. 组方过程　本方针对肝血不足，虚热内扰之病机而拟制。肝血不足，血不养心，心神失养，魂失所藏，加之虚热扰心，故见虚烦不眠、心悸不宁；头目眩晕、咽干口燥、舌红、脉细弦均为肝血亏虚，虚热内盛之象。法当养肝血，安心神，清虚热，除虚烦。

3. 组方形式　本方重用酸枣仁，酸甘入心肝二经，既可养血补肝，又能宁心安神，为君药。茯苓宁心安神；知母滋阴润燥，清热除烦，为臣药。川芎辛散入肝，调肝血，疏肝气，为佐药。川芎与酸枣仁相伍，寓散于收，补中有行，共奏养血调肝之功。甘草和中缓急，调和诸药，为佐使药。

【配伍】酸枣仁、甘草、知母、川芎、茯苓相伍，相辅相成，其中酸枣仁、甘草亦体现酸甘化阴之性味配伍。

【用法】

1.剂型 汤剂。

2.煎服法 水煎，温服。

【功效】 养血安神，清热除烦。

【临床应用】

1.以虚烦失眠，咽干口燥，舌红，脉弦细为辨证要点。

2.常用于神经衰弱、心脏神经官能症、围绝经期综合征、精神抑郁症等证属肝血不足，虚热内扰者。

附一 其他补养安神剂

补养安神剂除酸枣仁汤外，还有以下方剂，见表9-2。

表9-2 补养安神剂附方

方名	药物组成	主治	用法	功效
黄连阿胶汤 （《伤寒论》）	黄连 四两 (12g) 黄芩 二两 (6g) 芍药 二两 (6g) 鸡子黄 二枚 (2枚) 阿胶 三两 (9g)	阴虚火旺， 心肾不交证	汤剂，水煎服， 阿胶烊化、鸡子 黄搅匀冲服	滋阴降火， 除烦安神
甘麦大枣汤 （《金匮要略》）	甘草 三两 (9g) 小麦 一升 (15) 大枣 十枚 (10枚)	脏躁	汤剂，水煎服	养心安神， 和中缓急

附二 安神剂中成药

安神剂中成药，见表9-3。

表9-3 安神剂中成药

方名	药物组成	主治	用法	功效
天王补心丸 （《中华人民共和国药典》2020版第一部）	丹参 25g 当归 50g 石菖蒲 25g 党参 25g 茯苓 25g 五味子 50g 麦冬 50g 天冬 50g 地黄 200g 玄参 25g 制远志 25g 炒酸枣仁 50g 柏子仁 50g 桔梗 25g 甘草 25g 朱砂 10g	心阴不足， 心悸健忘， 失眠多梦， 大便干燥	口服。 水蜜丸1次 6g，小蜜丸 1次9g，大 蜜丸1次1 丸，1日2 次	滋阴养血， 补心安神

方名	药物组成	主治	用法	功效
柏子养心丸 (《中华人民共和国药典》2020版第一部)	柏子仁 $_{25g}$　党参 $_{25g}$ 炙黄芪 $_{100g}$　川芎 $_{100g}$ 当归 $_{100g}$　茯苓 $_{200g}$ 制远志 $_{25g}$　酸枣仁 $_{25g}$ 肉桂 $_{25g}$　醋五味子 $_{25g}$ 半夏曲 $_{100g}$　炙甘草 $_{10g}$ 朱砂 $_{30g}$	心气虚寒，心悸易惊，失眠多梦，健忘	口服。水蜜丸1次6g，小蜜丸1次9g，大蜜丸1次1丸，1日2次	养心安神，滋阴补肾

第十章　开窍剂

凡具有开窍醒神功效，治疗窍闭神昏证的方剂，称为开窍剂。

窍闭神昏之证多由邪气壅盛，蒙蔽心窍，扰乱神明所致。以神志昏迷，牙关紧闭，两手握固为主症。根据病因和证候表现的不同，可分为热闭和寒闭证。热闭由温邪热毒内陷心包所致，治宜清热开窍；寒闭由寒湿痰浊之邪或秽浊之气蒙蔽心窍所致，治宜温通开窍。因此，本章方剂分凉开剂和温开剂两类。

凉开剂，适用于温热邪毒内陷心包的热闭证。症见高热，神昏，谵语，甚或痉厥等。此外，中风、惊厥及感触秽浊之气而致突然昏倒、不省人事等属热闭者，亦可选用。代表方如安宫牛黄丸、紫雪、至宝丹等。

温开剂，适用于中风、中寒、气郁、痰厥等属于寒邪痰浊内闭之证。症见突然昏倒，牙关紧闭，不省人事，苔白脉迟等。代表方如苏合香丸。

使用开窍剂应注意以下几个方面：首先，要辨清闭证和脱证。邪盛气实的闭证，见有神志昏迷、牙关紧闭、两手握固、脉实有力者，可使用开窍剂；若神志昏迷，兼汗出肢冷，呼吸气微，口开手撒，二便失禁，脉微欲绝，属于脱证，治当回阳益气固脱，忌用开窍剂。其次，要辨清证候之寒热，以选用凉开剂或温开剂。对阳明腑实而兼有邪陷心包者，应根据病情的缓急轻重，或先予开窍，或先投下，或开窍与寒下并用。其三，开窍剂多由辛散走窜、气味芳香之品组成，久服易伤元气，故临床多用于急救，中病即止，不宜久服，孕妇亦当慎用或忌用。其四，本类方剂多制成丸、散剂，不宜加热煎煮，以免药性散失，影响疗效。

安宫牛黄丸

《温病条辨》

【主治】邪热内陷心包证。高热烦躁，神昏谵语，口干舌燥，或舌謇肢厥，舌红或绛，脉数有力。亦治中风昏迷，小儿惊厥属邪热内闭者。

【组方】

1. 药物组成 牛黄 郁金 犀角（水牛角代） 黄连 朱砂各一两（各30g） 梅片 麝香各二钱五分（各7.5g） 真珠五钱（15g） 山栀 雄黄 黄芩各一两（30g） 金箔（适量）

2. 组方过程 本方主要针对温热邪毒内闭心包而拟制。温热邪毒，逆传心包，扰乱神明，故高热烦躁、神昏谵语，或昏聩不语；里热炽盛，灼伤津液，则口干舌燥；邪热夹秽浊蒙蔽清窍，势必加重神昏；舌为心窍，热闭窍机，则舌謇不语；热闭心包，邪热阻滞，阳气不通，故为热厥、手足厥冷。所治中风昏迷、小儿高热惊厥，当属热闭心包之证。治以清热解毒、开窍醒神为法。

3. 组方形式 方中牛黄苦凉，清心解毒，豁痰开窍；水牛角咸寒，清心凉血解毒；麝香芳香走窜，通达十二经，芳香开窍醒神。三味相配，清心开窍，凉血解毒，共为君药。黄连、黄芩、栀子苦寒清热，泻火解毒，以增牛黄、犀角清解热毒之力，共为臣药。冰片、郁金芳香辟秽，通窍开闭，以加强麝香开窍醒神之功；雄黄助牛黄以劫痰解毒；朱砂、珍珠清热镇心安神；金箔为衣，亦取其重镇安神之效，共为佐药。用炼蜜为丸，和胃调中，为使药。

【配伍】诸药相伍，相辅相成，清热泻火、凉血解毒与芳香开窍并用以祛邪外出。

【用法】

1. 剂型 丸剂。

2. 煎服法 脉虚者人参煎汤送服，脉实者银花、薄荷煎汤送服，每服一丸。

【功效】清热解毒，豁痰开窍。

【临床应用】

1. 以高热烦躁，神昏谵语，舌红或绛，脉数有力为辨证要点。

2. 常用于流行性乙型脑炎、病毒性脑炎、脑血管意外、肝昏迷、肺性脑病、中枢性发热、癌性高热、尿毒症、中毒性菌痢、感染或中毒引起的高热神昏等证属热闭心包者。

苏合香丸
《广济方》，录自《外台秘要》

【主治】寒闭证。突然昏倒，牙关紧闭，不省人事，苔白，脉迟。亦治心腹卒痛，甚则昏厥属寒凝气滞者。

【组方】

1. 药物组成　吃力伽（即白术）　光明砂（即朱砂）研　麝香　诃黎勒皮（诃子）　香附子中白　沉香重者　青木香　丁子香　安息香　白檀香　荜茇上者　犀角（水牛角代）各一两（各30g）　薰陆香（即乳香）　苏合香　龙脑香（即冰片）各半两（各15g）

2. 组方过程　本方针对寒邪秽浊，蒙蔽清窍病机拟定。阴寒秽浊之气郁阻气机，蒙蔽清窍，故突然昏倒、牙关紧闭、不省人事；寒凝胸腹，气血瘀滞，则心腹卒痛；阴寒内盛，而见苔白、脉迟。寒者宜温，闭者当开，故治以温通开窍为主，辅以行气止痛。

3. 组方形式　方中苏合香辛温走窜，通窍开郁，辟秽豁痰，麝香开窍辟秽，通络散瘀；冰片通诸窍，散郁火；安息香开窍辟秽祛痰，通行气血。四药芳香走窜，开窍启闭，辟秽化浊，共为君药。香附理气解郁；青木香行气止痛，善治中寒气滞，心腹疼痛；沉香降气温中，温肾纳气；白檀香行气和胃；乳香调气活血定痛；丁香温中降逆，治心腹冷痛。以上诸药，行气解郁，散寒止痛，理气活血，共为臣药。佐以辛热之荜茇，温中散寒，下气止痛，助诸香药以增强祛寒止痛开郁之力；水牛角凉血清心，泻火解毒；朱砂清心解毒，重镇安神，二者药性虽寒，但与大队温热之品相伍，则不悖温通开窍之旨；白术益气健脾、燥湿化浊；诃子温涩收敛，下气止痛，二药一补一敛，以防诸香辛散走窜太过，耗散真气。

【配伍】辛温之苏合香、麝香、安息香、木香、沉香、丁香、荜茇，与性寒之冰片、水牛角、朱砂伍用，寒热并用，相反相成；白术与诃子配伍，补敛并用。

【用法】

1.剂型 丸剂。

2.煎服法 温开水送服。

【功效】温通开窍，行气止痛。

【临床应用】

1.以突然昏倒，不省人事，牙关紧闭，苔白，脉迟为辨证要点。

2.常用于脑血管意外、癫痫、肝昏迷、流行性乙型脑炎、冠心病心绞痛、急性胆绞痛、胆道蛔虫症、心肌梗死等证属寒凝气滞者。

附 开窍剂中成药

开窍剂中成药，见表10-1。

表10-1 开窍剂中成药

方名	药物组成	主治	用法	功效
清开灵注射液（《中华人民共和国药典》2020版第一部）	胆酸 3.25g　猪去氧胆酸 3.75g　水牛角（粉）25g　黄芩苷 5g　珍珠母（粉）50g　栀子 25g　板蓝根 200g　金银花 25g	热病，神昏，中风偏瘫，神志不清；急性肝炎、上呼吸道感染、肺炎、脑血栓形成、脑出血见上述证候者	肌内注射。1日2～4mL。重症患者静脉滴注，1日20～40mL，以10%葡萄糖注射液200mL或氯化钠注射液100mL稀释后使用	清热解毒，化痰通络，醒神开窍
牛黄清心丸（局方）（《中华人民共和国药典》2020版第一部）	牛黄 25.7g　当归 45g　川芎 39g　甘草 150g　山药 210g　黄芩 45g　炒苦杏仁 37.5g　大豆黄卷 57g　大枣 90g　炒白术 75g　茯苓 48g　桔梗 39g　防风 45g　柴胡 39g　阿胶 51g　干姜 25g　白芍 75g　人参 75g　六神曲（炒）75g　肉桂 54g　麦冬 44g　白蔹 22.5g　蒲黄（炒）7.5g　人工麝香 6.4g　冰片 16.1g　水牛角浓缩粉 28.5g　羚羊角 28.4g　朱砂 69.7g　雄黄 24g	风痰阻窍所致的头晕目眩、痰涎壅盛、神志混乱、言语不清及惊风抽搐、癫痫	口服。大蜜丸1次1丸，水丸1次1.6g，1日1次	清心化痰，镇惊祛风

方名	药物组成	主治	用法	功效
紫雪散（《中华人民共和国药典》2020版第一部）	石膏 144g　北寒水石 144g　滑石 144g　磁石 144g　水牛角浓缩粉 9g　羚羊角 4.5g　沉香 15g　木香 15g　玄参 48g　升麻 48g　丁香 3g　芒硝 (制)480g　硝石 (精制)96g　人工麝香 3.6g　朱砂 9g　甘草 24g	热入心包、热动肝风证，症见高热烦躁、神昏谵语、惊风抽搐、斑疹吐衄、尿赤便秘	口服。1次1.5～3g，1日2次；周岁小儿1次0.3g，五岁以内小儿每增1岁递增0.3g，1日1次；五岁以上小儿酌情服用	清热开窍，止痉安神
紫金锭（《中华人民共和国药典》2020版第一部）	山慈菇 90g　麝香 9g　红大戟 45g　千金子霜 30g　五倍子 90g　雄黄 30g　朱砂 30g	中暑，脘腹胀痛，恶心呕吐，痢疾泄泻，小儿痰厥；外治疔疮疖肿，痒腮，丹毒，喉风	口服。每次0.6～1.5g，每日2次；外用醋磨，调敷患处	化痰开窍，辟秽解毒，消肿止痛
冠心苏合丸（《中华人民共和国药典》2020版第一部）	苏合香 50g　冰片 乳香 (制)各105g　檀香 土木香 各210g	寒凝气滞、心脉不通所致的胸痹，症见胸闷、心前区疼痛；冠心病心绞痛见上述证候者	嚼碎服。1次1丸，1日1～3次；或遵医嘱	理气，宽胸，止痛

第十一章　理气剂

凡具有行气或降气功效，治疗气滞或气逆病证的方剂，称为理气剂。

气为一身之主，升降出入有序，内而脏腑，外而肌腠，周行全身，以维持人体的正常生理活动。若因情志失常，或寒温失调，或劳倦太过，或饮食失节，均可使气之升降失常，导致气滞或气逆证。气滞以肝脾气郁多见，治当行气导滞；气逆以肺、胃上逆为主，治当降气以平之，故理气剂分为行气剂和降气剂两类。

行气剂，适用于气机郁滞证。脾胃气滞证，症见脘腹胀满，嗳气吞酸，呕恶食少，大便不调等，治疗常以行气宽中之陈皮、厚朴、木香、枳壳、砂仁等为主组方；肝气郁滞证，症见胸胁或少腹胀痛，或疝气痛，或月经不调、痛经等，治疗常以疏肝理气之香附、乌药、川楝子、青皮、郁金等为主组方。代表方如越鞠丸、瓜蒌薤白白酒汤、半夏厚朴汤、厚朴温中汤、天台乌药散等。

降气剂，适用于肺气上逆或胃气上逆证。肺气上逆以喘咳为主要见症，常以降气平喘药如苏子、厚朴、杏仁、款冬花、紫菀等为主组方；胃气上逆以呃逆、呕吐、噫气等为主要见症，常以降逆下气药如旋覆花、代赭石、半夏、竹茹、丁香、柿蒂等为主组方。代表方如苏子降气汤、定喘汤、旋覆代赭汤等。

使用理气剂应注意以下几点：第一，使用理气剂首先要辨清虚实。若气滞实证，误用补气，则其滞愈增；若气虚证，误用行气，则更伤其气。第二，气滞与气逆常同时出现，治疗时应注意辨清其轻重主次，斟酌方中行气药与降气药的运用。第三，理气药物大多辛温香燥，辛散走窜，易于耗气伤津，助热生火，应适可而止，慎勿过剂；年老体弱、素体气虚阴亏者，或孕妇等，均应慎用。

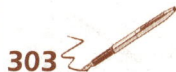

越鞠丸

《丹溪心法》

【主治】六郁证。胸膈痞闷，脘腹胀满或疼痛，嗳腐吞酸，恶心呕吐，饮食不消。

【组方】

1. 药物组成　香附　川芎　苍术　神曲　栀子_{各等分（各6～10g）}

2. 组方过程　本方主要针对气、血、痰、火、湿、食六郁之证而拟制。其病机为肝脾气郁血滞化热，停食蕴湿生痰。情志不畅、忧思过度、饮食失节、寒温不适等，往往导致肝脾之气郁而不畅，进而变生诸证。气滞影响血行可致血郁，影响津液输布可致湿郁、痰郁，影响脾胃受纳运化可致食郁，气郁不解又易生热化火而致火郁。六郁既成，故见胸膈痞闷，脘腹胀痛，吞酸呕吐，饮食不消等症。因六郁以气郁为先，故法宜行气解郁为主，使气行则血行，气行则痰、湿、食、火诸郁可消。

3. 组方形式　本方选辛微苦甘平之香附，疏肝行气解郁，以治气郁为君药。川芎辛温，乃血中气药，既可活血祛瘀以治血郁，又可助香附以增行气解郁之功；栀子苦寒，清热泻火，以治火郁；苍术辛苦温，燥湿运脾，以治湿郁；神曲甘辛温，消食和胃，以治食郁，合为臣佐药。诸药配伍，使气行则血行，气行则湿化，湿化则脾能健运，脾运则痰湿自化，火郁亦可消散。故本方虽无治痰专药，也能统治六郁。全方以五药治六郁，虽未治痰却治生痰之源，贵在治病求本。

【配伍】香附与川芎相辅相成，以行气活血。神曲可制约苍术温燥之性，刚柔相济，相反相成。

【用法】

1. 剂型　丸剂或汤剂。

2. 煎服法　水泛为丸，每服6～9g，温开水送下；汤剂，水煎服。

【功效】行气解郁。

【临床应用】

1. 以胸膈痞闷，脘腹胀痛，饮食不消为辨证要点。

2. 常用于慢性胃炎、胃及十二指肠溃疡、胃神经官能症、胆石症、胆囊炎、肝炎、肋间神经痛，以及妇女痛经、月经不调等属气血湿食诸邪郁滞者。

半夏厚朴汤
《金匮要略》

【主治】痰气郁结之梅核气。咽中如有物阻，咯吐不出，吞咽不下，胸膈满闷，或咳或呕，舌苔白润或滑腻，脉弦滑。

【组方】

1. 药物组成　半夏一升（12g）　厚朴三两（9g）　茯苓四两（12g）　生姜五两（15g）　苏叶二两（6g）

2. 组方过程　本方主要针对七情郁结，痰气凝滞之梅核气而拟制。肝主疏泄而性喜条达，脾胃主运化转输水谷津液，肺主宣降司通调水道。若情志不遂，肝气郁结，肺胃宣降失司，津液不得正常输布，聚而成痰，痰气相搏，阻于咽喉，则咽中如有物阻，吐之不出，吞之不下；气机郁滞，故胸膈满闷；痰气上逆，肺失宣降，则见咳嗽；胃失和降，则见呕吐；苔白润或滑腻，脉弦滑，均为气滞痰凝之征。据证，法当行气与化痰兼顾，散结与降逆并施。

3. 组方形式　方用辛温之半夏，功擅化痰散结，降逆和胃；配以厚朴苦辛温，长于行气开郁，下气除满。二者痰气并治，共为君药。茯苓、苏叶共为臣药，茯苓甘淡平，功擅渗湿健脾，使痰无由生，增强半夏化痰之力；苏叶辛温，理肺疏肝，助厚朴开郁散结。生姜辛温，宣散水气，降逆止呕，助半夏化痰散结、和胃止呕，并解半夏之毒，用为佐药。

【配伍】半夏、厚朴、苏叶相辅相成，以畅气机。苏叶、厚朴相反相成，宣降相因以调升降。

【用法】

1. 剂型　汤剂。

2. 煎服法　水煎服。

【功效】行气散结，降逆化痰。

【临床应用】

1. 以咽中如有物阻，苔白腻，脉弦滑为辨证要点。

2. 常用于咽异感症、癔症、焦虑性神经症、抑郁症、顽固性失眠、慢性咽喉炎、慢性支气管炎、慢性胃炎、食管痉挛、胃轻瘫综合征、化疗或放疗所致恶心呕吐，以及反流性食管炎、新生儿幽门痉挛等属痰气郁结者。

附 其他行气剂

行气剂除越鞠丸、半夏厚朴汤外，还有以下方剂，见表 11-1。

表 11-1 行气剂附方

方名	药物组成	主治	用法	功效
金铃子散（《太平圣惠方》，录自《袖珍方》）	金铃子 玄胡索 各一两（各15g）	肝郁化火证	研为末，每服 6～9g，酒或开水冲服；亦可作汤剂，水煎服	疏肝泄热，活血止痛
天台乌药散（《圣济总录》）	天台乌药 木香 茴香子 微炒 青橘皮 汤浸，去白，焙 高良姜 炒，各半两（各9g） 槟榔 锉，二枚（9g） 川楝子 十枚（12g） 巴豆 微炒，敲破，同川楝子二味用麸一升炒，候麸黑色，拣去巴豆并麸不用，七十枚（12g）	肝经寒凝气滞之小肠疝气	汤剂，水煎服	行气疏肝，散寒止痛
橘核丸（《严氏济生方》）	橘核 炒 海藻 洗 昆布 洗 海带 洗 川楝子 去肉，炒 桃仁 麸炒各一两（各9g） 厚朴 去皮，姜汁炒 木通 枳实 麸炒 延胡索 炒，去皮 桂心 不见火 木香 不见火，各半两（各6g）	寒湿疝气	汤剂，水煎服	行气止痛，软坚散结
加味乌药汤（《奇效良方》）	乌药 缩砂仁 木香 延胡索 各一两（各6g） 香附 炒，去毛二两（9g） 甘草 一两半（9g）	肝郁气滞之痛经	汤剂，水煎服	行气活血，调经止痛
瓜蒌薤白白酒汤（《金匮要略》）	瓜蒌实 一枚（24g） 薤白 半升（12g） 白酒 七升（适量）	胸痹，胸阳不振，痰气互结证	汤剂，加酒适量，水煎服	通阳散结，行气祛痰
瓜蒌薤白半夏汤（《金匮要略》）	瓜蒌实 一枚（24g） 薤白 三两（6g） 白酒 一斗（适量） 半夏 半升（12g）	胸痹而痰浊较甚，胸痛彻背，不能安卧者	汤剂，水煎服	通阳散结，祛痰宽胸

方名	药物组成	主治	用法	功效
枳实薤白桂枝汤（《金匮要略》）	枳实四枚（12g） 厚朴四两（12g） 薤白半升（9g） 桂枝一两（3g） 瓜蒌一枚，捣（15g）	胸痹而气结较甚者	汤剂，水煎服	行气通阳，祛痰散结
厚朴温中汤（《内外伤辨惑论》）	厚朴姜制 陈皮去白，各一两（各15g） 甘草炙 茯苓去皮 草豆蔻仁 木香各五钱（各6g） 干姜七分（2g）	脾胃寒湿气滞证	汤剂，水煎服	温中行气，燥湿除满

苏子降气汤
《太平惠民和剂局方》

【主治】上实下虚之喘咳证。喘咳痰多，短气，胸膈满闷，呼多吸少，或腰疼脚软，或肢体浮肿，舌苔白滑或白腻，脉弦滑。

【组方】

1. 药物组成 紫苏子 半夏汤洗七次，各二两半（各9g） 川当归去芦，两半（6g） 甘草炙，二两（6g） 前胡去芦 厚朴去粗皮，姜汁拌炒，各一两（各4.5g） 肉桂去皮，一两半（3g） 生姜二片（3g） 枣子一个（1枚） 紫苏五叶（2g）

2. 组方过程 本方针对痰涎壅肺，肾阳不足病机而拟制。痰涎壅阻于肺，肺失宣降，则气机上逆而咳喘，气机不畅而胸膈满闷；肾虚，主骨生髓功能失常，则腰疼脚软；肾不纳气，则喘而气短，呼多吸少；肾阳不足，蒸腾气化功能不利，肺失宣降，通调水道功能失调，则水液内停、肢体浮肿；舌苔白滑或白腻，脉象弦滑，均为痰涎壅盛之征。此乃本虚标实之证，痰涎壅盛于肺，为发病之标，属上实；肾阳不足于下，为致病之本，属下虚。喘咳发作期以治标为主，法当降气平喘，祛痰止咳。

3. 组方形式 本方选紫苏子降气平喘，祛痰止咳，为君药。半夏燥湿化痰降逆；厚朴下气宽胸除满；前胡下气祛痰止咳，三药助君降气祛痰平喘，共为臣药。君臣相配，以治上实。肉桂温补下元，纳气平喘，以治下虚；当归既治咳逆上气，又养血补肝润燥，同肉桂以增温补下虚之效；加生姜、苏叶以散寒宣肺，共为佐药。甘草、大枣和中益气，调和药性，是为使药。

【配伍】全方以降气祛痰药配伍温肾补虚药，降以平上实，温以助下虚，标本兼顾，上下并治，而以治上治标为主；在众多苦温之味中酌用凉润之品，温而不燥，刚柔相济，相反相成。

【用法】

1. 剂型　煮散剂，现代多作汤剂。

2. 煎服法　水煎服，不拘时间服。

【功效】降气平喘，祛痰止咳。

【临床应用】

1. 以咳喘痰多，胸膈满闷，痰多稀白，苔白滑或白腻为辨证要点。

2. 常用于慢性支气管炎、支气管哮喘、肺气肿、肺源性心脏病等属上实下虚者。

定喘汤
《摄生众妙方》

【主治】痰热内蕴，风寒外束之哮喘。咳喘痰多气急，痰稠色黄，或微恶风寒，舌苔黄腻，脉滑数。

【组方】

1. 药物组成　白果_{去壳，砸碎，炒黄色，二十一个（9g）}　麻黄_{三钱（9g）}　苏子_{二钱（6g）}　甘草_{一钱（3g）}　款冬花_{三钱（9g）}　杏仁_{去皮尖，一钱五分（4.5g）}　桑皮_{蜜炙，三钱（9g）}　黄芩_{微炒，一钱五分（4.5g）}　法制半夏_{如无，用甘草汤泡七次，去脐用，三钱（9g）}

2. 组方过程　本方针对素体痰多，复感风寒，肺失宣降，郁而化热病机而拟制。痰壅于肺，加之风寒阻遏，使肺气壅闭，郁而化热，气逆于上而发为哮喘，症见咳嗽气急、痰稠色黄；风寒束表，卫阳被遏，故见微恶风寒；痰热内蕴，故见舌苔黄腻，脉滑数。据证，法当宣降肺气，清热化痰。

3. 组方形式　方中麻黄开宣肺气，止咳平喘；白果敛肺定喘，祛痰止咳。二药配伍，散收结合，既能增强平喘之功，又可使宣肺而不耗气，敛肺而不留邪，共为君药。桑白皮泻肺平喘；黄芩清热化痰，二者合用以消内蕴之痰热，为臣药。杏仁、苏子、半夏、款冬花降气平喘，化痰止咳，俱为佐药。甘草调药和中，且能止咳，为佐使药。

【配伍】麻黄宣肺散邪以平喘，白果敛肺定喘而祛痰，二药散收并用，相反相成；杏仁、半夏、款冬花助苏子降气祛痰，相辅相成。

【用法】

1. 剂型　汤剂。

2. 煎服法　水煎服，每日二次，或不拘时间服。

【功效】宣降肺气，清热化痰。

【临床应用】

1. 以咳喘气急，痰多色黄，苔黄腻，脉滑数为辨证要点。

2. 常用于支气管哮喘、慢性支气管炎等属痰热壅肺者。

附一　其他降气剂

降气剂除苏子降气汤、定喘汤外，还有以下方剂，见表11-2。

表 11-2　降气剂附方

方名	药物组成	主治	用法	功效
旋覆代赭汤（《伤寒论》）	旋覆花三两(9g)　人参二两(6g)　生姜五两(15g)　代赭石一两(9g)　甘草炙，三两(6g)　半夏洗，半升(9g)　大枣擘，十二枚(4枚)	中虚痰阻气逆证	汤剂，水煎服	降逆化痰，益气和胃
橘皮竹茹汤（《金匮要论》）	橘皮二升(15g)　竹茹二升(15g)　大枣三十枚(5枚)　生姜半斤(9g)　甘草五两(6g)　人参一两(3g)	胃虚有热之呃逆	汤剂，水煎服	降逆止呃，益气清热
丁香柿蒂汤（《症因脉治》）	丁香(6g)　柿蒂(9g)　人参(3g)　生姜(6g)（原著本方无用量）	胃气虚寒之呃逆	汤剂，水煎服	温中益气，降逆止呃

附二　理气剂中成药

理气剂中成药，见表11-3。

表 11-3 理气剂中成药

方名	药物组成	主治	用法	功效
柴胡舒肝丸 (《中华人民共和国药典》2020版第一部)	茯苓 100g　麸炒枳壳 50g 豆蔻 40g　酒白芍 50g 甘草 50g　醋香附 75g 陈皮 50g　桔梗 50g 姜厚朴 50g　炒山楂 50g 防风 50g　六神曲(炒)50g　柴胡 75g　黄芩 50g　薄荷 50g 紫苏梗 75g　木香 25g 炒槟榔 75g　醋三棱 50g 酒大黄 50g　青皮(炒)50g 当归 50g　姜半夏 75g 乌药 50g　醋莪术 50g	肝气不舒,胸胁痞闷,食滞不清,呕吐酸水	口服。 小蜜丸1次10g,大蜜丸1次1丸,1日2次	疏肝理气,消胀止痛
良附丸 (《中华人民共和国药典》2020版第一部)	高良姜 500g　醋香附 500g	寒凝气滞,脘痛吐酸,胸腹胀满	口服。 1次3～6g,1日2次	温胃理气
枳实消痞丸 (《卫生部药品标准,中药成方制剂》第五册)	枳实(炒)100g　白术(炒)60g 法半夏 60g　黄连 100g 党参 50g　甘草(制)40g　茯苓 40g　厚朴(制)80g　麦芽(炒)40g　干姜 40g	湿热交蒸,胸腹痞痛	口服。 1次6g,1日3次	化湿热,消痞满
四磨汤口服液 (《国家中成药标准汇编内科脾胃分册》)	木香 37.5g　枳壳 37.5g 槟榔 37.5g　乌药 37.5g 果糖浆 240g　山梨酸钾 1.5g 制成 1000mL	七情伤感,上气喘息,胸膈满闷,不思饮食	口服。 成人1次20mL,1日3次,疗程一周;新生儿1次3～5mL,1日3次,疗程2天;幼儿1次10mL,1日3次,疗程3～5天	顺气降逆,消积止痛

第十二章　理血剂

凡具有活血化瘀或止血功效，用于治疗瘀血证或出血证的方剂，称为理血剂。

血是营养人体的重要物质。在正常情况下，周流不息地循行于脉中，灌溉五脏六腑，濡养四肢百骸。一旦某种原因，致使血行不畅，瘀蓄内阻，或血不循经，离经妄行，或亏损不足，均可造成瘀血或出血或血虚之证。血瘀治宜活血祛瘀，出血宜以止血为主，血虚治应当补，而补血已在补益剂中叙述。因此，根据治法不同，本章方剂分为活血祛瘀与止血两类。

活血祛瘀剂，适用于各种瘀血病证。如瘀热互结之下焦蓄血证，瘀血内停之胸腹诸痛，瘀阻经脉之半身不遂，妇女经闭、痛经或产后恶露不行，以及瘀积包块，外伤瘀肿、痈肿初起等。临床表现以刺痛有定处，舌紫黯，舌上有青紫斑或紫点，身上有肿块，疼痛拒按，按之坚硬，固定不移为特点。常用活血祛瘀药如川芎、桃仁、红花、赤芍、丹参等为主组成方剂。因气为血帅，血随气行，故常配以理气药如柴胡、枳壳等，以加强活血祛瘀的作用。代表方如桃核承气汤、血府逐瘀汤、补阳还五汤、温经汤等。

止血剂，适用于血溢脉外，离经妄行而出现的吐血、衄血、咯血、便血、尿血、崩漏等各种出血证。出血病因有寒热虚实之异，因血热妄行者，常用小蓟、侧柏叶、白茅根、槐花等凉血止血药为主，配以清热泻火药组成方剂；阳虚不能摄血者，多用灶心黄土、炮姜、艾叶、棕榈炭等温阳止血之品为主，配以温阳益气药组合成方；出血兼有瘀滞者，又当酌配活血祛瘀之品，以防血止瘀留。代表方如十灰散、小蓟饮子、黄土汤等。

使用理血剂时，应注意以下几点：其一，须辨清致瘀或出血之因，分清标本缓急，以相应治之。其二，因逐瘀之品药力过猛，或久用逐瘀，每易耗血伤正，故常配伍养血益气之品，使祛瘀而不伤正；且峻猛逐瘀之剂，不可久服，当中病即止。使用止血剂时，应防其止血留瘀之弊，遂可在止血剂中少佐活血祛瘀之品，或选用兼有活血祛瘀作用的止血药，使血止而不留瘀；如出血因瘀血内阻、血不循经者，法当祛瘀为先。其三，活血祛瘀剂虽能促进血行，但其性破泄，易于动血、伤胎，故凡妇女经期、月经过多及妊娠期，均当慎用或忌用。

桃核承气汤
《伤寒论》

【主治】下焦蓄血证。少腹急结，小便自利，至夜发热，其人如狂，甚则谵语烦躁；以及血瘀经闭，痛经，脉沉实而涩者。

【组方】

1. 药物组成　桃仁_{去皮尖，五十个（12g）}　大黄_{四两（12g）}　桂枝_{去皮，二两（6g）}　甘草_{炙，二两（6g）}　芒硝_{二两（6g）}

2. 组方过程　本方针对由瘀热互结下焦而拟定。《伤寒论》用治邪在太阳不解，循经入腑化热，与血相搏结于下焦之蓄血证。瘀热互结于下焦，故少腹急结；病在血分，膀胱气化如常，故小便自利；热在血分，故至夜发热；心主血脉而藏神，瘀热上扰，心神不宁，故烦躁谵语，甚则其人如狂。瘀热内结，正气未虚，故脉沉实而涩。若妇女瘀结少腹，血行不畅，则为痛经，甚或经闭不行。证属瘀热互结，治当因势利导，破血下瘀泄热以祛除下焦之蓄血。

3. 组方形式　本方用苦甘平之桃仁，活血破瘀；大黄苦寒，下瘀泄热。二者合用，瘀热并治，共为君药。芒硝咸苦寒，泄热软坚，助大黄下瘀泄热；桂枝辛甘温，通行血脉，既助桃仁活血祛瘀，又防硝黄寒凉凝血之弊，共为臣药。炙甘草护胃安中，并缓诸药之峻烈，为佐使药。

【配伍】桃仁、大黄、芒硝相伍，相辅相成，活血攻下；桂枝与硝、黄同用，相反相成，桂枝得硝、黄则温通而不助热，硝、黄得桂枝则寒下而不凉遏。

【用法】

1. 剂型　汤剂。

2. 煎服法　水煎服，芒硝冲服。

【功效】逐瘀泄热。

【临床应用】

1. 以少腹急结，小便自利，脉沉实或涩为辨证要点。

2. 常用于急性盆腔炎、胎盘滞留、附件炎、子宫内膜异位症等属瘀热互结下焦者。

温经汤
《金匮要略》

【主治】冲任虚寒，瘀血阻滞证。漏下不止，经血淋漓不畅，血色暗而有块，月经超前或延后，或逾期不止，或一月再行，或经停不至，而见少腹里急，腹满，傍晚发热，手心烦热，唇口干燥，舌质暗红，脉细而涩。亦治妇人宫冷，久不受孕。

【组方】

1. 药物组成 吴茱萸_{三两（9g）} 当归_{二两（6g）} 芍药_{二两（6g）} 川芎_{二两（6g）} 人参_{二两（6g）} 桂枝_{二两（6g）} 阿胶_{二两（6g）} 牡丹皮_{去心，二两（6g）} 生姜_{二两（6g）} 甘草_{二两（6g）} 半夏_{半升（6g）} 麦冬_{去心，一升（9g）}

2. 组方过程 本证针对冲任虚寒，瘀血阻滞病机拟制。冲任虚寒，阴血不足，寒凝血滞，经脉不利，则见月经后期、经来不畅，或血色紫暗，或夹有瘀块，或量少，甚或经停不至，或久不成孕；冲任虚寒，血凝气滞，故少腹里急、腹满；冲任虚损，阴血失守，或瘀血阻滞，血不归经，又可表现为月经先期，或月经延长，或一月再行，甚或崩中漏下；如因失血过多，耗伤阴血，或因瘀血不去，新血不生，以致阴血亏虚，内生虚热，则见傍晚发热、手心烦热、唇口干燥。本证属虚、寒、瘀、热兼夹，即阴血亏虚、寒凝、血瘀、虚热，寒热错杂，虚实兼夹，但以寒凝、血瘀为主。治当温经散寒，祛瘀养血，兼清虚热之法。

3. 组方形式 方选辛热的吴茱萸，入肝肾而走冲任，散寒行气止痛；桂枝辛甘温入血分，温通血脉。二者温经散寒，行血通脉，共为君药。当归、川芎、白芍活血祛瘀，养血调经，共为臣药。丹皮辛苦微寒，活血祛瘀，并能清退虚热；阿胶甘平，养血止血，滋阴润燥；麦冬甘寒清润，滋阴润燥，合阿胶

以滋阴养血，配丹皮以清虚热，并制桂、萸之温燥；阳明气血充足，则冲任得以盈满，配伍人参、甘草，益气健脾，以资生化之源，阳生阴长，气旺血充；半夏辛温行散，入胃经通降胃气，以助通冲任，散瘀结；生姜既温胃气以助生化，又助吴茱萸、桂枝以温经散寒，以上均为佐药。甘草调和诸药，兼为使药。

【配伍】吴茱萸、桂枝、生姜相辅相成，以增温经散寒之力；当归、白芍、川芎相辅相成，以增养血活血之功；人参、甘草相辅相成，以增益气健脾之效。麦冬、牡丹皮、白芍与辛温之药寒热并用，相反相成；人参、阿胶、当归、白芍、甘草与行消之品相配，补泻并用，相反相成。诸药合用，温经散寒，温中寓通，温中寓补，温中寓清，使瘀血去、新血生，血脉和畅，经血自调。

【用法】

1. 剂型　汤剂。

2. 煎服法　水煎服，阿胶烊冲。

【功效】温经散寒，养血祛瘀。

【临床应用】

1. 以月经不调，小腹冷痛，经有瘀块，时有烦热，舌质暗红，脉细涩为辨证要点。

2. 常用于功能性子宫出血、慢性盆腔炎、痛经、不孕症等属于冲任虚寒，瘀血阻滞者。

血府逐瘀汤
《医林改错》

【主治】胸中血瘀证。胸痛，头痛，日久不愈，痛如针刺而有定处，或呃逆日久不止，或饮水即呛，干呕，或内热瞀闷，或心悸怔忡，失眠多梦，急躁易怒，入暮潮热，唇暗或两目暗黑，舌质暗红或有瘀斑、瘀点，脉涩或弦紧。

【组方】

1. 药物组成　桃仁四钱(12g)　红花三钱(9g)　当归三钱(9g)　生地三钱(9g)　川芎一钱半(4.5g)　赤芍二钱(6g)　牛膝三钱(9g)　桔梗一钱半(4.5g)　柴胡一钱(3g)　枳壳二钱(6g)　甘

草二钱(6g)

2.组方过程　本方针对瘀血内阻胸部，气机郁滞病机拟定。血瘀胸中，气机阻滞，则胸痛，痛如针刺，且有定处；血瘀上焦，郁遏清阳，清空失养，故头痛；胸中血瘀，影响及胃，胃气上逆，故呃逆干呕，甚则水入即呛；瘀久化热，则内热瞀闷，入暮潮热；瘀热扰心，则心悸怔忡、失眠多梦；瘀滞日久，肝失条达之性，故急躁易怒；至于唇、目、舌、脉所见，皆为瘀血征象。治宜活血化瘀，行气止痛。

3.组方形式　本方选桃仁破血行滞而润燥，红花活血祛瘀以止痛，共为君药。赤芍、川芎助君药活血祛瘀；牛膝入血分，祛瘀血，通血脉，并引瘀血下行，使血不郁于胸中，瘀热不上扰，共为臣药。生地黄甘寒，清热凉血，滋阴养血；合当归养血，使祛瘀不伤正；合赤芍清热凉血，以清瘀热。三者养血益阴，清热活血，共为佐药。桔梗、枳壳，一升一降，宽胸行气，桔梗并能载药上行；柴胡疏肝解郁，升达清阳，与桔梗、枳壳同用，尤善理气行滞，使气行则血行，亦为佐药。甘草调和诸药，为使。

【配伍】诸药相伍，活血行气，相辅相成；桔梗与枳壳、柴胡与牛膝，升降相因，相反相成，以条达气机；生地、当归与行气、活血诸药相伍，相反相成，补泻并用，刚柔相济，使祛瘀不伤正。

【用法】

1.剂型　汤剂。

2.煎服法　水煎服。

【功效】活血化瘀，行气止痛。

【临床应用】

1.以胸痛、头痛，痛有定处，舌暗红或有瘀斑，脉涩或弦紧为辨证要点。

2.常用于冠心病心绞痛、风湿性关节炎、胸部挫伤及肋软骨炎之胸痛、高血压、高血脂、神经官能症等瘀阻气滞者。

补阳还五汤
《医林改错》

【主治】气虚血瘀之中风。半身不遂，口眼㖞斜，语言謇涩，口角流涎，小便频数或遗尿不禁，舌暗淡，苔白，脉缓无力。

【组方】

1. 药物组成　黄芪_{生，四两（120g）}　当归尾_{二钱（6g）}　赤芍_{钱半（4.5g）}　地龙_{去土，一钱（3g）}
川芎_{一钱（3g）}　红花_{一钱（3g）}　桃仁_{一钱（3g）}

2. 组方过程　本方针对正气亏虚，气虚血滞，脉络瘀阻病机拟制。正气亏虚，不能行血，以致脉络瘀阻，筋脉肌肉失养，故见半身不遂、口眼㖞斜。气虚血瘀，舌本失养，故语言謇涩；气虚失于固摄，则口角流涎、小便频数、遗尿失禁；舌暗淡、苔白、脉缓无力，为气虚血瘀之征。本证以气虚为本，血瘀为标，治当以补气为主，活血通络为辅。

3. 组方形式　重用甘温之生黄芪，大补元气，使气旺血行，瘀去络通，为君药。当归尾活血通络而不伤血，为臣药。赤芍、川芎、桃仁、红花助当归尾活血祛瘀，为佐药；地龙通经活络，力专善走，并引诸药之力直达络中，为佐使药。

【配伍】诸药相伍，相辅相成，重用黄芪补气，佐以归尾、赤芍、川芎、红花、桃仁活血，气旺血行，补而不滞。

【用法】

1. 剂型　汤剂。

2. 服药法　水煎服。

【功效】补气活血通络。

【临床应用】

1. 以半身不遂，口眼㖞斜，舌暗淡，苔白，脉缓无力为辨证要点。本方久服方能显效，故取效后多需继服，以巩固疗效，防止复发。方中生黄芪用量独重，宜先用小量（30～60g），效果不显者逐渐增量；原方活血祛瘀药用量较轻，可根据病情适当加量。

2. 常用于脑血管意外后遗症，及偏瘫、截瘫，或上下肢痿软属气虚血瘀者。

附　其他活血祛瘀剂

活血祛瘀剂除核桃承气汤、温经汤、血府逐瘀汤、补阳还五汤外，还有以下方剂，见表12-1。

表 12-1　活血祛瘀剂附方

方名	药物组成	主治	用法	功效
通窍活血汤 (《医林改错》)	赤芍 川芎 各一钱 (各3g) 桃仁 研泥 红花 各三钱 (各9g) 老葱 切碎，三根 (6g) 鲜姜 切碎，三钱 (9g) 红枣 去核，七个 (5g) 麝香 绢包，五厘 (0.15g) 黄酒 半斤 (250g)	瘀阻头面之头痛昏晕，或耳聋年久，或头发脱落，面色青紫，或酒渣鼻，或白癜风，以及妇女干血痨、小儿疳积见肌肉消瘦、腹大青筋、潮热，舌暗红，或有瘀斑、瘀点	汤剂，水煎服	活血通窍
膈下逐瘀汤 (《医林改错》)	五灵脂 炒，二钱 (6g)　当归 三钱 (9g) 川芎 三钱 (6g)　桃仁 研泥，三钱 (9g) 丹皮 赤芍 乌药 各二钱 (各6g) 元胡 一钱 (3g)　甘草 三钱 (9g) 香附 钱半 (4.5g)　红花 三钱 (9g) 枳壳 钱半 (4.5g)	膈下瘀血证	汤剂，水煎服	活血祛瘀，行气止痛
少腹逐瘀汤 (《医林改错》)	小茴香 炒，七粒 (1.5g)　干姜 炒，二分 (3g)　元胡 一钱 (3g)　没药 研，二钱 (6g)　当归 三钱 (9g)　川芎 二钱 (6g)　官桂 一钱 (3g)　赤芍 二钱 (6g)　蒲黄 生，三钱 (9g)　灵脂 炒，二钱 (6g)	少腹寒凝血瘀证	汤剂，水煎服	活血祛瘀，温经止痛
身痛逐瘀汤 (《医林改错》)	秦艽 一钱 (3g)　川芎 二钱 (6g) 桃仁 红花 各三钱 (各9g)　甘草 二钱 (6g)　羌活 一钱 (3g)　没药 二钱 (6g) 当归 三钱 (9g)　灵脂 炒，二钱 (6g) 香附 一钱 (3g)　牛膝 三钱 (9g) 地龙 去土，二钱 (6g)	瘀血痹阻经络证	汤剂，水煎服	活血行气，祛瘀通络，通痹止痛
复元活血汤 (《医学发明》)	柴胡 半两 (15g)　栝楼根 当归 各三钱 (各9g)　红花 甘草 穿山甲 炮，各二钱 (各6g)　大黄 酒浸，一两 (18g) 桃仁 酒浸，去皮尖，研如泥，五十个 (15g)	跌打损伤，瘀血阻滞证	共为粗末，每服30g，加黄酒30mL，水煎服	活血祛瘀，疏肝通络

方名	药物组成	主治	用法	功效
失笑散 (《太平惠民和剂局方》)	蒲黄_{炒香} 五灵脂_{酒研,淘去沙土,各}等分(各6g)	瘀血疼痛证	共为细末,每服6g,用黄酒或醋冲服;亦可作汤剂,用纱布包,水煎服	活血祛瘀,散结止痛
丹参饮 (《时方歌括》)	丹参_{一两}(30g) 檀香 砂仁_{各一钱半}(各4.5g)	血瘀气滞证	水煎服	活血祛瘀,行气止痛

十灰散
《十药神书》

【主治】血热妄行之上部出血证。呕血、吐血、咯血、嗽血、衄血等,血色鲜红,来势急暴,舌红,脉数。

【组方】

1.药物组成　大蓟　小蓟　荷叶　侧柏叶　茅根　茜根　山栀　大黄　牡丹皮　棕榈皮_{各等分}(各9g)

2.组方过程　本方针对火热炽盛,气火上冲,损伤血络,迫血妄行的病机而拟定。火性炎上,故发生上部出血诸症。火热炽盛,则血色鲜红;热迫血妄行,则来势急暴;舌红,脉数亦为火热炽盛之征。治当凉血止血。

3.组方形式　方选性味甘凉之大蓟、小蓟,长于凉血止血,且能祛瘀,是为君药。荷叶、侧柏叶、白茅根、茜根皆能凉血止血;棕榈皮收涩止血,与君药相配,既能增强澄本清源之力,又有塞流止血之功,皆为臣药。血之所以上溢,是由于气盛火旺,故用栀子、大黄清热泻火,使邪热从大小便而去,则气火得降而血止,是为佐药;重用凉降涩止之品,恐致留瘀,故以丹皮配大黄凉血祛瘀,使止血而不留瘀,亦为佐药。用法中用藕汁或萝卜汁磨京墨调服,藕汁能清热凉血散瘀,萝卜汁降气清热以助止血,京墨有收涩止血之功,皆属佐药之用。

【配伍】全方凉血、止血、清降、祛瘀同用,相辅相成,其中大蓟、小蓟、荷叶、侧柏叶、茅根、茜根与棕榈皮增止血之力,栀子、大黄、牡丹皮增清泄之效。

【用法】

1. 剂型　散剂或汤剂。

2. 煎服法　各药烧炭存性,为末,藕汁或萝卜汁磨京墨适量,调服9～15g;汤剂,水煎服。方中药物皆"烧炭",以加强收敛止血之力,但应注意"存性"。

【功效】凉血止血。

【临床应用】

1. 以上部出血,血色鲜红,舌红,脉数为辨证要点。

2. 常用于上消化道出血、支气管扩张及肺结核咯血等属血热妄行者。

附一　其他止血剂

止血剂除十灰散外,还有以下方剂,见表12-2。

表12-2　止血剂附方

方名	药物组成	主治	用法	功效
咳血方 (《丹溪心法》)	青黛(6g)　瓜蒌仁(9g)　诃子(6g)　海粉(9g)　山栀(9g)(原著本方无用量)	肝火犯肺之咯血证	上为末,以蜜同姜汁丸,嚼化(现代用法:共研末为丸,每服9g;亦可作汤剂,水煎服)	清肝宁肺,凉血止血
小蓟饮子 (《济生方》,录自《玉机微义》)	生地黄 小蓟 滑石 木通 蒲黄 藕节 淡竹叶 当归 山栀子 甘草各等分(各9g)	热结下焦之血淋、尿血	水煎服	凉血止血,利水通淋
槐花散 (《普济本事方》)	槐花炒　柏叶杵,焙　荆芥穗 枳壳麸炒,各等分(各9g)	风热湿毒,壅遏肠道,损伤血络便血证	为细末,每服6g,开水或米汤调下;亦可作汤剂,水煎服	清肠止血,疏风行气
黄土汤 (《金匮要略》)	甘草 干地黄 白术 附子炮 阿胶 黄芩各三两(各9g)灶心黄土半斤(30g)	脾阳不足,脾不统血证	先将灶心土水煎取汤,再煎余药,阿胶烊化冲服	温阳健脾,养血止血

附二 理血剂中成药

理血剂中成药，见表 12-3。

表 12-3 理血剂中成药

方名	药物组成	主治	用法	功效
生化丸 (《中华人民共和国卫生部药品标准·中药成方制剂第一册》)	当归 800g　川芎 300g 桃仁 100g　干姜 (炒炭) 50g 甘草 50g	用于产后受寒恶露不行或行而不畅，夹有血块，小腹冷痛	口服，1次1丸(9g)，1日3次	养血祛瘀
七厘散 (《中华人民共和国药典》2020版第一部)	血竭 500g　乳香 (制) 75g 没药 (制) 75g　红花 75g 儿茶 120g　冰片 6g 人工麝香 6g　朱砂 60g	跌扑损伤，血瘀疼痛，外伤出血	口服。1次1～1.5g，1日1～3次；外用，调敷患处	化瘀消肿，止痛止血
桂枝茯苓丸 (《中华人民共和国药典》2020版第一部)	桂枝 100g　茯苓 100g 牡丹皮 100g　赤芍 100g 桃仁 100g	妇人宿有癥块，或血瘀经闭，行经腹痛，产后恶露不尽	口服。1次1丸，1日1～2次	活血，化瘀，消癥
槐角丸 (《中华人民共和国药典》2020版第一部)	槐角 (清炒) 200g 地榆炭 100g　黄芩 100g 麸炒枳壳 100g 当归 100g　防风 100g	血热所致的肠风便血、痔疮肿痛	口服。水蜜丸1次6g，小蜜丸1次9g，大蜜丸1次1丸，1日2次	清肠疏风，凉血止血
鳖甲煎丸 (《中华人民共和国药典》1985版第一部)	鳖甲胶 18g　阿胶 30g 炒蜂房 40g　鼠妇虫 30g 炒土鳖虫 50g　蜣螂 60g 硝石 120g　柴胡 60g 黄芩 30g　法半夏 10g 党参 10g　干姜 30g 姜厚朴 30g　桂枝 30g 炒白芍 50g　射干 30g 桃仁 20g　牡丹皮 50g 大黄 30g　凌霄花 30g 葶苈子 10g　石韦 30g 瞿麦 20g	疟疾日久不愈，胁下癥硬，结成疟母。以及癥块积于胁下，推之不移，腹痛，肌肉消瘦，饮食减少，时有寒热，女子经闭等	口服。1次3g，1日2～3次	软坚消癥，行气活血，祛湿化痰

方名	药物组成	主治	用法	功效
大黄䗪虫丸 (《中华人民共和国药典》2015版第一部)	熟大黄 300g 土鳖虫 (炒) 30g 水蛭 (制) 60g 虻虫 (去翅足, 炒) 45g 蛴螬 (炒) 45g 干漆 (煅) 30g 桃仁 120g 炒苦杏仁 120g 黄芩 60g 地黄 300g 白芍 120g 甘草 90g	用于瘀血内停所致的癥瘕、闭经,症见腹部肿块、肌肤甲错、面色黯黑、潮热羸瘦、经闭不行	口服。水蜜丸1次3g,小蜜丸1次3～6丸,大蜜丸1次1～2丸,1日1～2次	活血破瘀,通经消癥

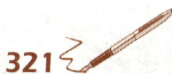

第十三章　治风剂

凡具有疏散外风或平息内风等功效，治疗风病的方剂，称为治风剂。

风病分为外风与内风。外风是指风邪侵袭肌表、经络、筋骨、关节等所致的病证。风邪致病，多有兼夹，故有风寒、风湿、风热等异。此外，风邪毒气从皮肤破伤之处侵袭人体而致破伤风，亦属外风。内风是指脏腑功能失调所致的风病，其发病多与肝有关，有肝风上扰、热盛风动、阴虚风动及血虚生风等。外风宜疏散，内风宜平息。因此，本章方剂分为疏散外风剂和平息内风剂两类。

疏散外风剂，适用于外风证。症见头痛，恶风，肌肤瘙痒，肢体麻木，筋骨挛痛，关节屈伸不利，或口眼㖞斜，甚则角弓反张等。常用辛散祛风药，如羌活、独活、荆芥、防风、川芎、白芷等为主组成方剂。代表方如川芎茶调散、大秦艽汤、消风散等。

平息内风剂，适用于内风证。内风的产生主要与肝有关，其病证有虚实之分。内风属实者，或为邪热传入厥阴，肝经热盛，热极生风，症见高热不退，四肢抽搐，发为痉厥，甚则神昏等；或为肝阳偏亢，阳亢化风，症见眩晕，头部热痛，面红如醉，甚则突然昏倒，口眼㖞斜，半身不遂等，治宜平肝息风，常用平肝息风药，如羚羊角、钩藤、天麻、石决明、代赭石等为主组方。由于热盛易伤津灼液，或炼液成痰，故常配清热、滋阴、化痰之品。代表方如羚角钩藤汤、镇肝熄风汤、天麻钩藤饮等。内风属虚者，多为肝肾阴虚血亏，虚风内动，症见筋脉拘挛，手足蠕动等，治宜滋阴息风，常用滋阴养血药，如地黄、白芍、阿胶、麦冬等为主组方。因阴虚则阳亢，故常配平肝潜阳之品。代表方如大定风珠。

治风剂的运用，首先需要辨清风病的内、外属性，以确立疏散或平息之法。其次，应鉴别病邪的兼夹以及病情的虚实，进行针对性配伍。此外，外风可以引动内风，而内风又可兼夹外风，对此应该分清主次、轻重、缓急，兼而治之。

川芎茶调散
《太平惠民和剂局方》

【主治】外感风邪头痛。偏正头痛或巅顶头痛，恶寒发热，目眩鼻塞，舌苔薄白，脉浮。

【组方】

1. 药物组成 薄荷叶_{不见火，八两}（12g） 川芎 荆芥_{去梗，各四两}（各12g） 细辛_{去芦，一两}（3g） 防风_{去芦，一两半}（4.5g） 白芷 羌活 甘草_{各二两}（各6g） 茶清_{适量}

2. 组方过程 本方针对风邪外袭，循经上犯病机拟制。头为诸阳之会，外感风邪，循经上犯头目，阻遏清阳之气，故头痛、目眩。风邪袭表，邪正相争，故见恶寒发热、鼻塞、苔薄白、脉浮等。外风宜疏散为法，治当散风邪，止头痛。

3. 组方形式 方选辛温之川芎为君，祛风活血而止痛，并长于治少阳、厥阴经头痛（头顶或两侧痛）。薄荷、荆芥轻而上行，善能疏风止痛，并能清利头目，为臣药。羌活、白芷均能疏风止痛，其中羌活长于治太阳经头痛（后脑牵连项痛）；白芷长于治阳明经头痛（前额及眉心痛）。细辛散寒止痛，并长于治少阴经头痛；防风辛散上部风邪。以上协助君、臣以增强疏风止痛之效，均为佐药。炙甘草益气和中，调和诸药，为使。用时以茶清调下，取茶叶苦凉之性，既可上清头目，又能制约风药的过于温燥与升散，寓降于升，利于散邪。

【配伍】方中辛散诸药，相辅相成，疏风于上，诸经兼顾；苦凉之茶叶与辛散相伍，寓降于升，相反相成。

【用法】

1. 剂型 煮散，现代多作汤剂。

2. 煎服法 汤剂，水煎服。

【功效】疏风止痛。

【临床应用】

1. 以头痛，鼻塞，脉浮为辨证要点。

2.常用于感冒头痛、偏头痛、血管神经性头痛、慢性鼻炎、鼻窦炎、颈椎病等属风邪所致者。

附 其他疏散外风剂

疏散外风剂除川芎茶调散外，还有以下方剂，见表13-1。

表13-1 疏散外风剂附方

方名	药物组成	主治	用法	功效
大秦艽汤 (《素问病机气宜保命集》)	秦艽三两(9g) 甘草 川芎 川独活 当归 白芍药 石膏各二两(各6g) 川羌活 防风 吴白芷 黄芩 白术 白茯苓 生地黄 熟地黄各一两(各3g) 细辛半两(1.5g)	风邪初中经络证	上十六味锉，每服一两(30g)，水煎，去滓，温服，无时（现代用法：水煎服）	祛风清热，养血活血
牵正散 (《杨氏家藏方》)	白附子 白僵蚕 全蝎去毒，并生用，各等分(各5g)	风痰阻于头面经络证	共为细末，每次3g，温酒送服，日服2～3次；亦可作汤剂，水煎服	祛风化痰，通络止痉
玉真散 (《外科正宗》)	天南星 防风 白芷 天麻 羌活 白附子各等分(各6g)	破伤风	上为细末，每服二钱(6g)，热酒一盏调服	祛风化痰，定搐止痉

羚角钩藤汤
《通俗伤寒论》

【主治】肝热生风证。高热不退，烦闷躁扰，手足抽搐，发为痉厥，甚则神昏，舌质绛而干，或舌焦起刺，脉弦数。

【组方】

1.药物组成 羚角片先煎，钱半(4.5g) 霜桑叶二钱(6g) 京川贝去心，四钱(12g) 鲜生地五钱(15g) 双钩藤后入，三钱(9g) 滁菊花三钱(9g) 茯神木三钱(9g) 生白芍三钱(9g) 生甘草八分(3g) 淡竹茹鲜刮，与羚角先煎代水，五钱(15g)

2.组方过程 本方针对温热病邪传入厥阴，肝经热盛，热极动风拟制。邪热炽盛，故高热不退；热扰心神，则烦闷躁扰，甚则神昏；热极动风，风火相煽，灼伤阴津，筋脉失养，以致手足抽搐，发为痉厥。治宜清热凉肝息风为

主，配以养阴增液舒筋为法。

3.组方形式 根据上法，方选羚羊角咸寒入肝，清热凉肝息风；钩藤甘寒入肝，清热平肝，息风解痉。两者合用，相得益彰，清热凉肝、息风止痉之功益著，共为君药。桑叶、菊花辛凉疏泄，清热平肝，助君凉肝息风之效，用为臣药。热极动风，风火相煽，最易耗阴劫液，故用鲜生地凉血滋阴，生白芍养阴柔肝，二者与辛疏之桑叶、菊花相伍，亦寓适肝体阴用阳之法，白芍合甘草，酸甘化阴，养阴增液，舒筋缓急，与君药相配，标本兼顾，可增强息风解痉之效；邪热亢盛，每易灼津成痰，故用川贝母、鲜竹茹以清热化痰；热扰心神，以茯神木平肝宁心安神，俱为佐药。甘草兼和诸药，为使。

【配伍】羚羊角、钩藤、桑叶、菊花同类相配，以息风清热平肝，相辅相成；白芍、生地、甘草，酸甘化阴，以补肝体。

【用法】

1.剂型 汤剂。

2.煎服法 水煎服。

【功效】凉肝息风，增液舒筋。

【临床应用】

1.以高热烦躁，手足抽搐，脉弦数为辨证要点。

2.常用于乙型脑炎、流行性脑脊髓膜炎、原发性高血压、妊娠子痫以及出血性脑中风等属肝经热盛，热极生风，或肝阳化风者。

镇肝熄风汤
《医学衷中参西录》

【主治】类中风。头晕目眩，目胀耳鸣，脑部热痛，面色如醉，心中烦热，或时常噫气，或肢体渐觉不利，口眼渐形㖞斜；甚或眩晕颠仆，昏不知人，移时始醒；或醒后不能复原，脉弦长有力。

【组方】

1.药物组成 怀牛膝一两（30g） 生赭石轧细,一两（30g） 生龙骨捣碎,五钱（15g） 生牡蛎捣碎,五钱（15g） 生龟板捣碎,五钱（15g） 生杭芍五钱（15g） 玄参五钱（15g） 天冬五钱（15g） 川楝子捣碎,二钱（6g） 生麦芽二钱（6g） 茵陈二钱（6g） 甘草钱半（4.5g）

2. 组方过程　本方所治之类中风，张氏称之为内中风，系由肝肾阴虚，肝阳偏亢，阳亢化风，气血逆乱所致。风阳上扰，故见头目眩晕、目胀耳鸣、脑部热痛、面红如醉。肝肾阴亏，水不上济，故心中烦热。肝阳上亢，气血逆乱，并走于上，遂致卒中。轻则风中经络，肢体渐觉不利，口眼渐形喎斜；重则风中脏腑，眩晕颠仆，昏不知人。其证以肝肾阴虚为本，阳亢化风、气血逆乱为标，本虚标实，本缓标急，当急则治标，以镇肝息风为主，佐以滋养肝肾为法。

3. 组方形式　根据上法，方重用苦酸性平、归肝肾经之怀牛膝以引血下行，折其阳亢，并兼补益肝肾，故为君药。代赭石质重沉降，镇肝降逆，合牛膝引气血下行以治其标；龙骨、牡蛎、龟板、白芍益阴潜阳，镇肝息风，共为臣药。玄参、天冬滋阴清热，壮水涵木；肝为刚脏，喜条达而恶抑郁，过用重镇之品以强制，势必影响其疏泄条达之性，故又以茵陈、川楝子、生麦芽清泄肝热，疏理肝气，以顺肝性，利于肝阳的平降镇潜，均为佐药。甘草调和诸药为使，合生麦芽又能和胃安中，以防金石、介壳类药物质重碍胃之弊。

【配伍】怀牛膝、生赭石、生龙骨、生牡蛎、生龟板、生白芍相伍，相辅相成，镇降下行，重在治标；玄参、天冬、川楝子、生麦芽、茵陈、甘草相辅相成，滋潜清疏，以适肝性；白芍、甘草相配，酸甘化阴，以补肝体。

【用法】

1. 剂型　汤剂。

2. 煎服法　水煎服。

【功效】镇肝息风，滋阴潜阳。

【临床应用】

1. 以头目眩晕，脑部胀痛，面色如醉，心中烦热，脉弦长有力为辨证要点。

2. 常用于高血压病、脑卒中、血管性头痛、甲状腺功能亢进等属肝肾阴虚，肝阳上亢者。

附一　其他平熄内风剂

平熄内风剂除羚角钩藤汤、镇肝熄风汤外，还有以下方剂，见表13-2。

表 13-2　平息内风剂附方

方名	药物组成	主治	用法	功效
大定风珠 (《温病条辨》)	生白芍_{六钱 (18g)}　阿胶_{三钱 (9g)} 生龟板_{四钱 (12g)}　干地黄_{六钱 (18g)} 麻仁_{二钱 (6g)}　五味子_{二钱 (6g)} 生牡蛎_{四钱 (12g)}　麦冬_{连心，六钱 (18g)} 炙甘草_{四钱 (12g)}　鸡子黄_{生，二枚 (2个)} 鳖甲_{生，四钱 (12g)}	阴虚风动证	水煎去渣，入阿胶烊化，再入鸡子黄搅匀，分3次温服。	滋阴息风
三甲复脉汤 (《温病条辨》)	炙甘草_{六钱 (18g)}　干地黄_{六钱 (18g)} 生白芍_{六钱 (18g)}　麦冬_{不去心，五钱 (15g)} 阿胶_{三钱 (9g)}　麻仁_{三钱 (9g)} 生牡蛎_{五钱 (15g)}　生鳖甲_{八钱 (24g)} 生龟板_{一两 (30g)}	温病热邪久羁下焦，热深厥甚证	汤剂，水八杯，煮取三杯，分3次服	滋阴复脉，潜阳息风
阿胶鸡子黄汤 (《通俗伤寒论》)	陈阿胶_{烊，冲二钱 (6g)}　生白芍_{三钱 (9g)} 石决明_{杵，五钱 (15g)}　双钩藤_{二钱 (6g)} 大生地_{四钱 (12g)}　清炙草_{六分 (2g)} 生牡蛎_{杵，四钱 (12g)}　络石藤_{三钱 (9g)} 茯神木_{四钱 (12g)}　鸡子黄_{先煎代水，二枚 (2个)}	邪热久羁，阴血不足，虚风内动证	汤剂，水煎服	滋阴养血，柔肝息风

附二　治风剂中成药

治风剂中成药，见表 13-3。

表 13-3　治风剂中成药

方名	药物组成	主治	用法	功效
天麻钩藤颗粒 (《中华人民共和国药典》2020版第一部)	天麻_{80.5g}　钩藤_{268g} 石决明_{214.5g}　栀子_{80.5g} 黄芩_{80.5g}　牛膝_{80.5g} 盐杜仲_{107g}　益母草_{107g} 桑寄生_{214.5g}　首乌藤_{134g} 茯苓_{134g}	肝阳上亢所引起的头痛、眩晕、耳鸣、眼花、震颤、失眠	开水冲服。1次1袋，1日3次，或遵医嘱	平肝息风，清热安神
小活络丸 (《中华人民共和国药典》2020版第一部)	胆南星_{180g}　制川乌_{180g} 制草乌_{180g}　地龙_{180g} 乳香_{(制)66g}　没药_{(制)66g}	风寒湿邪闭阻、痰瘀阻络所致的痹病，症见肢体关节疼痛，或冷痛，或刺痛，或疼痛夜甚、关节屈伸不利、麻木拘挛	黄酒或温开水送服。 小蜜丸1次3g（15丸）；大蜜丸1次1丸，1日2次	祛风散寒，化痰除湿，活血止痛

方名	药物组成	主治	用法	功效
消风止痒颗粒（《中华人民共和国卫生部药品标准·中药成方制剂第十五册》）	防风 50g　蝉蜕 50g 地骨皮 90g　苍术（炒）60g 亚麻子 90g　当归 90g 地黄 150g　关木通 30g 荆芥 50g　石膏 30g 甘草 30g	丘疹样荨麻疹，也用于湿疹、皮肤瘙痒症	口服。1岁以内1日1袋；1～4岁1日2袋；5～9岁1日3袋；10至14岁1日4袋；15岁以上1日6袋。分2～3次服用；或遵医嘱	消风清热，除湿止痒

第十四章　治燥剂

凡具有轻宣外燥或滋阴润燥功效，治疗燥证的方剂，称为治燥剂。

燥证分外燥和内燥。凡感受秋令燥邪所致的凉燥或温燥，均属外燥证。内燥是由于津液亏耗，脏腑失润所致，常累及肺、胃、肾、大肠等脏腑，上燥多病在肺，中燥多涉及胃，下燥多病在肾与大肠。根据"燥者濡之"的原则，治疗燥证当以濡润为法。外燥宜轻宣祛邪外达，凉燥治以辛苦温润，温燥治以辛凉甘润；内燥宜滋养濡润复津，治以甘凉濡润。故治燥剂分为轻宣外燥剂和滋润内燥剂两类。

轻宣外燥剂，适用于外感凉燥或温燥之证。凉燥犯肺，则肺气不宣，常见恶寒头痛，咳嗽鼻塞，咽干口燥等症。治宜轻宣温润，常用苏叶、桔梗、前胡、杏仁等药组方，代表方如杏苏散。温燥伤肺，则肺失清肃，常见身热头痛，干咳少痰，或气逆喘急，心烦口渴等症。治宜轻宣润肺，常用桑叶、杏仁、沙参、麦冬等药组方，代表方如桑杏汤、清燥救肺汤等。

滋阴润燥剂，适用于脏腑津液不足之内燥证。燥在上者，出现干咳咽痛，或咯血等肺燥阴伤证，治宜润肺为主，多以百合、天冬、麦冬、沙参等药为主组方。燥在中者，出现肤热易饥，口中燥渴，或气逆噎膈反胃等胃燥阴伤证，治宜益胃为法，多以玉竹、石斛、麦冬等药配伍成方。燥在下者，出现消渴咽干、面赤虚烦，或津枯便秘等肾燥伤阴证，治宜滋肾为主，常以生地、熟地、玄参等药组合成方。燥邪伤气还须配人参、甘草，以气阴双补；内燥兼有外感者，可配薄荷、桔梗等疏散表邪。代表方如麦门冬汤。

治燥剂多由甘凉滋润药物为主组成，易助湿碍气而影响脾胃运化，故素体多湿、脾虚便溏、气滞痰盛者均当慎用。燥邪最易化热，伤津耗气，故运用治燥剂有时尚需配伍清热泻火或益气生津之品，不宜配伍辛香耗津或苦寒化燥之品，以免重伤津液。

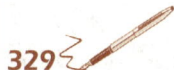

杏苏散

《温病条辨》

【主治】外感凉燥证。恶寒无汗，头微痛，咳嗽痰稀，鼻塞咽干，苔白，脉弦。

【组方】

1. 药物组成 苏叶$_{(9g)}$ 半夏$_{(9g)}$ 茯苓$_{(9g)}$ 前胡$_{(9g)}$ 杏仁$_{(9g)}$ 苦桔梗$_{(6g)}$ 枳壳$_{(6g)}$ 橘皮$_{(6g)}$ 甘草$_{(3g)}$ 大枣$_{去核(3枚)}$ 生姜$_{(3片)}$（原著本方无用量）

2. 组方过程 本方针对外感凉燥，肺失宣降，津液不布病机而拟定。凉燥袭表，则恶寒无汗、头微痛；凉燥伤肺，宣肃失常，津液内结，则咳嗽痰稀；鼻为肺之门户，肺气为燥邪郁遏，燥伤肺津，则鼻塞咽干；苔白、脉弦，为外感病邪属寒凉之象。法当清宣凉燥、理肺化痰。

3. 组方形式 本方以辛温不燥的苏叶及苦温而润的杏仁配伍为君药，苦辛温润。前胡既助苏叶疏风解表，又助杏仁降气化痰；桔梗、枳壳宣降肺气，既疏理胸膈气机，又化痰止咳祛邪。三药合用，有宣有降，使肃降肺气，润燥止咳，共为臣药。橘皮、半夏行气燥湿化痰，茯苓渗湿健脾以杜生痰之源；生姜、大枣调和营卫，滋脾行津以助润燥，共为佐药。甘草调和药性，且合桔梗宣肺利咽，为佐使之用。

【配伍】苏叶、桔梗与杏仁、前胡共用，相反相成，宣降相因，以复升降。

【用法】

1. 剂型 汤剂。

2. 煎服法 水煎温服。

【功效】清宣凉燥，理肺化痰。

【临床应用】

1. 以恶寒无汗，咳嗽痰稀，咽干，苔白，脉弦为辨证要点。

2. 常用于感冒、流行性感冒、慢性支气管炎、支气管扩张、肺气肿等证属外感凉燥者。

桑杏汤

《温病条辨》

【主治】外感温燥证。头痛，身热不甚，微恶风寒，口渴，咽干鼻燥，干咳无痰，或痰少而黏，舌红，苔薄白而干，脉浮数而右脉大。

【组方】

1.药物组成 桑叶—钱（3g） 杏仁—钱五分（4.5g） 沙参二钱（6g） 象贝—钱（3g） 香豉—钱（3g） 栀皮—钱（3g） 梨皮—钱（3g）

2.组方过程 本方针对外感温燥，肺津亏损病机而拟制。温燥乃初秋之气，邪犯肺卫，其病轻浅，故头痛、身热不扬、微恶风寒；燥邪为患，肺先受之，燥性干涩，易伤津液，故见咳嗽无痰或痰少而黏、口渴、咽干鼻燥；舌红、苔薄白而干为温燥邪气在肺卫之征；右脉候肺，温燥伤肺卫，故脉浮数而右脉大。治宜辛凉清宣以解表，润肺化痰以止咳。

3.组方形式 本方选用轻清宣散的桑叶及苦温润降的杏仁共为君药，既能疏散风热，宣肺清热，又能肃降肺气而止咳。淡豆豉辛凉透散，以助桑叶轻宣发表；浙贝清化痰热，合而为臣。沙参养阴生津，润肺止咳；梨皮益阴降火，生津润肺；栀子皮质轻而寒，入上焦清泄肺热，共为佐药。

【配伍】清宣之性的桑叶配伍润降之性的杏仁，相反相成，宣降相因，以散邪润燥。

【用法】

1.剂型 汤剂。

2.煎服法 水煎服。

【功效】清宣温燥，润肺止咳。

【临床应用】

1.以身热不甚，干咳无痰或痰少而黏，右脉数大为辨证要点。

2.常用于上呼吸道感染、急性支气管炎、支气管扩张、百日咳等证属外感温燥者。

附 其他清宣外燥剂

清宣外燥剂除杏苏散外，还有以下方剂，见表14-1。

表 14-1　清宣外燥剂附方

方名	药物组成	主治	用法	功效
清燥救肺汤（《医门法律》）	桑叶 经霜者，去枝、梗，净叶，三钱（9g） 石膏 煅，二钱五分（7.5g） 甘草 一钱（3g） 人参 七分（2g） 胡麻仁 炒，研，一钱（3g） 真阿胶 八分（2.5g） 麦门冬 去心，一钱二分（3.5g） 杏仁 泡，去皮尖，炒黄，七分（2g） 枇杷叶 刷去毛，蜜涂，炙黄，一片（3g）	温燥伤肺证	汤剂，水煎服	清燥润肺

麦门冬汤

《金匮要略》

【主治】

1. 虚热肺痿　咳唾涎沫，短气喘促，咽干口燥，舌红少苔，脉虚数。

2. 胃阴不足证　气逆呕吐，口渴咽干，舌红少苔，脉虚数。

【组方】

1. 药物组成　麦门冬 七升（42g）　半夏 一升（6g）　人参 三两（9g）　甘草 二两（6g）　粳米 三合（6g）　大枣 十二枚（4枚）

2. 组方过程　本方针对肺胃阴津耗损，虚火上炎病机而拟制。肺胃阴伤，肺胃失养，肺叶枯萎，肃降失职，故咳逆上气；肺不布津，聚液为痰，故咳唾涎沫；胃阴不足，气不降而升，故气逆呕吐；胃阴不足，津不上承，故口渴咽干；舌红少苔，脉虚数乃阴津亏虚之象。以上二证均属肺胃阴虚，气逆不降；治宜润肺益胃，降逆下气。

3. 组方形式　方中麦冬重用为君，甘寒清润，养阴生津，滋液润燥，兼清虚热，两擅其功。臣以半夏降逆下气、化痰和胃，一则降逆以止咳或呕，二则开胃行津以润肺，三则防大剂量麦冬之滋腻壅滞，二药相反相成。人参健脾补气，健脾胃气旺，自能于水谷之中生化津液，上润于肺，亦即"阳生阴长"之意。甘草、粳米、大枣甘润性平，合人参和中滋液，培土生金，以上俱为佐药。甘草调和药性，兼作使药。

【配伍】甘寒之麦冬与辛温之半夏相配，相反相成，刚柔相济；人参、甘草、粳米、大枣，相辅相成，以培土生金。

【用法】

1. 剂型　汤剂。

2. 煎服法　水煎服。

【功效】润肺益胃，降逆下气。

【临床应用】

1. 以咳唾涎沫，短气喘促，咽干口燥，舌红少苔，脉虚数为辨证要点。

2. 常用于慢性支气管炎、支气管扩张、慢性咽喉炎、矽肺、肺结核、胃溃疡、十二指肠溃疡、慢性萎缩性胃炎等证属肺胃阴虚，虚火上炎者。

附一　其他滋阴润燥剂

滋阴润燥剂除麦门冬汤外，还有以下方剂，见表14-2。

表14-2　滋阴润燥剂附方

方名	药物组成	主治	用法	功效
益胃汤 (《伤寒论》)	沙参三钱(9g)　麦冬五钱(9g)　冰糖一钱(3g)　细生地五钱(15g)　玉竹炒香，一钱五分(4.5g)	胃阴不足证	汤剂，水煎服	养阴益胃
琼玉膏 (申铁瓮方，录自《洪氏集验方》)	新罗人参春一千下，为末，二十四两(6g)　生地黄九月采，捣，十六斤(30g)　雪白茯苓木春千下，为末，四十九两(12g)　白沙蜜十斤(20g)	肺肾阴亏之肺痨	膏剂，加白蜜制膏，温开水冲服或酒化服；或汤剂，水煎服	滋阴润肺
玉液汤 (《医学衷中参西录》)	生山药一两(30g)　生黄芪五钱(15g)　知母六钱(18g)　生鸡内金捣细，二钱(6g)　葛根一钱半(5g)　五味子三钱(9g)　天花粉三钱(9g)	气阴两虚之消渴	汤剂，水煎服	益气养阴，固肾生津

附二　治燥剂中成药

治燥剂中成药。见表14-3。

表14-3　治燥剂中成药

方名	药物组成	主治	用法	功效
养阴清肺膏 (《中华人民共和国药典》2020版第一部)	地黄100g　麦冬60g　玄参40g　川贝母40g　白芍40g　牡丹皮40g　薄荷25g　甘草20g	阴虚肺燥，咽喉干痛，干咳少痰或痰中带血	口服。1次10～20mL，1日2～3次	养阴润燥，清肺利咽

第十五章　祛湿剂

凡具有化湿利水、通淋泄浊功效，治疗水湿病证的方剂，称为祛湿剂。

湿为阴邪，其性重浊黏腻，发病缓慢，病势缠绵，易伤阳气。湿邪为病，有外湿内湿之分。外湿者，每由居处湿地，气候潮湿，冒雨涉水，汗出沾衣，人久处之，则邪从外侵，常伤及人体肌表经络，症见恶寒发热，头胀身重，肢节酸疼，或面目浮肿等。内湿者，每因饮食生冷，过饮酒酪，湿浊内盛，困伤脾气，健运失司，湿从内生，多伤及脏腑，症见胸脘痞闷，呕恶泄利，黄疸淋浊，足跗浮肿等。然肌表与脏腑表里相关，外湿可以内传脏腑，内湿亦可外溢肌肤，故外湿内湿，亦可相兼并见。

湿邪为病，常有风、寒、暑、热相间，人体又有虚实强弱之别，所犯部位又有上下表里之分，病情亦有寒化、热化之异。因此，祛湿之法亦较为复杂。大抵湿邪在上在外者，可表散微汗以解之；在内在下者，可芳香苦燥以化之，或甘淡渗利以除之；从寒化者，宜温阳化湿；从热化者，宜清热祛湿；体虚湿盛者，又当祛湿扶正兼顾。故本章方剂分为燥湿和胃、清热祛湿、利水渗湿、温化水湿、祛风胜湿五类。

燥湿和胃剂，适用于湿浊阻滞，脾胃失和证。症见脘腹痞满，嗳气吞酸，呕吐泄泻，食少体倦等。常由苦温燥湿与芳香化浊药物，如苍术、陈皮、藿香、白豆蔻等为主组方。代表方如平胃散、藿香正气散等。

清热祛湿剂，适用于湿热外感，或湿热内盛，以及湿热下注所致的暑温、湿温、黄疸、热淋、痿痹等证。常用清热利湿药如茵陈蒿、薏苡仁、山栀、滑石等为主组方。代表方如茵陈蒿汤、三仁汤、甘露消毒丹、八正散等。

利水渗湿剂，适用于水湿壅盛所致的癃闭、淋浊、水肿、泄泻等证。常用利水渗湿药如茯苓、泽泻、猪苓等为主组方。代表方如五苓散、猪苓汤等。

温化水湿剂，适用于湿从寒化和阳虚不能化水之痰饮、水肿、痹病以及寒湿脚气等证，常用温阳药与利湿药如桂枝、附子、茯苓、白术等为主组方。代表方如苓桂术甘汤、真武汤等。

祛风胜湿剂，适用于外感风湿所致的头痛，身痛，腰膝顽麻痹痛，以及脚气足肿等，常用祛风湿药如羌活、独活、防风、秦艽等为主组方。代表方如羌活胜湿汤、独活寄生汤等。

祛湿剂多由辛香温燥或甘淡渗利之药组成，易于耗伤阴津，故对素体阴虚津亏，病后体弱及孕妇水肿者慎用。

平胃散
《简要济众方》

【主治】湿滞脾胃证。脘腹胀满，不思饮食，口淡无味，恶心呕吐，嗳气吞酸，肢体沉重，怠惰嗜卧，常多自利，舌苔白腻而厚，脉缓。

【组方】

1. 药物组成　苍术 去黑皮，捣为粗末，炒黄色，四两（120g）　厚朴 去粗皮，涂生姜汁，炙令香熟，三两（90g）　陈橘皮 洗令净，烘干，二两（60g）　甘草 炙黄，一两（30g）　生姜 二片（6g）　大枣 二枚（10g）

2. 组方过程　本方针对湿邪阻滞脾胃病机而拟制。湿阻气滞，脾胃失和，脾为太阴湿土，居中州而主运化，其性喜燥恶湿。湿困脾胃，气机失畅，见脘腹胀满；脾失健运，胃失和降，则食少无味，恶心呕吐，嗳气吞酸；泄泻，肢体沉重，怠惰嗜卧，舌苔白腻，脉缓等，皆为湿邪困阻脾胃之象。据证，法当燥湿运脾，行气和胃。

3. 组方形式　本方苍术辛香苦温，为燥湿运脾要药，使湿去则脾运有权，脾健则湿邪得化，为君药。厚朴辛温而散，长于行气除满，气行则湿化，且其味苦性燥而能燥湿，与苍术有相须之妙，为臣药。陈皮辛行温通，理气和胃，燥湿醒脾，协苍术、厚朴燥湿行气之力益彰，为佐药。甘草甘平入脾，既可益气补中而实脾，合诸药泄中有补，使祛邪而不伤正，又能调和诸药，为佐使药。煮时少加生姜、大枣以增补脾和胃之效。使湿去脾健，气机调畅，胃气平和，升降有序，则胀满吐泻诸症可除。

【配伍】苍术、厚朴、陈皮同用，苦辛芳香温燥，燥湿辅以行气，治脾兼以和胃，相辅相成。炙甘草与余药相配，使泄中有补，祛邪而不伤正，又调和诸药，补泻并施，相反相成。

【用法】

1. 剂型　散剂或汤剂。

2. 煎服法　散剂每服 4～6g，姜枣煎汤送下；汤剂，水煎服。

【功效】燥湿运脾，行气和胃。

【临床应用】

1. 以脘腹胀满，舌苔白腻而厚，脉缓为辨证要点。

2. 常用于传染性肝炎、慢性胃炎、胃及十二指肠溃疡、慢性肠炎、慢性胆囊炎、慢性胰腺炎、慢性肝炎等属湿滞脾胃者。

藿香正气散
《太平惠民和剂局方》

【主治】外感风寒，内伤湿滞证。霍乱吐泻，恶寒发热，头痛，胸膈满闷，脘腹疼痛，舌苔白腻，脉浮或濡缓。以及山岚瘴疟等。

【组方】

1. 药物组成　大腹皮　白芷　紫苏　茯苓去皮，各一两（3g）　半夏曲　白术　陈皮去白　厚朴去粗皮，姜汁炙　苦桔梗各二两（各6g）　藿香去土，三两（9g）　甘草炙，二两半（6g）　生姜3片（2g）　大枣1枚（6g）

2. 组方过程　本方针对风寒在表，湿滞脾胃病机而拟制。风寒犯表，正邪相争，则恶寒发热、头痛；内伤湿滞，湿浊中阻，脾胃不和，升降失常，则恶心呕吐、肠鸣泄泻；湿阻气滞，则胸膈满闷、脘腹疼痛；舌苔白腻，脉浮或濡缓乃外感风寒，内伤湿滞之征。据证，法当解表化湿，理气和中。

3. 组方形式　本方藿香辛温芳香，外散风寒，内化湿滞，辟秽和中，为治霍乱吐泻之要药，重用为君。半夏曲、陈皮理气燥湿，和胃降逆以止呕；白术、茯苓健脾助运，除湿和中以止泻，助藿香内化湿浊以止吐泻，同为臣药。紫苏、白芷辛温发散，助藿香外散风寒，紫苏尚可醒脾宽中、行气止呕，白芷兼能燥湿化浊；大腹皮、厚朴行气化湿，畅中行滞，且寓气行则湿化之义；桔梗宣肺利膈，既益解表，又助化湿；煎加生姜、大枣，内调脾胃，外和营卫，

俱为佐药。甘草调和药性，并协姜、枣以和中，用为使药。

【配伍】藿香、紫苏、白芷与半夏曲、陈皮、白术、茯苓同用，体现外散风寒与内化湿滞合法，表里同治；白术、茯苓相配以健脾除湿；陈皮、大腹皮、厚朴相伍以理气畅中。诸药同用，相辅相成。

【用法】

1. 剂型 散剂或汤剂。

2. 煎服法 散剂，每服 9g，生姜 3g、大枣 6g 煎汤送服；汤剂，水煎服。

【功效】解表化湿，理气和中。

【临床应用】

1. 以恶寒发热，上吐下泻，舌苔白腻，脉浮或濡缓为辨证要点。

2. 常用于急性胃肠炎、急性腹泻、胃肠感冒、夏季中暑、水土不服等属外感风寒，内伤湿滞者。

附 其他燥湿和胃剂

燥湿和胃剂除平胃散、藿香正气散外，还有以下方剂，见表 15-1。

表 15-1 燥湿和胃剂附方

方名	药物组成	主治	用法	功效
不换金正气散 （《易简方》）	藿香 厚朴 苍术 陈皮 半夏 甘草 各等分（各10g）	湿浊内停 兼表寒证	散剂，生姜煎水 冲服	解表化湿， 和胃止呕
柴平汤 （《景岳全书》）	柴胡 人参 半夏 黄芩 甘草 陈皮 厚朴 苍术 （原著本方无用量）	湿疟	汤剂，加姜 3～ 5 片，枣 1～3 枚，水煎服	和解少阳， 祛湿和胃

茵陈蒿汤
《伤寒论》

【主治】湿热黄疸。一身面目俱黄，黄色鲜明，发热，无汗或但头汗出，口渴欲饮，恶心呕吐，腹微满，小便短赤，大便不爽或秘结，舌红苔黄腻，脉沉数或滑数有力。

【组方】

1. 药物组成 茵陈六两（18g） 栀子十四枚（12g） 大黄去皮，二两（6g）

2.**组方过程**　本方针对湿热内蕴病机而拟制。湿热壅结中焦，气机受阻，故腹微满、恶心呕吐、大便不爽甚或秘结；无汗而热不得外越，小便不利则湿不得下泄，以致湿热熏蒸肝胆，胆汁外溢，浸渍肌肤，则一身面目俱黄、黄色鲜明；湿热内郁，津液不化，则口中渴。舌苔黄腻，脉沉数为湿热内蕴之征。据证，法当清热，利湿，退黄。

3.**组方形式**　方中重用茵陈为君药，苦泄下降，善能清热利湿，为治黄疸要药。臣以栀子清热降火，通利三焦，助茵陈引湿热从小便而去。佐以大黄泄热逐瘀，通利大便，导瘀热从大便而下。

【配伍】三药合用，相辅相成，利湿与泄热并进，通利二便，前后分消，湿邪得除，瘀热得去，黄疸自退。

【用法】

1.**剂型**　汤剂。

2.**煎服法**　水煎，空腹温服。

【功效】清热，利湿，退黄。

【临床应用】

1.以一身面目俱黄，黄色鲜明，舌红苔黄腻，脉沉数或滑数有力为辨证要点。

2.常用于传染性肝炎、胆囊炎、胆石症、钩端螺旋体病等属湿热内蕴者，未见黄疸亦可应用。

八正散
《太平惠民和剂局方》

【主治】湿热下注证。尿频尿急，溺时涩痛，淋沥不畅，尿色浑赤，甚则癃闭不通，小腹急满，口燥咽干，舌苔黄腻，脉滑数。

【组方】

1.**药物组成**　车前子　瞿麦　萹蓄　滑石　山栀子仁　甘草炙　木通　大黄面裹煨，去面切，焙，各一斤（各9g）　灯心（3g）

2.**组方过程**　本方针对湿热下注膀胱病机而拟制。湿热下注膀胱，水道不利，故尿频尿急、溺时涩痛、淋沥不畅，甚则癃闭不通；湿热蕴蒸，故尿色浑赤；湿热郁遏，气机不畅，则少腹急满；津液不布，则口燥咽干。据证，法当清热泻火，利水通淋。

3. **组方形式**　方选滑石、木通为君。滑石善能滑利窍道，清热渗湿，利水通淋；木通上清心火，下利湿热，使湿热之邪从小便而去。萹蓄、瞿麦、车前子为臣，三者均为清热利水通淋之常用品。佐以栀子清泄三焦，通利水道，以增强君、臣药清热利水通淋之功；大黄荡涤邪热，并能使湿热从大便而去。甘草调和诸药，兼能清热、缓急止痛，是为佐使之用。煎加灯心以增利水通淋之力。

【配伍】诸药合用，相辅相成，泻火与利湿合法，利尿与通腑并行，既可直入膀胱清利而除邪，又兼通利大肠导浊以分消。

【用法】

1. **剂型**　散剂或汤剂。

2. **煎服法**　散剂，每服 6～10g，灯心煎汤送服；汤剂，水煎服。

【功效】清热泻火，利水通淋。

【临床应用】

1. 以尿频尿急、溺时涩痛，舌红苔黄腻，脉滑数为辨证要点。

2. 常用于膀胱炎、尿道炎、急性前列腺炎、泌尿道结石、急性肾炎、肾盂肾炎、急性肾功能衰竭、产后及术后尿潴留等属湿热下注者。

三仁汤
《温病条辨》

【主治】湿温初起或暑温夹湿之湿重于热证。头痛恶寒，身重疼痛，肢体倦怠，面色淡黄，胸闷不饥，午后身热，苔白不渴，脉弦细而濡。

【组方】

1. **药物组成**　杏仁五钱(15g)　飞滑石六钱(18g)　白通草二钱(6g)　白蔻仁二钱(6g)　竹叶二钱(6g)　厚朴二钱(6g)　生薏苡仁六钱(18g)　半夏五钱(15g)

2. **组方过程**　本方针对湿温之邪侵袭机体，湿重于热的病机而拟制。夏秋之季，天暑下逼，地湿上腾，人处气交之中，易感受湿热病邪，加之脾胃呆滞，湿邪内困，导致"外邪入里，里湿为合"而成湿温之病。湿温初起，邪遏卫阳，则头痛恶寒；湿性重浊，故身重疼痛，肢体倦怠；湿邪内蕴，气机不畅，脾失健运，则胸闷不饥；湿为阴邪，湿遏热伏，故午后身热；面色淡黄，苔白不渴，脉弦细而濡，皆湿邪为患，气机受阻，湿重于热之征。据证，法当宣畅气机，清热利湿。

3.组方形式 本方以滑石为君，清热利湿而解暑。以薏苡仁、杏仁、白蔻仁"三仁"为臣，其中薏苡仁淡渗利湿以健脾，使湿热从下焦而去；白豆蔻芳香化湿，利气宽胸，畅中焦之脾气以助祛湿；杏仁宣利上焦肺气，"盖肺主一身之气，气化则湿亦化"（《温病条辨》）。佐以通草、竹叶甘寒淡渗，助君药利湿清热之效；半夏、厚朴行气除满，化湿和胃，以助君臣理气除湿之功。原方甘澜水又名"劳水"，以此煎药，意在取其下走之性以助利湿之效。

【配伍】诸药相合，相辅相成，使三焦湿热上下分消，气行湿化，热清暑解，水道通利，则湿温可除。滑石与通草、竹叶合用，清热利湿；薏苡仁、杏仁、白蔻仁"三仁"同用，宣上、畅中、渗下并行，使三焦湿热上下分消，升降相因；半夏、厚朴、白蔻仁与其余药物配伍，既可理气除湿，又可防止滑石、竹叶、通草寒凉之性损伤脾胃，寒热并用，相反相成。

【用法】

1.剂型 汤剂。

2.煎服法 水煎服。

【功效】宣畅气机，清热利湿。

【临床应用】

1.以头痛恶寒，身重疼痛，午后身热，苔白不渴，脉弦细而濡为辨证要点。

2.常用于黄疸型肝炎、肾盂肾炎、急、慢性结肠炎、浅表性胃炎、肠伤寒、胃窦炎等属湿热者。

附 其他清热祛湿剂

清热祛湿剂除茵陈蒿汤、八正散、三仁汤外，还有以下方剂，见表15-2。

表15-2　清热祛湿剂附方

方名	药物组成	主治	用法	功效
茵陈四逆汤 （《伤寒微旨论》）	甘草 茵陈_{各二两（各6g）} 干姜_{一两半（4.5g）} 附子_{破八片，一个（6g）}	阴黄	汤剂，水煎服	温里助阳，利湿退黄
栀子柏皮汤 （《伤寒论》）	栀子_{十五枚（10g）} 甘草_{炙，一两（3g）} 黄柏_{二两（6g）}	黄疸，热重于湿证	汤剂，水煎服	清热利湿
藿朴夏苓汤 （《医原》）	藿香_{二钱（6g）} 川朴_{一钱（3g）} 姜半夏_{一钱半（4.5g）} 赤苓_{三钱（9g）} 杏仁_{三钱（9g）} 生苡仁_{四钱（12g）} 白蔻仁_{一钱（3g）} 猪苓_{三钱（9g）} 淡豆豉_{三钱（9g）} 泽泻_{一钱半（4.5g）} 通草_{一钱（3g）}	湿热病邪在气分而湿偏重	汤剂，水煎服	解表化湿
黄芩滑石汤 （《温病条辨》）	黄芩_{三钱（9g）} 滑石_{三钱（9g）} 茯苓皮_{三钱（9g）} 大腹皮_{二钱（6g）} 白蔻仁_{一钱（3g）} 通草_{一钱（3g）} 猪苓_{三钱（9g）}	湿温邪郁中焦证	汤剂，水煎服	清热利湿
连朴饮 （《霍乱论》）	制厚朴_{二钱（6g）} 川连_{姜汁炒} 石菖蒲 制半夏_{各一钱（3g）} 香豉_炒 焦栀_{各三钱（9g）} 芦根_{二两（60g）}	湿热霍乱	汤剂，水煎服	清热化湿，理气和中

五苓散

《伤寒论》

【主治】

1. 膀胱气化不利之蓄水证。小便不利，头痛微热，烦渴欲饮，甚则水入即吐；或脐下动悸，吐涎沫而头目眩晕；或短气而咳；舌苔白，脉浮或浮数。

2. 水湿内停之水肿、泄泻，小便不利，苔白。

【组方】

1. **药物组成**　泽泻_{一两六铢（15g）} 茯苓 猪苓 白术_{各十八铢（各9g）} 桂枝_{半两，去皮（6g）}

2. **组方过程**　本方针对水湿内盛，膀胱气化不利病机而拟制。在《伤寒论》中原治蓄水证，乃由太阳表邪不解，循经传腑，导致膀胱气化不利，而成太阳经腑同病。太阳表邪未解，故头痛微热；膀胱气化失司，故小便不利；水蓄不化，郁遏阳气，气不化津，津液不得上承于口，故渴欲饮水；其人本有水蓄下焦，饮入之水不得输布而上逆，致水入即吐，故此又称"水逆证"；水湿内盛，泛溢肌肤，则为水肿；水湿之邪，下注大肠，则为泄泻；水湿稽留肠胃，升降失常，清浊相干，则为霍乱吐泻；水饮停于下焦，水气内动，则脐下动悸；水饮上犯，阻遏清阳，则吐涎沫而头眩；水饮凌肺，肺气不利，则短气而咳。据证，法当利水渗湿，温阳化气。

3. 组方形式　方中重用泽泻为君，以其甘淡，直达肾与膀胱，利水渗湿。臣以茯苓、猪苓之淡渗，增强其利水渗湿之力。佐以白术、茯苓健脾以运化水湿。《素问·灵兰秘典论》谓："膀胱者，州都之官，津液藏焉，气化则能出矣"，膀胱的气化有赖于阳气的蒸腾，故方中又佐以桂枝温阳化气以助利水，解表散邪以祛表邪，《伤寒论》示人服后当饮暖水，以助发汗，使表邪从汗而解。

【配伍】诸药相伍，相辅相成，表里同治，内利水湿，外散表邪；标本兼顾，通利膀胱为主，又兼实脾制水。

【用法】

1. 剂型　散剂或汤剂。

2. 煎服法　散剂，以温开水送服，每服 6～10g；汤剂，水煎，空腹温服。服药后，多饮热水，取微汗。

【功效】利水渗湿，温阳化气。

【临床应用】

1. 以小便不利，舌苔白，脉浮为辨证要点。

2. 常用于急慢性肾炎水肿、肝硬化腹水、心源性水肿、急性肠炎、尿潴留、脑积水等属水湿内停者。

猪苓汤
《伤寒论》

【主治】水热互结，兼阴津不足证。小便不利，发热，口渴欲饮，或心烦不寐，或兼有咳嗽、呕恶、下利，舌红苔白或微黄，脉细数。又治血淋，小便涩痛，点滴难出，小腹满痛者。

【组方】

1.药物组成 猪苓_{去皮} 茯苓 泽泻 阿胶 滑石_{碎，各一两（各10g）}

2.组方过程 本方针对水热互结，热伤阴津病机而拟制。伤寒之邪传入于里，化而为热，与水相搏，遂成水热互结，热伤阴津之证。水热互结，气化不利，热灼阴津，津不上承，故小便不利、发热、口渴欲饮；阴虚生热，内扰心神，则心烦不寐；水气上逆于肺则为咳嗽，流于胃脘则为呕恶，注于大肠则为下利；舌红苔白或微黄、脉细数为里热阴虚之征。据证，法当利水清热养阴。

3.组方形式 根据上法，方以猪苓为君，取其归肾、膀胱经，专以淡渗利水。臣以泽泻、茯苓之甘淡，益猪苓利水渗湿之力，且泽泻性寒兼可泄热，茯苓尚可健脾以助运湿。佐入滑石之甘寒，利水、清热两彰其功；阿胶滋阴润燥，既益已伤之阴，又防诸药渗利重伤阴血。

【配伍】五药合方，相辅相成，刚柔相济，利水渗湿为主，清热养阴为辅，利水而不伤阴、滋阴而不碍湿。

【用法】

1.剂型 汤剂。

2.煎服法 水煎，空腹温服，阿胶分二次烊化。

【功效】利水，清热，养阴。

【临床应用】

1.以小便不利，身热，口渴欲饮，舌红，脉细数为辨证要点。

2.常用于泌尿系统感染、肾炎、膀胱炎、产后尿潴留等属于水热互结兼阴津不足者。

附 其他利水渗湿剂

利水渗湿剂除五苓散、猪苓汤外，还有以下方剂，见表15–3。

表15–3 利水渗湿剂附方

方名	药物组成	主治	用法	功效
防己黄芪汤 （《金匮要略》）	防己_{一两（12g）} 黄芪_{一两一分（15g）} 白术_{七钱半（9g）} 甘草_{（炒）半两（6g）}	卫表不固之风水或风湿证	汤剂，水煎服，服后取微汗	益气祛风，健脾利水

方名	药物组成	主治	用法	功效
五皮散 (《华氏中藏经》)	生姜皮 桑白皮 陈橘皮 大腹皮 茯苓皮各等分各(9g)	水停气滞之 皮水证	汤剂，水煎服	利水消肿， 理气健脾
四苓散 (《丹溪心法》)	白术 猪苓 茯苓各一两(45g) 泽泻二两半(75g)	脾胃虚弱， 水湿内停证	散剂，以白饮 和服	健脾渗湿
胃苓汤 (《世医得效方》)	五苓散 平胃散各6～10g	湿滞脾胃， 水湿内停证	汤剂，水煎服	祛湿和胃， 行气利水
春泽汤 (《奇效良方》)	泽泻三钱(15g) 猪苓二钱(10g) 茯苓二钱(10g) 白术二钱(10g) 桂心一钱(6g) 人参一钱半(9g) 柴胡一钱(9g) 麦门冬一钱半(9g)	脾虚失运， 水湿内停证	汤剂，加灯心 草煎服	利水渗湿， 益气生津
茵陈五苓散 (《金匮要略》)	茵陈蒿末十分(10g) 五苓散五分(6g)	湿热黄疸， 湿重于热， 小便不利者	散剂，以白饮 和服，每服6～ 10g；汤剂，水 煎服	利湿退黄

真武汤

《伤寒论》

【主治】阳虚水泛证。畏寒肢厥，小便不利，心下悸动不宁，头目眩晕，身体筋肉瞤动，站立不稳，四肢沉重疼痛，浮肿，腰以下为甚；或腹痛，泄泻；或咳喘呕逆。舌质淡胖，边有齿痕，舌苔白滑，脉沉细。

【组方】

1.药物组成 茯苓三两(9g) 芍药三两(9g) 白术二两(6g) 生姜切，三两(9g) 附子一枚，炮，去皮，破八片(9g)

2.组方过程 本方根据脾肾阳虚，水湿泛溢病机而拟定。盖水之制在脾，水之主在肾，脾阳虚则湿难运化，肾阳虚则水不化气而致水湿内停。肾中阳气虚衰，寒水内停，则小便不利；水湿泛溢于四肢，则沉重疼痛，或肢体浮肿；水湿流于肠间，则腹痛下利；上逆肺胃，则或咳或呕；水气凌心，则心悸；水湿中阻，清阳不升，则头眩。若由太阳病发汗太过，耗阴伤阳，阳失温煦，加之水渍筋肉，则身体筋肉瞤动、站立不稳。其证因于阳虚水泛，故治疗当以温

阳利水为基本治法。

3. 组方形式　本方以辛甘性热的附子为君，以其辛热之力温肾助阳，化气行水，兼暖脾土，温运水湿。茯苓利水渗湿，使水邪从小便去；白术健脾燥湿，共为臣药。佐以生姜之温散，既助附子温阳散寒，又合苓、术宣散水湿。白芍也为佐药，其义有四：一者利小便以行水气；二者柔肝缓急以止腹痛；三者敛阴舒筋以解筋肉瞤动；四者可防止附子燥热伤阴，以利于久服缓治。

【配伍】方中附子、茯苓、白术、生姜相伍，相辅相成，附子、白术相伍，则增健脾温肾之功；茯苓、白术相配，则增健脾祛湿之力。白芍配附子，寒热并用，刚柔相济，相反相成。

【用法】

1. 剂型　汤剂。

2. 煎服法　水煎，空腹温服。

【功效】温阳利水。

【临床应用】

1. 以小便不利，肢体沉重或浮肿，舌质淡胖，苔白脉沉为辨证要点。

2. 常用于慢性肾小球肾炎、心源性水肿、甲状腺功能低下、慢性支气管炎、慢性肠炎、肠结核等属脾肾阳虚，水湿内停者。

附　其他温化寒湿剂

温化寒湿剂除真武汤外，还有以下方剂，见表15-4。

表15-4　温化寒湿剂附方

方名	药物组成	主治	用法	功效
苓桂术甘汤 （《金匮要略》）	茯苓 四两(12g)　桂枝 去皮三两(9g)　白术 二两(6g)　甘草 炙，二两(6g)	中阳不足之痰饮	汤剂，水煎服	温阳化饮，健脾利湿
甘草干姜茯苓白术汤 （《金匮要略》）	甘草 2两(6g)　白术 2两(6g)　干姜 4两(12g)　茯苓 4两(12g)	肾着病	汤剂，水煎服	祛湿除寒
实脾散 （《重订严氏济生方》）	厚朴 去皮，姜制，炒　白术　木瓜 去瓤　木香 不见火　草果仁 大腹子　附子 炮，去脐　白茯苓 去皮　干姜 炮，各一两(各30g)　甘草 炙，半两(15g)	脾肾阳虚，水气内停之阴水	汤剂，加生姜5片，大枣1枚，水煎服	温阳健脾，行气利水

方名	药物组成	主治	用法	功效
萆薢分清饮 （《杨氏家藏方》）	益智 川萆薢 石菖蒲 乌药_各等分（各9g）	下焦虚寒之膏淋、白浊	汤剂，水煎服，加入食盐少许	温肾利湿，分清化浊
萆薢分清饮 （《医学心悟》）	川萆薢_{二钱（6g）} 黄柏_{炒褐色} 石菖蒲_{各五分（各2g）} 茯苓 白术_{各一钱（各3g）} 莲子心_{七分（2g）} 丹参 车前子_{一钱五分（各4.5g）}	湿热白浊	汤剂，水煎服	清热利湿，分清化浊

独活寄生汤
《备急千金要方》

【主治】痹病日久，肝肾两虚，气血不足证。腰膝疼痛、痿软，肢节屈伸不利，或麻木不仁，畏寒喜温，心悸气短，舌淡苔白，脉细弱。

【组方】

1.药物组成　独活_{三两（9g）}　桑寄生　杜仲　牛膝　细辛　秦艽　茯苓　肉桂心　防风　川芎　人参　甘草　当归　芍药　干地黄_{各二两（各6g）}

2.组方过程　本方针对久痹而肝肾两虚，气血不足的病机而创制。风寒湿邪客于肢体关节，气血运行不畅，故见腰膝疼痛，久则肢节屈伸不利，或麻木不仁。肾主骨，肝主筋，邪客筋骨，日久必致损伤肝肾，耗伤气血。又腰为肾之府，膝为筋之府，肝肾不足，则见腰膝痿软；气血耗伤，故心悸气短。其证属正虚邪实，治宜扶正与祛邪兼顾，既应祛散风寒湿邪，又当补益肝肾气血。

3.组方形式　方中重用独活为君，辛苦微温，善治伏风，除久痹，且性善下行，以祛下焦与筋骨间的风寒湿邪。臣以细辛、防风、秦艽、肉桂，细辛入少阴肾经，长于搜剔阴经之风寒湿邪，又除经络留湿；秦艽祛风湿，舒筋络而利关节；肉桂温经散寒，通利血脉；防风祛一身之风而胜湿，君臣相伍，共祛风寒湿邪。佐入桑寄生、杜仲、牛膝以补益肝肾而强壮筋骨，且桑寄生兼可祛风湿，牛膝尚能活血以通利肢节筋脉；当归、川芎、地黄、白芍养血和血，人参、茯苓、甘草健脾益气，以上诸药合用，具有补肝肾、益气血之功。甘草调和诸药，兼使药之用。

【配伍】方中独活、细辛、防风、秦艽、肉桂相辅相成，祛风散寒、除湿通经；桑寄生、杜仲、牛膝相辅相成，补益肝肾；当归、川芎、生地黄、白芍相辅相成，养血活血；人参、茯苓、甘草相辅相成，补益脾气；白芍与甘草合用，酸甘化阴。

【用法】

1. 剂型　汤剂。

2. 煎服法　水煎，空腹温服。

【功效】祛风湿，止痹痛，益肝肾，补气血。

【临床应用】

1. 以腰膝冷痛，肢节屈伸不利，心悸气短，脉细弱为辨证要点。

2. 常用于慢性关节炎、类风湿性关节炎、风湿性坐骨神经痛、腰肌劳损、骨质增生症、小儿麻痹等属风寒湿痹日久，正气不足者。

附一　其他祛风胜湿剂

祛风胜湿剂除独活寄生汤外，还有以下方剂，见表 15-5。

表 15-5　祛风胜湿剂附方

方名	药物组成	主治	用法	功效
羌活胜湿汤 （《脾胃论》）	羌活 独活各一钱（各6g） 藁本 防风 甘草炙，各五分（各3g） 蔓荆子三分（2g） 川芎二分（1.5g）	风湿在表之痹证	汤剂，水煎服	祛风，胜湿，止痛

附二　祛湿剂中成药

祛湿剂中成药，见表 15-6。

表 15-6　祛湿剂中成药

方名	药物组成	主治	用法	功效
甘露消毒丸 （《中华人民共和国药典》2020版第一部）	滑石300g 茵陈220g 石菖蒲120g 木通100g 射干80g 豆蔻80g 连翘80g 黄芩200g 川贝母100g 藿香80g 薄荷80g	暑湿蕴结，身热肢酸，胸闷腹胀，尿赤黄疸	口服。1次6～9g，1日2次	芳香化湿，清热解毒

方名	药物组成	主治	用法	功效
当归拈痛丸 (《中华人民共和国药典》2020版第一部)	当归 40g　粉葛 40g 党参 40g　苍术(炒)40g 升麻 40g　苦参 40g 泽泻 60g　炒白术 60g 知母 60g　防风 60g 羌活 100g　黄芩 100g 猪苓 100g　茵陈 100g 甘草 100g	湿热闭阻所致的痹病，症见关节红肿热痛或足胫红肿热痛；亦常用于疮疡	口服。 1次9g，1日2次	清热利湿，祛风止痛
二妙丸 (《中华人民共和国药典》2020版第一部)	苍术(炒)500g 黄柏(炒)500g	湿热下注，足膝红肿热痛，下肢丹毒，白带，阴囊湿痒	口服。 1次6～9g，1日2次	燥湿清热
三妙丸 (《中华人民共和国药典》2020版第一部)	苍术(炒)600g 黄柏(炒)400g 牛膝 200g	用于湿热下注所致的痹病，症见足膝红肿热痛、下肢沉重、小便黄少	口服。 1次6～9g，1日2～3次。	清热燥湿
四妙丸 (《中华人民共和国药典》2020版第一部)	苍术 125g　牛膝 125g 盐黄柏 250g 薏苡仁 250g	用于湿热下注所致的痹病，症见足膝红肿、筋骨疼痛	口服。 1次6g，1日2次	清热利湿

第十六章　祛痰剂

凡具有消除痰涎功效，治疗痰证的方剂，称为祛痰剂。

痰的生成，常因外邪犯肺或脏腑失调，与肺、脾、肾密切相关。其既是病理产物，又是病因，内而脏腑经络，外而体表四肢，临床表现复杂多变，治法也随之而异。根据病性及兼证，可以分为湿痰、热痰、燥痰、寒痰、风痰五种，故祛痰剂也相应分为燥湿化痰、清热化痰、润燥化痰、温化寒痰、治风化痰五类。

燥湿化痰剂，适用于湿痰证。症见咳嗽痰多，色白易咯，舌苔白腻，脉滑，或兼见胸脘痞闷，恶心呕吐，肢体困倦，头眩心悸等。常用燥湿化痰药如半夏、天南星等为主组成，配伍行气药如陈皮、枳实，健脾祛湿药如白术、茯苓等。代表方如二陈汤、温胆汤等。

清热化痰剂，适用于热痰证。症见咳痰黄稠，舌苔黄腻，脉来滑数，或兼见胸膈痞满，小便短赤、大便秘结，甚至惊悸癫狂等。常用清热化痰药如瓜蒌、贝母、胆南星等为主组成，配伍清热药如黄芩、黄连，理气药如陈皮、枳实，健脾利湿药如茯苓等。代表方如清气化痰丸、小陷胸汤等。

润燥化痰剂，适用于燥痰证。症见咳嗽，痰黏难咯，兼口鼻干燥，舌红少津、苔白而干。常用润燥化痰药如瓜蒌、贝母等为主组成，配伍清热生津药如天花粉和理气、健脾利湿药如陈皮、茯苓等组成。代表方贝母瓜蒌散。

温化寒痰剂，适用于寒痰证。症见咳嗽痰多，色白质稀，兼口鼻气冷，肢冷恶寒，舌苔白滑，脉沉迟。常用温化寒痰药如干姜、细辛、白芥子、苏子等为主组成，配伍温里祛寒药如附子、肉桂等。代表方如苓甘五味姜辛汤、三子养亲汤等。

治风化痰剂，适用于风痰证。症见眩晕头痛，或发癫痫，甚则昏厥，不省人事，舌苔白腻，脉弦滑等。常用平肝息风药与化痰药如天麻、半夏、胆南星、僵蚕、竹沥等为主组成，配伍健脾祛湿药如茯苓、白术等。代表方如半夏白术天麻汤、定痫丸等。

使用祛痰剂应注意：第一，辨别痰证性质，分清寒热燥湿的不同。有咯血倾向者，不宜使用温燥之剂。第二，辨清标本缓急。标急时以祛痰为要，标缓时，宜健脾益肾以固本。第三，治痰要理气，气行则津行，使痰无以生成。

二陈汤
《太平惠民和剂局方》

【主治】湿痰证。咳嗽痰多，色白易咯，恶心呕吐，胸膈痞闷，肢体困重，或头眩心悸，舌苔白滑或腻，脉滑。

【组方】

1.药物组成　半夏汤洗七次　橘红各五两（10g）　白茯苓三两（15g）　甘草炙，一两半（6g）生姜七片（6g）　乌梅一个（10g）

2.组方过程　本方针对湿痰证而拟制。脾失健运，湿聚成痰。湿痰犯肺，肺失宣降，则咳嗽痰多、色白易咯。痰阻气机，则胸膈痞闷、恶心呕吐。湿滞脾胃，则肢体困重。阻遏清阳，则头眩心悸。苔腻脉滑，为湿痰之象。据证，法当燥湿化痰，理气和中。

3.组方形式　本方选半夏为君，取其辛苦温燥之性，燥湿化痰，降逆和胃。橘红为臣，理气行滞，燥湿化痰，气顺则痰消。君臣二药，相辅相成，增强祛湿化痰之力。半夏、橘红均以陈久者为佳，因陈久者无过燥之弊，故名"二陈"。茯苓为佐药，渗湿健脾，以杜生痰之源。炙甘草为使，健脾和中，调和诸药。用法中加生姜降逆和胃，既助半夏化痰，又制半夏之毒；复用少许乌梅敛肺止咳，并防温燥辛散而伤阴。

【配伍】全方主以燥湿化痰，辅以理气和健脾利湿，相辅相成。苦辛之中又少佐酸收，散收相合，燥湿化痰而不耗气津，相反相成。

【用法】

1.剂型　煮散剂，现代多作汤剂。

2.煎服法　水煎服。

【功效】燥湿化痰，理气和中。

【临床应用】

1. 以咳嗽痰多，色白易咯，舌苔白腻，脉滑为辨证要点。

2. 常用于慢性支气管炎、肺气肿、慢性胃炎、神经性呕吐、梅尼埃病等证属湿痰者。

温胆汤

《三因极一病证方论》

【主治】胆胃不和，痰热内扰证。胆怯易惊，虚烦不眠，惊悸不宁，或呕吐呃逆，及癫痫等，舌苔腻微黄，脉弦滑。

【组方】

1. 药物组成　半夏汤洗七次　竹茹　枳实麸炒，去瓤，各二两（各10g）　陈皮三两（10g）　甘草炙，一两（6g）　茯苓一两半（15g）　生姜5片（6g）　大枣一枚（10g）

2. 组方过程　本方针对胆胃不和，痰热内扰病机而拟制。胆为清净之府，性喜宁谧而恶烦扰。若胆为邪扰，失其宁谧，则胆怯易惊、虚烦不眠、夜寐多梦、惊悸不安；胆胃不和，胃失和降，则呕吐痰涎或呃逆、心悸；痰蒙清窍，则可发为眩晕，甚至癫痫。苔腻微黄，脉弦滑为痰热内扰之象。法当理气化痰，清胆和胃。

3. 组方形式　本方选辛温之半夏，燥湿化痰，和胃止呕，为君药。竹茹清胆和胃，清热化痰，除烦止呕，为臣药。君臣相配，既化痰和胃，又清胆热，令胆气清肃，胃气顺降，则胆胃得和，烦呕自止。陈皮理气和中，燥湿化痰；枳实破气化痰；茯苓渗湿健脾以消痰；用法中加生姜、大枣和中培土，使水湿无以留聚，共为佐药。炙甘草益气和中，调和诸药，为佐使药。

【配伍】方中半夏、陈皮、枳实、生姜偏温，竹茹偏凉，温凉兼进，寒热并用，相反相成。化痰与理气共施，温而不燥；清胆与和胃并行，凉而不寒。

【用法】

1. 剂型　煮散剂，现代多作汤剂。

2. 煎服法　水煎服。

【功效】理气化痰，清胆和胃。

【临床应用】

1. 以虚烦不眠，眩悸呕恶，苔白腻微黄，脉弦滑为辨证要点。

2. 常用于神经官能症、急慢性胃炎、消化性溃疡、慢性支气管炎、梅尼埃病、更年期综合征、癫痫等属痰热内扰者。

附　其他燥湿化痰剂

燥湿化痰剂除二陈汤、温胆汤外，还有以下方剂，见表16-1。

表 16-1　燥湿化痰剂附方

方名	药物组成	主治	用法	功效
茯苓丸 （《全生指迷方》）	茯苓一两(15g)　枳壳麸炒, 去瓤,半两(10g)　半夏二两(10g) 风化朴硝一分(6g)　姜汁(10g)	痰伏中脘，流注经络证	生姜汁糊丸，生姜汤送服；或汤剂，水煎服	燥湿行气，软坚化痰
导痰汤 （《重订严氏济生方》）	半夏汤泡七次, 四两(10g) 天南星炮, 去皮　橘红 枳实去瓤, 麸炒　赤茯苓去皮, 各一两(10g) 甘草炙, 半两(6g)　生姜十片(10g)	痰阻气滞证	汤剂，水煎服	燥湿化痰，行气开郁
涤痰汤 （《奇效良方》）	南星姜制　半夏汤洗七次, 各二钱半(各10g)　枳实麸炒, 二钱(10g) 茯苓去皮, 二钱(10g)　橘红一钱半(10g)　石菖蒲 人参各一钱(10g) 竹茹七分(10g)　甘草半钱(6g)	中风痰迷心窍证	汤剂，水煎服	涤痰开窍
金水六君煎 （《景岳全书》）	当归二钱(15g)　熟地三五钱(15g) 陈皮一钱半(10g)　半夏二钱(10g) 茯苓二钱(15g)　炙甘草一钱(6g) 生姜三五七片(10g)	肺肾阴虚，湿痰内盛证	汤剂，水煎服	滋养肺肾，祛湿化痰

清气化痰丸

《医方考》

【主治】 热痰证。咳嗽，痰黄黏稠，咯之不爽，胸膈痞满，甚则气急呕恶，舌质红，苔黄腻，脉滑数。

【组方】

1.药物组成 瓜蒌仁_{去油} 陈皮_{去白} 黄芩_{酒炒} 杏仁_{去皮尖} 枳实_{麸炒} 茯苓_{各一两} _(15g) 胆南星 制半夏_{各一两半(10g)} 姜汁_(10g)

2.组方过程 本方针对火邪灼津，痰气内结，壅滞于肺的病机而拟制。痰热壅肺，肺失宣降，故咳嗽，痰黄黏稠，咯之不爽；痰阻气机，故胸痞满，甚则气逆于上，而见气急呕恶。舌质红，苔黄腻，脉滑数，为痰热之征。法当清热化痰，理气止咳。

3.组方形式 本方选苦凉之胆南星，甘寒之瓜蒌，二者均长于清热化痰，共为君药。半夏辛温，化痰散结；黄芩苦寒，清热降火，二者相配，苦降辛开，化痰清热，共为臣药。杏仁降利肺气，枳实散结除痞，合之降肺脾之气；陈皮理气化痰，茯苓利湿健脾，合之杜绝生痰之源，此四味共为佐药。姜汁既可化痰和胃，又可解半夏、南星之毒，以之为丸，作为佐使。

【配伍】方中化痰与泻火、降气药同用，清降痰火，相辅相成；祛湿运脾与肃降肺气相配，肺脾兼治。

【用法】

1.剂型 丸剂或汤剂。

2.煎服法 生姜汁为丸，每服 6～9g，日 2 次，温开水送下；汤剂，水煎服。

【功效】清热化痰，理气止咳。

【临床应用】

1.以咳嗽气喘，咳痰黄稠，咯之不爽，苔黄，脉滑数为辨证要点。

2.常用于肺炎、急慢性支气管炎、肺脓肿、肺结核等属痰热者，加减后还常用于痰火内扰所致的精神系统疾病。

附 其他清热化痰剂

清热化痰剂除清气化痰丸外，还有以下方剂，见表 16-2。

表 16-2 清热化痰剂附方

方名	药物组成	主治	用法	功效
小陷胸汤（《伤寒论》）	黄连_{一两(6g)} 半夏_{洗，半升(12g)} 瓜蒌_{实大者，一枚(30g)}	痰热互结之小结胸证	汤剂，水煎服	清热化痰，宽胸散结

贝母瓜蒌散

《医学心悟》

【主治】燥痰咳嗽。咳嗽痰少，咯痰不爽，涩而难出，咽干口燥哽痛，或上气喘促，苔白而干。

【组方】

1.药物组成　贝母一钱五分（9g）　瓜蒌一钱（9g）　花粉　茯苓　橘红　桔梗各八分（各6g）

2.组方过程　本方针对燥热伤肺，灼津成痰，燥痰阻肺，肺失清肃的病机而制。燥热伤肺，灼津成痰，痰阻气道，肺失清肃，故咳嗽有痰，咯痰不利，痰黏，涩而难出，甚则肺气上逆而见上气喘促；燥热伤津，气道干涩，则咽喉干燥哽痛；苔白而干为燥痰之象。《素问至真要大论》云："燥者润之"。治宜润肺清热，利气化痰。

3.组方形式　方选味苦、甘而性微寒的贝母为君药，清热化痰，润肺止咳。臣以甘寒而润之瓜蒌，清热涤痰，利气润燥。佐以天花粉清肺生津，润燥化痰。痰因脾虚而生，因气滞而凝，故用茯苓健脾渗湿，以杜生痰之源；橘红理气化痰，使气顺痰消；再以桔梗宣利肺气，化痰止咳，使肺金宣降有权，均为佐药。

【配伍】贝母与瓜蒌相须为用，相辅相成，以润肺化痰止咳。天花粉与橘红相伍，润燥并用，相反相成，润肺而不碍化痰，化痰而不伤津。

【用法】

1.剂型　煮散，现代多作汤剂。

2.煎服法　水煎服。

【功效】润肺清热，利气化痰。

【临床应用】

1.以咳嗽，咯痰难出，咽喉干燥哽痛，苔干为辨证要点

2.常用于急性及慢性支气管炎、肺炎、肺气肿合并感染、慢性咽炎、上呼吸道感染等属肺经燥热，痰少难咯者。

苓甘五味姜辛汤
《金匮要略》

【主治】寒饮咳嗽证。咳嗽痰多，清稀色白，或喜唾清涎，胸闷喘逆，舌淡胖，苔白滑，脉弦滑。

【组方】

1. 药物组成　茯苓四两(12g)　甘草三两(9g)　干姜三两(9g)　细辛三两(6g)　五味子半升(6g)

2. 组方过程　本方针对脾阳不足，寒从中生，聚湿成饮，寒饮犯肺病机而拟制。寒饮停肺，故咳嗽痰多，清稀色白或喜唾清涎；饮阻气机，故胸闷不舒。舌淡胖，苔白滑，为寒痰水饮之征。张仲景谓："病痰饮者，当以温药和之"，法当温肺化饮。

3. 组方形式　本方选用辛热之干姜，既可温肺散寒以化饮，又可温运脾阳以祛湿，为君药。细辛辛热温肺暖肾，通阳布津，以助君药温化痰饮，相得益彰，为臣药。五味子酸温，既可敛肺止咳，又可敛阴生津。茯苓甘淡渗利，健脾祛湿，既可消已成之饮，又可杜生痰之源，共为佐药。甘草和中调药，是为佐使。

【配伍】方中干姜、细辛与五味子相伍，开阖相济，散敛并施，相反相成；其中干姜、细辛温散并行，使寒邪得去，痰饮得消，佐以酸收之五味子，蠲饮而不伤气津。

【用法】

1. 剂型　汤剂。

2. 煎服法　水煎服。

【功效】温肺化饮。

【临床应用】

1. 以咳嗽痰多，清稀色白，舌苔白滑为辨证要点。

2. 常用于慢性支气管炎、肺气肿等属寒饮内停者。

附　其他温化寒痰剂

温化寒痰剂除贝母瓜蒌散、苓甘五味姜辛汤外，还有以下方剂，见表16-3。

表 16–3　温化寒痰剂附方

方名	药物组成	主治	用法	功效
三子养亲汤 (《韩氏医通》)	白芥子(9g)　紫苏子(9g) 莱菔子(9g)(原著本方无剂量)	痰壅气逆食 滞证	汤剂，水煎 频服	温肺化痰， 降气消食

半夏白术天麻汤

《医学心悟》

【主治】风痰上扰证。眩晕，头痛，胸膈痞闷，恶心呕吐，舌苔白腻，脉弦滑。

【组方】

1. 药物组成　半夏一钱五分(10g)　天麻　茯苓　橘红各一钱(各10g)　白术三钱(20g)　甘草五分(6g)　生姜一片(10g)　大枣二枚(10g)

2. 组方过程　本方针对脾虚生痰，引动肝风，风痰上扰清窍病机而拟制。肝风内动，风痰上扰清窍，故见眩晕、头痛；湿痰内阻，胃气上逆，故见恶心呕吐；痰阻气滞，故胸膈痞闷；舌苔白腻，脉弦滑，为风痰上扰之征。法当化痰息风，健脾祛湿。

3. 组方形式　本方由二陈汤去乌梅，加天麻、白术、大枣而成。选用辛温而燥之半夏，燥湿化痰，降逆止呕；甘平而润之天麻，善于平肝息风而止眩晕，二者配伍，长于化痰息风，共为君药。白术健脾燥湿，茯苓健脾渗湿，以治生痰之本，与半夏、天麻配伍，加强化痰息风之效，共为臣药。橘红理气化痰，使气顺痰消，为佐药。使以甘草调药和中，煎加姜、枣以调和脾胃。

【配伍】方中"二陈"治痰，天麻息风，相辅相成，以息风化痰；其中半夏、橘红同类合用，以增燥湿化痰，理气和胃之力；白术、茯苓、大枣共用，以增健脾祛湿之功，再与天麻相伍，肝脾同调。

【用法】

1. 剂型　汤剂。

2. 煎服法　水煎服。

【功效】化痰息风，健脾祛湿。

【临床应用】

1. 以眩晕头痛，舌苔白腻，脉弦滑为辨证要点。

2. 常用于耳源性眩晕、高血压病、神经性眩晕、癫痫、面神经瘫痪等属风痰上扰者。

附一　其他治风化痰剂

治风化痰剂除半夏白术天麻汤外，还有以下方剂，见表 16-4。

表 16-4　治风化痰剂附方

方名	药物组成	主治	用法	功效
泽泻汤 (《金匮要略》)	泽泻 五两(20g)　白术 二两(20g)	水停心下，清阳不升轻证	汤剂，水煎服	健脾利水除饮
定痫丸 (《医学心悟》)	明天麻　川贝母　半夏 姜汁炒　茯苓 蒸　茯神 去木，蒸，各一两(30g)　胆南星 九制者　石菖蒲 杵碎，取粉　全蝎 去尾　甘草 水洗　僵蚕 甘草水洗，去咀，炒　真琥珀 腐煮，灯草研，各五钱(各15g)　陈皮 洗，去白　远志 去心　甘草 水洗，各七钱(各20g)　丹参 酒蒸　麦冬 去心，各二两(各60g)　辰砂 细研，水飞，三钱(9g)　竹沥 一小碗(100mL)　姜汁 一杯(50mL)　甘草 四两(120g)	风痰蕴热之痫证	丸剂，温开水送服；可作汤剂，水煎服	涤痰息风，清热定痫

附二　祛痰剂中成药

祛痰剂中成药，见表 16-5。

表 16-5　祛痰剂中成药

方名	药物组成	主治	用法	功效
礞石滚痰丸 (《中华人民共和国药典》2020 版第一部)	金礞石 (煅)40g　沉香 20g　黄芩 320g　熟大黄 320g	痰火扰心所致的癫狂惊悸，或喘咳痰稠、大便秘结	口服。 1 次 6～12g，1 日 1 次	逐痰降火

第十七章　消食剂

凡具有消食运脾或化积导滞功效，治疗各种食积病证的方剂，称为消食剂。

食积病证多因饮食不节或脾虚饮食难消所致，因此本章方剂分为消食化滞和健脾消食两类。

消食化滞剂，适用于食积内停证。症见胸脘痞闷，嗳腐吞酸，恶食呕逆，腹痛泄泻等。常以消食药如山楂、神曲、莱菔子、麦芽等为主组方。食积易阻气机，又容易生湿化热，故常配伍理气、化湿、清热之品，如陈皮、豆蔻、连翘等。代表方如保和丸、枳实导滞丸等。

健脾消食剂，适用于脾胃虚弱，食积内停证。症见脘腹痞满，不思饮食，面黄体瘦，倦怠乏力，大便溏薄等。常以消食药如山楂、神曲、麦芽等配伍益气健脾药如人参、白术、山药等为主组方。代表方如健脾丸、枳术丸、葛花解酲汤等。

使用消食剂应注意以下几点：第一，食积内停，易阻滞气机，气机阻滞又可导致积滞不化。故消食剂中常配伍理气药，使气行而积消。第二，食积证有兼寒或化热之异，处方用药亦应有温清之别。第三，消食剂虽较泻下剂缓和，但亦属攻伐之剂，故不宜久服，纯虚无实者禁用。

保和丸
《丹溪心法》

【主治】食积证。脘腹痞满胀痛，嗳腐吞酸，恶食呕吐，或大便泄泻，舌苔厚腻，脉滑。

【组方】

1. 药物组成　山楂六两(180g)　神曲二两(60g)　半夏　茯苓各三两(各90g)　陈皮　连

翘　莱菔子_{各一两（各30g）}

2.组方过程　本方针对饮食停滞，气机受阻，脾胃不和病机而拟制。饮食不节，暴饮暴食，脾胃运化不及，则饮食停滞而为食积。食积内停，气机受阻，故见脘腹胀满，甚则疼痛。食积中阻，损伤脾胃，脾失健运，清阳不升则泄泻，胃失和降则呕吐。舌苔厚腻脉滑，为食积内停之征。法当消食化滞，理气和胃。

3.组方形式　本方选味酸而甘之山楂，消一切饮食积滞，尤善消肉食油腻之积，重用为君。神曲消食和胃，善化酒食陈腐之积；莱菔子下气消食，长于消谷面之积，共为臣药。君臣合用，消食之力更优，可消各种饮食积滞。半夏、陈皮理气化滞，和胃止呕；食积内郁，易于生湿化热，茯苓渗湿健脾，和中止泻，连翘清热散结以助清散食滞积热，共为佐药。

【配伍】诸药合用，相辅相成，食积化，胃气和。

【用法】

1.剂型　丸剂或汤剂。

2.煎服法　水泛为丸，每服 6～9g，温开水送下；汤剂，水煎服。

【功效】消食和胃。

【临床应用】

1.以脘腹胀满，嗳腐厌食，苔厚腻，脉滑为辨证要点。

2.常用于消化不良、急慢性胃炎、慢性胆囊炎、肠炎等属食积证者。

健脾丸
《证治准绳》

【主治】脾虚食积证。食少难消，脘腹痞闷，大便溏薄，倦怠乏力，苔腻微黄，脉虚弱。

【组方】

1.药物组成　白术_{炒，二两半（15g）}　木香_{另研}　黄连_{酒炒}　甘草_{各七钱半（各6g）}　白茯苓_{去皮，二两（10g）}　人参_{一两五钱（9g）}　神曲_炒　陈皮　砂仁　麦芽_炒　山楂_{取肉}　山药　肉豆蔻_{面裹，纸包槌去油，各一两（各6g）}

2.组方过程　本方针对脾虚不运，食滞不化病机而拟制。脾胃虚弱，胃

虚不能纳谷，脾虚水谷失于运化，故食少难消、大便溏薄；饮食不化，滞气生湿，郁而化热，见脘腹痞闷、苔腻微黄；气血生化乏源，则倦怠乏力、脉象虚弱。法当健脾和胃，消食止泻。

3.组方形式　本方选用人参、白术、茯苓为君，用量居多，重在补气健脾运湿以止泻。山楂、神曲、麦芽消食和胃，除已停之积为臣。再佐肉豆蔻、山药健脾止泻；木香、砂仁、陈皮理气开胃，醒脾化湿，且使全方补而不滞；黄连清热燥湿，以除食积所生之热。甘草补中和药，为佐使。诸药共用，使脾健、食消、气畅、热清、湿化。因方中四君子汤及山药等补气健脾之品居多，使脾健运而食积消，食积消则脾自健，故取名"健脾丸"。

【配伍】方中四君子汤、山药等健脾益气药同类相配，相辅相成，以增健脾之力；山楂、神曲、麦芽同用，增消食和胃之功；木香、砂仁、陈皮合用，以增理气化湿之效。同时，补脾与消食、行气相伍，相反相成，消补兼施，补重于消，补而不滞。

【用法】

1.剂型　丸剂或汤剂。

2.煎服法　水泛为丸，每服 6～9g，温开水或米汤送下，日 2 次；汤剂，水煎服。

【功效】健脾和胃，消食止泻。

【临床应用】

1.以食少难消，脘腹痞闷，大便溏薄，苔腻微黄，脉虚弱为辨证要点。

2.常用于慢性胃炎、消化不良等属脾虚食滞者。

附一　其他消食剂

消食剂除保和丸、健脾丸外，还有以下方剂，见表 17-1。

表 17-1　消食剂附方

方名	药物组成	主治	用法	功效
大安丸 (《丹溪心法》)	山楂 六两(180g)　神曲 炒，二两(60g) 半夏 茯苓 各三两(各90g) 陈皮 连翘 萝卜子 各一两(各30g) 白术 二两(60g)	食积兼脾虚证	粥糊为丸服；可作汤剂，水煎服	健脾消食

方名	药物组成	主治	用法	功效
枳术丸 （《内外伤辨惑论》）	枳实炒，一两（30g）　白术二两（60g）	脾虚气滞，饮食停聚证	丸剂，荷叶煎汤或白开水送服	健脾消痞
葛花解酲汤 （《内外伤辨惑论》）	白豆蔻仁　缩砂仁　葛花以上各五钱（各15g）　干生姜　神曲炒黄　泽泻　白术以上各二钱（各6g）　橘皮去白　猪苓去皮　人参去芦　白茯苓以上各一钱五分（各4.5g）　木香五分（3g）　莲花青皮去瓤，三分（3g）	酒积伤脾证	研末，每服9g，白开水冲服；可作汤剂，水煎服	分消酒湿，理气健脾

附二　消食剂中成药

消食剂中成药，见表17-2。

表17-2　消食剂中成药

方名	药物组成	主治	用法	功效
枳实导滞丸 （《中华人民共和国药典》2015版第一部）	枳实（炒）100g　大黄200g　黄连（姜汁炙）60g　黄芩60g　六神曲（炒）100g　白术（炒）100g　茯苓60g　泽泻40g	饮食积滞，湿热内阻所致的脘腹胀痛、不思饮食、大便秘结、痢疾里急后重	口服。1次6～9g，1日2次	消积导滞，清热利湿
木香槟榔丸 （《中华人民共和国药典》2015版第一部）	木香50g　槟榔50g　枳壳（炒）50g　陈皮50g　青皮（醋炒）50g　香附（醋制）150g　醋三棱50g　莪术（醋炙）50g　黄连50g　黄柏（酒炒）150g　大黄150g　炒牵牛子200g　芒硝100g	湿热内停，赤白痢疾，里急后重，胃肠积滞，脘腹胀痛，大便不通	口服。1次3～6g，1日2～3次	行气导滞，泻热通便

第十八章　治痈疡剂

凡具有解毒消肿、托里排脓、生肌敛疮等功效，以治疗痈疽疮疡的方剂，称为治痈疡剂。

痈疡是指热毒或阴寒之邪凝滞，营卫失调，气血郁滞，经络阻塞，肉腐血败所导致的病证。痈疡的产生与七情郁滞化火，或恣食辛热而化生湿热，或外感六淫邪气侵入腠理经脉，或机体虚寒、痰浊壅阻等因素有关。治疗宜以散结消痈、托里透脓、补虚敛疮立法。根据痈疡发生位置的不同，将治痈疡剂分为治外疡剂和治内痈剂两类。

治外疡剂，适用于生于躯干、四肢等体表的痈疡，代表方如仙方活命饮、五味消毒饮、四妙勇安汤、阳和汤等。

治内痈剂，适用于生于体内脏腑之痈，代表方如苇茎汤、大黄牡丹汤、薏苡附子败酱散等。

使用治痈疡剂首先应辨别病证阴阳表里虚实，并依据外科疾病的发生发展过程，按照痈疡初起、成脓、溃后的不同发展阶段确立消、托、补的治疗原则。一般情况下，痈疡初起宜消，脓已成宜托，溃之后宜补，以达到寓补于消的效果。痈疡脓已成，不宜固执内消一法，应促其速溃，不致疮毒内攻。若毒邪炽盛，则须侧重清热解毒以增祛邪之力；若脓成难溃，又应配透脓溃坚之品。痈疡后期，疮疡虽溃，毒邪未尽时，切勿过早应用补法，以免留邪为患。

仙方活命饮
《校注妇人良方》

【**主治**】痈疡肿毒初起。红肿焮痛，或身热凛寒，舌苔薄白或黄，脉数有力。

【组方】

1. 药物组成 白芷_{六分（3g）} 贝母 防风 赤芍 当归尾 甘草节 皂角刺_炒 穿山甲_炙 天花粉 乳香 没药_{各一钱（各6g）} 金银花_{三钱（9g）} 陈皮_{三钱（9g）}

2. 组方过程 本方针对阳证疮疡热毒壅聚，气滞血瘀痰结病机而拟制。热毒壅聚，营气郁滞，气滞血瘀，故见局部红肿焮痛；热毒壅郁肌腠，邪正相争，故见身热凛寒；舌苔薄黄，脉数有力，亦为正盛邪实，热毒壅滞之象。证属阳证热毒痈疮，治法当以清热解毒为主，但气血凝滞，营卫不和，经络阻塞，若纯用清热解毒之品，则肿毒难消难散，故辅以理气活血，消肿散结之法。

3. 组方形式 根据上法，本方选用金银花甘寒清轻，清热解毒，为君药。当归尾、赤芍活血通滞和营；乳香、没药散瘀消肿止痛；陈皮理气行滞，以消肿止痛。五药合用，使经络气血通畅，邪气无滞留之所，共为臣药。疮疡初起，其邪多羁留于肌肤腠理之间，病变部位偏于表，故用白芷、防风相配，辛温发散，疏散外邪；气机阻滞每可聚液成痰，故配贝母、天花粉清热化痰散结；穿山甲、皂角刺走窜行散，透脓溃坚，解毒消肿，均为佐药。甘草清热解毒，并调和诸药；煎药加酒者，借其通瘀而行周身，助药力直达病所，共为使药。全方以清热解毒、活血通经为主，佐以疏表、化痰、行气，融诸法于一方。

【配伍】 穿山甲、皂角刺通经排脓，归尾、乳香、没药、赤芍活血散瘀，消肿定痛，相辅相成，以增散瘀消肿之力。辛香温燥之乳香、没药与寒凉之赤芍相配，寒凉轻宣疏散之金银花与辛温发散之白芷、防风相配，既无助热之弊，又可增强透邪之功，相反相成。全方消清并举，清解之中寓活血祛瘀之法，佐辛透散结之品消未成之脓，以消坚之物溃已成之脓。以清热解毒、活血行气为主，兼以疏腠透邪、散结溃坚，体现外科阳证疮疡内治消法。

【用法】

1. 剂型 汤剂。

2. 煎服法 水或水酒各半煎服。

【功效】 清热解毒，消肿溃坚，活血止痛。

【临床应用】

1. 以局部红肿焮痛，脉数有力为辨证要点。

2. 常用于蜂窝组织炎、疖肿、深部脓肿、脓疱疮、扁桃体炎、急性乳腺炎、阑尾脓肿等属热毒壅聚，气血瘀滞者。

阳和汤
《外科证治全生集》

【主治】阴疽。如贴骨疽、脱疽、流注、痰核、鹤膝风等。患处漫肿无头，酸痛无热，皮色不变，口中不渴，舌淡苔白，脉沉细或迟细。

【组方】

1. 药物组成　熟地黄一两（30g）　白芥子炒研,二钱,（6g）　鹿角胶三钱（9g）　肉桂去皮,研粉,一钱（3g）　姜炭五分（2g）　麻黄五分（2g）　生甘草一钱（3g）

2. 组方过程　本方针对素体阳虚，营血不足，寒凝痰滞，痹阻于肌肉、筋骨、血脉病机而拟制。阴寒为病，故局部肿势弥漫，皮色不变，酸痛无热，并可伴有全身虚寒症状；舌淡苔白，脉沉细亦为虚寒之象。据证，法当温阳补血，散寒通滞。

3. 组方形式　方中重用熟地黄温补营血，填精益髓；鹿角胶助阳养血，生精补髓，强筋壮骨。两药相配，益精补血助阳以扶其本，共为君药。肉桂、炮姜温阳散寒而通利血脉，共为臣药。以少量麻黄辛温宣散，发越阳气，开泄腠理，以散肌表腠理之寒凝；白芥子善消皮里膜外之痰，此二味同为佐药。生甘草解毒和药兼为佐使。

【配伍】温补营血之熟地、鹿角胶配以辛散温通之炮姜、肉桂、麻黄、白芥子，滋补之中寓温散之法，补而不滞，温而不燥，补不恋邪，散不伤正，相反相成。

【用法】

1. 剂型　汤剂。

2. 煎服法　水煎服。

【功效】温阳补血，散寒通滞。

【临床应用】

1. 以患处漫肿无头，皮色不变，酸痛无热，舌淡，脉沉细为辨证要点。

2. 常用于骨或关节结核、淋巴结结核、腹膜结核、慢性骨髓炎、慢性淋巴结炎、类风湿性关节炎、血栓闭塞性脉管炎、肌肉深部脓肿，及慢性支气管炎、支气管哮喘、妇女痛经、腰椎间盘膨突、腰脊椎肥大、坐骨神经痛等属阳虚血亏、寒凝痰滞者。

附　其他治外疡剂

治外疡剂除仙方活命饮、阳和汤外，还有以下方剂，见表18-1。

表18-1　治外疡剂附方

方名	药物组成	主治	用法	功效
五味消毒饮 （《医宗金鉴》）	金银花三钱(9g)　野菊花蒲公英　紫花地丁　紫背天葵子各一钱二分(3.6g)	火毒结聚之疔疮	汤剂，水煎服	清热解毒，消散疔疮
四妙勇安汤 （《验方新编》）	金银花　玄参各三两(90g)　当归二两(60g)　甘草一两(15g)	热毒炽盛之脱疽	汤剂，水煎服	清热解毒，活血止痛
牛蒡解肌汤 （《疡疡心得集》）	牛蒡子(12g)　薄荷(6g)　荆芥(6g)　连翘(9g)　山栀(9g)　丹皮(9g)　石斛(12g)　玄参(9g)　夏枯草(12g)（原书未著用量）	风邪热毒上攻之痈疡	汤剂，水煎服	疏风清热，凉血消肿
海藻玉壶汤 （《外科正宗》）	海藻　贝母　陈皮　昆布　青皮　川芎　当归　半夏制　连翘　甘草节　独活各一钱(3g)　海带五分(1.5g)	气滞痰凝之瘿瘤初起	汤剂，水煎服	化痰软坚，消瘿散结
消瘰丸 （《医学心悟》）	玄参蒸　牡蛎煅,醋研　贝母去心,蒸各四两(各120g)	痰热凝结之瘰疬，痰核，瘿瘤	炼蜜为丸，每服三钱（9g），温水送服。亦可作汤剂，水煎服	清热化痰，软坚散结
透脓散 （《外科正宗》）	生黄芪四钱(12g)　穿山甲炒末(3g)　川芎三钱(9g)　当归二钱(6g)　皂刺一钱五分(5g)	气血两虚，痈疮脓成难溃之证	汤剂，水煎服	益气养血，托毒溃脓
内补黄芪汤 （《外科发挥》）	黄芪盐水拌炒　麦门冬去心　熟地黄酒拌　人参　茯苓各一钱(各9g)　甘草炙　白芍药炒　远志去心　川芎　官桂　当归酒拌各五分(各6g)	痈疽溃后，气血两虚证	汤剂，水煎服	补益气血、养阴生肌

苇茎汤

《外台秘要》引《古今录验方》

【主治】痰瘀互结，热毒壅滞之肺痈证。身有微热，咳嗽痰多，甚则咳吐腥臭脓血，胸中隐隐作痛，舌红，苔黄腻，脉滑数。

【组方】

1. 药物组成　苇锉，一升（60g）　薏苡仁半升（30g）　桃仁去皮、尖、两仁者，五十枚（9g）　瓜瓣半升（30g）

2. 组方过程　本方针对热毒壅肺、痰瘀互结的肺痈而拟制。热毒迫肺，热伤血络，热壅血瘀，肉腐血败，酝酿而成痈脓，故咳吐腥臭脓血；痰热壅肺，肺失清肃，故见咳嗽；痰热瘀血壅结于肺，肺络不通，则胸中隐隐作痛，咳则痛增；舌红苔黄腻，脉滑数，为痰热之征。据证，法当清热化痰，逐瘀排脓。

3. 组方形式　本方重用苇茎为君药，其性甘寒轻浮，善清肺热，其"茎中空，专于利窍，善治肺痈，吐脓血臭痰"（《本经逢原》），为治肺痈之要药。臣以瓜瓣（冬瓜仁）清热化痰，利湿排脓，能清上彻下，肃降肺气，与君药配伍，则清肺宣壅、涤痰排脓；薏苡仁甘淡微寒，上清肺热而排脓，下利肠胃而渗湿，亦为臣药。佐以桃仁活血祛瘀以助消痈，且能润燥滑肠而通下，使痰瘀之邪从下而解。

【配伍】苇茎、冬瓜仁、薏苡仁、桃仁清化于上，降渗于下，凉而不寒，相辅相成。

【用法】

1. 剂型　汤剂。

2. 煎服法　水煎服。

【功效】清肺化痰，逐瘀排脓。

【临床应用】

1. 以胸痛，咳嗽，吐腥臭脓血，舌红，苔黄腻，脉滑数等为辨证要点。

2. 常用于肺脓肿、大叶性肺炎、支气管炎等属肺热痰瘀互结者。

大黄牡丹汤

《金匮要略》

【主治】肠痈初起之湿热瘀滞证。右下腹疼痛拒按，或右足屈而不伸，伸则痛甚，甚则局部肿痞，或时时发热，自汗恶寒，舌苔薄腻而黄，脉滑数。

【组成】

1. 药物组成　大黄四两（12g）　丹皮一两（3g）　桃仁五十个（9g）　瓜子半升（30g）　芒硝三合（6g）

2. 组方过程　本方针对湿热郁蒸，气血凝聚，邪结肠中之肠痈初起而拟制。肠主传化，以通为用，湿热内蕴，与气血相搏，瘀热、湿浊壅郁肠中，则成肠痈。见右下腹疼痛拒按，或右足屈伸则痛剧，甚则局部肿痞；湿热邪在肠腑，气血瘀积，邪正相争，营卫失调，故时时发热、自汗恶寒；舌苔薄黄而腻、脉滑数，乃湿热蕴结之征。据证，法当泄热破瘀，散结消痈。

3. 组方形式　根据上法，方中大黄苦寒攻下，泻肠中湿热郁结，祛肠中稽留之瘀血；桃仁苦平入血分，性善破血，与大黄相配，破瘀泄热，共为君药。芒硝咸寒，泄热导滞，软坚散结，助大黄以荡涤实热；牡丹皮辛苦微寒，凉血散瘀消肿，同为臣药。佐以冬瓜子清肠中湿热，排脓散结消痈。

【配伍】诸药相辅相成，大黄、芒硝相伍，以清热导湿下行；丹皮、桃仁相配，以破瘀逐热。全方集泻下、清利、破瘀于一体，以通为用。

【用法】

1. 剂型　汤剂。

2. 煎服法　水煎服，芒硝溶服。

【功效】泄热破瘀，散结消肿。

【临床应用】

1. 以右少腹疼痛拒按，右足屈伸痛甚，舌苔薄黄而腻，脉滑数为辨证要点。

2. 常用于急性单纯性阑尾炎、肠梗阻、急性胆道感染、胆道蛔虫、胰腺炎、急性盆腔炎等属湿热瘀滞证。

附一　其他治内痈剂

治内痈剂除了苇经汤、大黄牡丹汤外，还有以下方剂，见表18-2。

表 18-2　治内痈剂附方

方名	药物组成	主治	用法	功效
薏苡附子败酱散 （《金匮要略》）	薏苡仁十分（30g）　附子二分（6g）　败酱草五分（15g）	肠痈内已成脓，兼阳气不足证	汤剂，水煎服	排脓消痈，温阳散结

附二　治痈疡剂中成药

治痈疡剂中成药，见表18-3。

表 18-3　治痈疡剂中成药

方名	药物组成	主治	用法	功效
内消瘰疬片 （《中华人民共和国药典》2020年版一部）	夏枯草 281g　浙贝母 35g 海藻 35g　白蔹 35g 天花粉 35g　连翘 35g 熟大黄 35g　玄明粉 35g 煅蛤壳 35g　大青盐 35g 枳壳 35g　桔梗 35g 地黄 35g　当归 35g 甘草 35g　玄参 176g 薄荷脑 0.18g	痰湿凝滞所致瘰疬	口服。 1次4～8片， 1日1～2次	化痰，软坚散结
小金丸 （《中华人民共和国药典》2020年版一部）	麝香或人工麝香 30g 木鳖子（去壳去油）150g 制草乌 150g　枫香脂 150g 醋乳香 75g　醋没药 75g 五灵脂（醋炒）10g 酒当归 75g　地龙 150g 香墨 12g	痰气凝滞所致的瘰疬、瘿瘤、乳岩、乳癖	打碎后口服。 1次1.2～3g， 1日2次，小儿酌减	散结消肿，化瘀止痛
如意金黄散 （《中华人民共和国药典》2020年版一部）	姜黄 160g　大黄 160g 黄柏 160g　苍术 64g 厚朴 64g　陈皮 64g 甘草 64g　生天南星 64g 白芷 160g　天花粉 320g	热毒瘀滞肌肤所致疮疖肿痛、丹毒流注，亦常用于跌打损伤	外用。 红肿、烦热、疼痛，用清茶调敷；漫肿无头，用醋或葱酒调敷，亦可用植物油或蜂蜜调敷，1日数次	清热解毒，消肿止痛

方名	药物组成	主治	用法	功效
复方炉甘石外用散 (《新药转正标准》第11册)	炉甘石 580g　血竭 22g 铜绿 (制) 12g 乳香 (制) 20g 自然铜 (煅) 20g 紫草 30g　朱砂 25g 磺胺嘧啶银 40g 冰片 30g　氧化锌 200g 儿茶 20g　麝香 1g	皮肤及伤口感染，渗出性湿疹，体表慢性顽固性溃疡及烧伤、烫伤等	撒于患处，每1～2日换药1次	消炎止痛、收敛止痒、促进伤口愈合
冰硼散 (《中华人民共和国药典》2020年版一部)	冰片 50g　硼砂 (煅) 500g 朱砂 60g　玄明粉 500g	热毒蕴结所致的咽喉疼痛，牙龈肿痛，口舌生疮	吹敷患处，每次少量，1日数次	清热解毒，消肿止痛
西黄丸 (《中华人民共和国药典》2020年版一部)	牛黄或体外培育牛黄 15g 麝香或人工麝香 15g 醋乳香 550g　醋没药 550g	热毒壅结所致的痈疽疔毒、瘰疬、流注、癌肿	口服。1次3g，1日2次	清热解毒，消肿散结

第十九章　驱虫剂

凡具有安蛔、驱虫或杀虫功效，治疗人体寄生虫病的方剂，称为驱虫剂。

人体寄生虫病多由饮食不洁，误食沾染虫卵的食物而致。临床表现多为脐腹疼痛，时发时止，痛后能食，面色萎黄，或青或白，或生白斑，或见赤丝，或夜寐齘齿，或胃脘嘈杂，呕吐清水，舌苔剥落，脉象乍大乍小等。若迁延日久，则肌肉消瘦，毛发枯槁，肚腹胀大，青筋暴露，成为疳积之证。因寄生虫的种类不同，其症状又各有特殊表现。如蛔虫病多见耳鼻作痒，唇内有红白点，巩膜上有蓝斑，若蛔虫钻入胆胃，则会出现呕吐蛔虫，右上腹钻顶样疼痛，时发时止，手足厥冷等蛔厥症状；蛲虫病的特点是夜半肛门作痒；绦虫病多见便下白色虫体节片；钩虫病则多有嗜食异物，面色萎黄，浮肿等症状。

驱虫剂常根据寄生虫的种类不同，选择有针对性的驱虫药为主组方。若为蛔虫，首选使君子、苦楝根皮、鹤虱、芜荑等；若为绦虫，首选槟榔、南瓜子、鹤草芽、雷丸等；若为钩虫，首选榧子、贯众等；若蛔厥腹痛，首选乌梅以安蛔止痛。具体运用时，还应根据病情的寒热虚实，适当配伍清热药如黄连、黄柏等；温里药如干姜、附子等；消导药如麦芽、神曲等；补益药如人参、当归等。此外还常配伍大黄、芦荟等泻下药以促进虫卵、虫体的排出。代表方如乌梅丸、肥儿丸等。

使用驱虫剂应注意以下几点：第一，利用相应的实验室理化检查有助于明确寄生虫病的诊断；其二，服药以空腹为宜，并应忌食油腻食物；其三，方中含有有毒药物时应注意剂量，以免过轻无效，过重伤正，甚至中毒死亡；其四，对于年老体弱、孕妇等，慎用攻伐之药；其五，虫去脾虚者，宜调补脾胃以善后。

乌梅丸

《伤寒论》

【主治】蛔厥证。腹痛时作，手足厥冷，烦闷呕吐，时发时止，得食即呕，常自吐蛔。亦治久泻、久痢。

【组方】

1. 药物组成 乌梅_{三百枚（480g）} 附子_{炮去皮，六两（180g）} 细辛_{六两（180g）} 干姜_{十两（300g）} 黄连_{十六两（480g）} 当归_{四两（120g）} 蜀椒_{炒香，四两（120g）} 桂枝_{去皮六两（180g）} 人参_{六两（180g）} 黄柏_{六两（180g）}

2. 组方过程 本方针对患者原有蛔虫，复由肠寒胃热，蛔虫上扰的病机而拟制。蛔虫本喜温而恶寒，"遇寒则动，得温则安"，其性喜钻窜，寄生于肠内，若肠寒胃热，则不利于蛔虫生存而扰动不安，逆行窜入胃中或胆腑，阻塞胆道，则脘腹阵痛、烦闷呕吐，甚则吐蛔；虫起伏无时，虫起则发，虫伏则止，故时发时止；脘腹剧痛，气机逆乱，阴阳之气不相顺接，故四肢冷，发为蛔厥。此蛔虫内扰，寒热错杂之证。法当温脏安蛔，寒热并调。

3. 组方形式 柯琴言："蛔得酸则静，得辛则伏，得苦则下。"故本方重用味酸之乌梅以安蛔，使蛔静痛止，为君药。蛔动因于肠寒胃热，故以味辛性温之蜀椒、细辛，温脏而驱蛔；味苦性寒之黄连、黄柏，清热而下蛔，共为臣药。附子、干姜、桂枝助其温脏祛寒、伏蛔之力；蛔虫久积脏腑，必耗伤气血，故以人参、当归益气养血，扶助正气，与桂、附、姜相配，既可养血通脉，以除四肢厥冷，亦有利于温脏安蛔，合为佐药，炼蜜为丸，甘缓和中，为使药。

【配伍】方中乌梅安蛔，蜀椒、细辛、附子、干姜、桂枝温脏驱蛔，黄连、黄柏下蛔，既相辅相成又相反相成，酸苦辛并进，则蛔静伏而下；寒热佐甘温，则调和肠胃。

【用法】

1. 剂型 丸剂或汤剂。

2. 煎服法 乌梅用醋浸泡一晚，去核打烂，和余药打匀，烘干或晒干，研成细末，加蜜制丸，每服9g，日2～3次，空腹温开水送下；汤剂，水煎服。

【功效】温脏安蛔。

【临床应用】

1. 以腹痛时作，常自吐蛔，甚或手足厥冷为辨证要点。

2. 常用于胆道蛔虫症、慢性菌痢、慢性胃肠炎、结肠炎等证属寒热错杂，气血虚弱者。

附一　其他驱虫剂

驱虫剂除乌梅丸外，还有以下方剂，见表 19-1

表 19-1　驱虫剂附方

方名	药物组成	主治	用法	功效
理中安蛔汤 （《万病回春》）	人参 七分(7g)　白术 茯苓 各一钱(10g)　干姜 炒黑,五分(5g)　乌梅 二个(9g)　花椒 去目三分(3g)	中焦虚寒，蛔扰腹痛证	汤剂，水煎服	温中安蛔
连梅安蛔汤 （《通俗伤寒论》）	胡黄连 一钱(3g)　川椒 炒,十粒(2g)　白雷丸 三钱(9g)　乌梅肉 二枚(5g)　生川柏 八分(2g)　尖槟榔 磨汁冲,二枚(9g)	肝胃郁热，虫积腹痛证	汤剂，水煎服	清热安蛔

附二　驱虫剂中成药

驱虫剂中成药，见表 19-2。

表 19-2　驱虫剂中成药

方名	药物组成	主治	用法	功效
肥儿丸 （《中华人民共和国药典》2020版第一部）	煨肉豆蔻 50g　木香 20g　六神曲 (炒)100g　炒麦芽 50g　胡黄连 100g　槟榔 50g　使君子仁 100g	小儿消化不良，虫积腹痛，面黄肌瘦，食少腹胀泄泻	口服。1次1～2丸，1日1～2次；3岁以内小儿酌减	健胃消积，驱虫

附录

附录一　古今药量参考

方剂中药物的用量一般应以最新版《中华人民共和国药典》为指导，根据药物性质，剂型，配伍关系，患者的年龄、体质、病情，以及季节的变化而酌定。本教材每首方剂中药物标注的剂量多为两种：一是录其原著之用量，冀以领悟古文的配伍意义、组方特点，并作为今人临证用药配伍比例之参佐；另一种则以"（×g）"标注，此为现代临床运用，尤其是作为汤剂使用时的参考剂量（个别不宜作汤剂者，其组成药物下之"（×g）"剂量，为作丸、散等时的现代参考用量），其与原方古代剂量并非是绝对等值之换算，切忌以此推算古今剂量之换算标准。

古代度量衡多有变异，尤其是唐代以前的方剂，古方用药分量与现代相差较大。古秤（汉制）以黍、铢、分、两、斤计量，以十黍为一铢、六铢为一分、四分为一两、十六两为一斤。及至宋代，遂立两、钱、分、厘、毫之目，即十毫为一厘、十厘为一分、十分为一钱、十钱为一两，以十累计，积十六两为一斤。元、明至清，沿用宋制，很少变易，故宋以降，凡言分者，是分厘之分，不同于汉之六铢为一分。

古代容量，有斛、斗、升、合、勺之名，均以十进制，即十勺为一合，十合为一升，十升为一斗，十斗为一斛。

此外，古方用量有刀圭、方寸匕、钱匕、一字等名称，大多用于散药。所谓方寸匕者，作匕正方一寸，抄散取不落为度；钱匕者，是以汉五铢钱抄取药末，亦以不落为度；半钱匕者，则为抄取一半；一字者，即以开元通宝钱币（币上有"开元通宝"四字）抄取药末，填去一字之量；至于刀圭者，乃十分方寸匕之一。其中，一方寸匕药散约合五分，一钱匕药散约合三分，一字药散约合一分（草本药散略轻）。另有以类比法标记药量之方，如一鸡子黄＝一弹丸＝40桐子＝80粒大豆＝480大麻子＝1440小麻子（古称细麻，即胡麻）。

古今医家对古代方剂用量，虽曾多有考证，但其差异之处，尚无定论。如张介宾认为"古之一两，为今之六钱，古之一升，为今之三合三勺。"李时珍则认为："古之一两，今用一钱，古之一升，即今之二两半。"

根据中华人民共和国国务院的指示，从 1979 年 1 月 1 日起，全国中医处方用药的计量单位一律采用以 "g" 为单位的公制。兹附十六进制与国家标准计量单位换算率如下：

1 斤（16 两）= 0.5kg = 500g

1 市两 = 31.25g

1 市钱 = 3.125g

1 市分 = 0.3125g

1 市厘 = 0.03125g

（注：换算尾数可以舍去）

附录二　方剂歌诀

解表剂

1. 麻黄汤

麻黄汤中臣桂枝，
杏仁甘草四般施，
发汗解表宣肺气，
伤寒表实无汗宜。

2. 桂枝汤

桂枝芍药等量伍，
姜枣甘草微火煮，
解肌发表调营卫，
中风表虚自汗出。

3. 九味羌活汤

九味羌活用防风，
细辛苍芷草与芎，
汗本于阴苓地妙，
分经论治此方宗。

4. 银翘散

银翘散主上焦疴，
竹叶荆蒡豉薄荷，
甘桔芦根凉解法，
清疏风热煮勿过。

5. 桑菊饮

桑菊饮中桔杏翘，
芦根甘草薄荷饶，
清疏肺卫轻宣剂，
风温咳嗽服之消。

6. 麻黄杏仁甘草石膏汤

仲景麻杏甘石汤，
辛凉宣肺清热良，
邪热壅肺咳喘急，
有汗无汗均可尝。

7. 败毒散

人参败毒草苓芎，
羌独柴前枳桔共，
薄荷少许姜三片，
气虚感寒有奇功。

泻下剂

1. 大承气汤

大承气汤大黄硝，
枳实厚朴先煮好，
峻下热结急存阴，
阳明腑实重证疗。

2. 大黄附子汤

　　金匮大黄附子汤，
　　细辛散寒止痛良，
　　寒积里实胁腹痛，
　　温下治法代表方。

3. 温脾汤

　　温脾参附与干姜，
　　甘草当归硝大黄，
　　寒热并用补兼泻，
　　攻下寒积温脾阳。

4. 济川煎

　　济川苁蓉归牛膝，
　　枳壳升麻泽泻齐，
　　温肾益精润通便，
　　肾虚精亏便秘宜。

5. 十枣汤

　　十枣非君非汤剂，
　　芫花甘遂合大戟，
　　攻逐水饮力峻猛，
　　悬饮水肿实证宜。

6. 黄龙汤

　　黄龙汤中枳朴黄，
　　参归甘桔枣硝姜，
　　攻下热结养气血，
　　阴明腑实气血伤。

和解剂

1. 小柴胡汤

　　小柴胡汤和解功，
　　半夏人参甘草从，
　　更加黄芩生姜枣，
　　少阳为病此方宗。

2. 逍遥散

　　逍遥散用当归芍，
　　柴苓术草加姜薄，
　　肝郁血虚脾气弱，
　　调和肝脾功效卓。

3. 半夏泻心汤

　　半夏泻心配芩连，
　　干姜人参草枣全，
　　辛开苦降除痞满，
　　寒热错杂痞证蠲。

清热剂

1. 白虎汤

　　白虎膏知粳米甘，
　　清热生津止渴烦，
　　气分热盛四大证，
　　益气生津人参添。

2. 清营汤

　　清营汤治热传营，
　　身热燥渴眠不宁，
　　犀地银翘玄连竹，
　　丹麦清热更护阴。

3. 黄连解毒汤

　　黄连解毒柏栀芩，
　　三焦火盛是主因，
　　烦狂火热兼谵妄，
　　吐衄发斑皆可平。

4. 导赤散

> 导赤木通生地黄，
> 草梢煎加竹叶尝，
> 清心利水又养阴，
> 心经火热移小肠。

5. 泻白散

> 泻白桑皮地骨皮，
> 粳米甘草扶肺气，
> 清泻肺热平和剂，
> 热伏肺中喘咳医。

6. 龙胆泻肝汤

> 龙胆栀芩酒拌炒，
> 木通泽泻车柴草，
> 当归生地益阴血，
> 肝胆实火湿热消。

7. 芍药汤

> 芍药汤内草槟黄，
> 芩连肉桂归木香，
> 重在调气兼行血，
> 里急便脓自然康。

8. 青蒿鳖甲汤

> 青蒿鳖甲地知丹，
> 热自阴来仔细看，
> 夜热早凉无汗出，
> 养阴透热服之安。

祛暑剂

清暑益气汤

> 王氏清暑益气汤，
> 暑热气津已两伤，

> 洋参麦斛粳米草，
> 翠衣荷连知竹尝。

温里剂

1. 理中丸

> 理中参术草干姜，
> 温中健脾基础方，
> 中阳不足痛呕利，
> 丸汤两用暖脾阳。

2. 小建中汤

> 小建中汤君饴糖，
> 方含桂枝加芍汤，
> 温中补虚和缓急，
> 虚劳里急腹痛康。

3. 四逆汤

> 四逆汤中附草姜，
> 阳衰寒厥急煎尝，
> 腹痛吐泻脉沉细，
> 急投此方可回阳。

4. 当归四逆汤

> 当归四逆用桂芍，
> 细辛通草甘大枣，
> 养血温经通脉剂，
> 血虚寒厥服之效。

补益剂

1. 四君子汤

> 四君子汤中和义，
> 人参苓术甘草比，
> 益气健脾基础剂，

脾胃气虚治相宜。

2. 补中益气汤

补中益气芪参术，
炙草升柴归陈助，
清阳下陷能升举，
气虚发热甘温除。

3. 四物汤

四物熟地归芍芎，
补血调血此方宗，
营血虚滞诸多证，
加减运用贵变通。

4. 归脾汤

归脾汤用参术芪，
归草茯神远志齐，
酸枣木香龙眼肉，
煎加姜枣益心脾。

5. 炙甘草汤

炙甘草参枣地胶，
麻仁麦桂姜酒熬，
益气养血温通脉，
结代心悸肺痿疗。
加芍去参枣桂姜，
加减复脉滋阴饶。

6. 六味地黄丸

六味地黄山药萸，
泽泻苓丹三泻侣，
三阴并补重滋肾，
肾阴不足效可居。
滋阴降火知柏需，
养肝明目加杞菊，

都气五味纳肾气，
滋补肺肾麦味续。

7. 肾气丸

肾气丸主肾阳虚，
干地山药及山萸，
少量桂附泽苓丹，
水中生火在温煦。
《济生》加入车牛膝，
温肾利水消肿需。
十补丸有鹿茸味，
主治肾阳精血虚。

8. 地黄饮子

地黄饮萸麦味斛，
苁戟附桂阴阳补，
化痰开窍菖远茯，
加薄姜枣喑痱服。

固涩剂

1. 真人养脏汤

真人养脏木香诃，
当归肉蔻与粟壳，
术芍参桂甘草共，
脱肛久痢服之瘥。

2. 固冲汤

固冲芪术山萸芍，
龙牡倍棕茜海蛸，
益气健脾固摄血，
脾虚冲脉不固疗。

安神剂

1. 朱砂安神丸

朱砂安神东垣方，
归连甘草合地黄，
怔忡不寐心烦乱，
养阴清热可复康。

2. 酸枣仁汤

酸枣仁汤治失眠，
川芎知草茯苓煎，
养血除烦清虚热，
安然入睡梦乡甜。

开窍剂

1. 安宫牛黄丸

安宫牛黄开窍方，
芩连栀郁朱雄黄，
犀角真珠冰麝箔，
热闭心包功用良。

2. 苏合香丸

苏合香丸麝息香，
木丁熏陆荜檀襄，
犀冰术沉诃香附，
再加龙脑温开方。

理气剂

1. 越鞠丸

行气解郁越鞠丸，
香附芎苍栀曲研，
气血痰火湿食郁，
随证易君并加减。

2. 半夏厚朴汤

半夏厚朴与紫苏，
茯苓生姜共煎服，
痰凝气聚成梅核，
降逆开郁气自舒。

3. 苏子降气汤

苏子降气祛痰方，
夏朴前苏甘枣姜，
肉桂纳气归调血，
上实下虚痰喘康。

4. 定喘汤

定喘白果与麻黄，
款冬半夏白皮桑，
苏子黄芩甘草杏，
宣肺平喘效力彰。

理血剂

1. 桃核承气汤

桃核承气硝黄草，
少佐桂枝温通妙，
下焦蓄血小腹胀，
泄热破瘀微利效。

2. 温经汤

温经汤用萸桂芎，
归芍丹皮姜夏冬，
参草益脾胶养血，
调经重在暖胞宫。

3. 血府逐瘀汤

血府当归生地桃，

红花枳壳草赤芍，
柴胡芎桔牛膝等，
血化下行不作劳。
通窍全凭好麝香，
桃红大枣与葱姜，
归芎黄酒赤芍药，
表里通经第一方。
膈下逐瘀桃牡丹，
赤芍乌药玄胡甘，
归芎灵脂红花壳，
香附开郁血亦安。
少腹逐瘀小茴香，
玄胡没药芎归姜，
官桂赤芍蒲黄脂，
经暗腹痛快煎尝。
身痛逐瘀桃归芎，
脂艽附羌与地龙，
牛膝红花没药草，
通络止痛力量雄。

4. 补阳还五汤

补阳还五赤芍芎，
归尾通经佐地龙，
四两黄芪为主药，
血中瘀滞用桃红。

5. 十灰散

十灰散用十般灰，
柏茅茜荷丹棕煨，
二蓟栀黄各炒黑，
上部出血势能摧。

治风剂

1. 川芎茶调散

川芎茶调有荆防，
辛芷薄荷甘草羌，
目昏鼻塞风攻上，
偏正头痛悉能康。

2. 羚角钩藤汤

羚角钩藤菊花桑，
地芍贝茹茯草襄，
凉肝息风又养阴，
肝热生风急煎尝。

3. 镇肝熄风汤

镇肝熄风芍天冬，
玄参龟板赭茵从，
龙牡麦芽膝草楝，
肝阳上亢能奏功。

治燥剂

1. 杏苏散

杏苏散内夏陈前，
枳桔苓草姜枣研，
轻宣温润治凉燥，
咳止痰化病自痊。

2. 桑杏汤

桑杏汤中浙贝宜，
沙参栀豉与梨皮，
干咳鼻涸又身热，
清宣凉润温燥医。

3. 麦门冬汤

麦门冬汤用人参，
枣草粳米半夏存，
肺痿咳逆因虚火，
清养肺胃此方珍。

祛湿剂

1. 平胃散

平胃散用朴陈皮，
苍术甘草姜枣齐，
燥湿宽胸消胀满，
调和胃气此方宜。

2. 藿香正气散

藿香正气腹皮苏，
甘桔陈苓朴白术，
夏曲白芷加姜枣，
风寒暑湿并能除。

3. 茵陈蒿汤

茵陈蒿汤大黄栀，
瘀热阳黄此方施，
便难尿赤腹胀满，
功在清热与利湿。

4. 八正散

八正木通与车前，
萹蓄大黄栀滑研，
草梢瞿麦灯心草，
湿热诸淋宜服煎。

5. 三仁汤

三仁杏蔻薏苡仁，
朴夏通草滑竹存，

宣畅气机清湿热，
湿重热轻在气分。

6. 五苓散

五苓散治太阳腑，
白术泽泻猪苓茯，
桂枝化气兼解表，
小便通利水饮逐。

7. 猪苓汤

猪苓汤内有茯苓，
泽泻阿胶滑石并，
小便不利兼烦渴，
滋阴利水症自平。

8. 真武汤

真武附苓术芍姜，
温阳利水壮肾阳，
脾肾阳虚水气停，
腹痛悸眩瞬惕康。

9. 独活寄生汤

独活寄生芁防辛，
芎归地芍桂苓均，
杜仲牛膝人参草，
顽痹风寒湿是因。

祛痰剂

1. 二陈汤

二陈汤用半夏陈，
苓草梅姜一并存，
理气祛痰兼燥湿，
湿痰为患此方珍。

2. 温胆汤

　　温胆枳陈夏竹茹，
　　佐以茯草姜枣煮，
　　理气化痰利胆胃，
　　胆郁痰扰诸症除。

3. 清气化痰丸

　　清气化痰胆星蒌，
　　夏芩杏陈枳实投，
　　茯苓姜汁糊丸服，
　　气顺火清痰热瘳。

4. 贝母瓜蒌散

　　贝母瓜蒌臣花粉，
　　橘红茯苓加桔梗，
　　肺燥有痰咳难出，
　　润肺化痰此方珍。

5. 苓甘五味姜辛汤

　　苓甘五味姜辛汤，
　　温肺化饮常用方，
　　半夏杏仁均可加，
　　寒痰水饮咳嗽康。

6. 半夏白术天麻汤

　　半夏白术天麻汤，
　　苓草橘红枣生姜，
　　眩晕头痛风痰盛，
　　痰化风熄自然康。

消食剂

1. 保和丸

　　保和山楂莱菔曲，
　　夏陈茯苓连翘齐，
　　炊饼为丸白汤下，
　　消食和胃食积去。

2. 健脾丸

　　健脾参术苓草陈，
　　肉蔻香连合砂仁，
　　楂肉山药曲麦炒，
　　消补兼施不伤正。

治痈疡剂

1. 仙方活命饮

　　仙方活命君银花，
　　归芍乳没陈皂甲，
　　防芷贝粉甘酒煎，
　　阳证痈疡内消法。

2. 阳和汤

　　阳和熟地鹿角胶，
　　姜炭肉桂麻芥草，
　　温阳补血散寒滞，
　　阳虚寒凝阴疽消。

3. 苇茎汤

　　苇茎汤方《千金》存，
　　桃仁苡仁冬瓜仁，
　　热毒痰瘀致肺痈，
　　脓成未成均胜任。

4. 大黄牡丹汤

　　金匮大黄牡丹汤，
　　桃仁芒硝瓜子襄，
　　肠痈初起腹按痛，
　　尚未成脓服之康。

驱虫剂

乌梅丸

乌梅丸用细辛桂，
黄连黄柏及当归，
人参椒姜加附子，
温肠清热又安蛔。

主要参考书目

1. 郑显理，石水生 . 中西医结合治疗常见外科急腹症 [M]. 天津：天津科学技术出版社，1982.

2. 中华人民共和国卫生部药典委员会 . 中华人民共和国卫生部药品标准·新药转正标准 [M].1994.

3. 中华人民共和国卫生部药典委员会 . 中华人民共和国卫生部药品标准·中药成方制剂 [M].1995.

4. 国家药品监督管理局 . 国家中成药标准汇编·内科脾胃分册 [M]. 北京：人民卫生出版社，2002.

5. 国家药典委员会 . 中华人民共和国药典 [M]. 北京：中国医药科技出版社，2015.